PHILIP KUNISCH

Essbare Heilkräuter und Wildpflanzen

Kompakt-Ratgeber

Haben Sie Fragen an den Mankau Verlag?
Anregungen zum Buch?
Erfahrungen, die Sie mit anderen teilen möchten?

Besuchen Sie unsere sozialen Netzwerke:
www.mankau-verlag.de/forum

mankau

Impressum

Bibliografische Information der Deutschen Nationalbibliothek
Die Deutsche Nationalbibliothek verzeichnet diese Publikation in der Deutschen Nationalbibliografie; detaillierte bibliografische Daten sind im Internet über http://dnb.d-nb.de abrufbar.

Philip Kunisch
Essbare Heilkräuter und Wildpflanzen
Kompakt-Ratgeber
ISBN 978-3-86374-788-6
2. bearb. Auflage April 2026 (1. Auflage Februar 2026)

Mankau Verlag GmbH
Pfarrgasse 1, D-82497 Unterammergau
kontakt@mankau-verlag.de · Im Netz: www.mankau-verlag.de
Soziale Netzwerke: www.mankau-verlag.de/forum

Redaktion: Redaktionsbüro Julia Feldbaum, Augsburg
Endkorrektorat: Susanne Langer-Joffroy M. A., Germering
Cover/Umschlag: Guter Punkt GmbH & Co. KG, München
Layout: X-Design, München
Bildredaktion, Satz und Gestaltung: lydiakuehn.de, Aix-en-Provence, Frankreich

Abbildungen/Fotos: **stock.adobe.com** 4, 63, 156, 165, 171: wiha3; 4, 108: Bediha Duru Öksüz; 5, 111: lemanieh; 5, 168: Otto Durst; 7: lovelyday12; 18: vaivirga; 19: Valery Prokhozhy; 20, 29, 35, 44, 50, 53, 56, 74, 92, 98, 101, 104, 113, 152, 176, 191, 194, 212, 215: Bildagentur-o; 21: Peter Oetelshofen; 24: AlexanderDenisenko; 25, 27, 78, 99, 150: Ruckszio; 26: 13smile; 30, 75, 141, 159, 204: Oleh Marchak; 32, 188, 200: Joachim; 33, 45, 57, 87, 117, 174, 186, 189, 192, 201, 207: orestligetka; 36: tonigenes; 38: richpav; 39, 81: AnnaReinert; 41, 197: Scisetti Alfio; 42: Olivia; 47: petrsalinger; 48: hjschneider; 49: sathit; 51: John Caley; 54: kaa_bregel; 60: Kanusommer; 66: Patrik Stedrak; 69: puhimec; 72: agatchen; 80: dabjola; 83: spline_x; 84: Anna; 86: kostiuchenko; 89: unpict; 90: btwcapture; 93, 102: M. Schuppich; 97: Konrad Weiss; 105: Karin Jähne; 107: ruskpp; 114: beres; 119: 2002lubava1981; 120: Vitalii Kazannyk; 123: ihorhvozdetskiy; 126: Neils; 129: Esin Deniz; 131: Arun168; 132: Reinhold Einsiedler; 135: Trebor Eckscher; 138: nmelnychuk; 144: Hgalina; 147: Waple; 149: PIXA-TERRA; 153: Starover Sibiriak; 162: Natalia_SL; 173: hhelene; 177: Edda Dupree; 180: Kristof Lauwers; 183: studiographicmh; 185: Mushy; 195: Maria Brzostowska; 198: OLENA LIALINA; 206: vandycandy; 210: bennytrapp; 213: Sven Knie; 216: Iana Alter; 219: andersphoto

gemeinfreie Illustrationen aus Wikimedia S. 23; 59; 62; 65; 68; 71; 77; 110; 116; 122; 125; 128; 134; 137; 140; 143; 146; 155; 164; 167; 170; 179; 182; 203; 209; 218; 221

Druck: Westermann Druck Zwickau GmbH, Zwickau/Sachsen

Hinweis für die Leser:

Der Autor hat bei der Erstellung dieses Buches Informationen und Ratschläge mit Sorgfalt recherchiert und geprüft, dennoch erfolgen alle Angaben ohne Gewähr. Verlag und Autor können keinerlei Haftung für etwaige Schäden oder Nachteile übernehmen, die sich aus der praktischen Umsetzung der in diesem Buch vorgestellten Anwendungen ergeben. Bitte respektieren Sie die Grenzen der Selbstbehandlung und suchen Sie bei Erkrankungen einen erfahrenen Arzt oder Heilpraktiker auf.

Vorwort

Ganz egal, welchem Ernährungsstil Sie bislang gefolgt sind oder welcher Trend Ihnen aktuell zusagt, die Wildpflanzen dürfen fortan, so Sie das möchten, mit in Ihren Speiseplan integriert werden. Warum, fragen Sie? Sie finden nirgendwo sonst mehr Nähr- und Heilstoffe als in den Kräutern und Pflanzen aus der freien Natur. Denn anders als kultivierte Pflanzen genießen die wilden Gewächse keine Rundumversorgung ihres (An-)Bauers. Sie sind auf sich allein gestellt und damit gezwungen, sich gegen Stressoren wie Hitze, Kälte, Trockenheit oder Fressfeinde zu wappnen. Und genau das, ihr ausgeklügeltes Immunsystem, macht die Wildpflanzen zu wahren Kraftpaketen.

Jeder, der auf dieses alte Wissen, welches noch vor einigen Generationen vollkommen etabliert war, stößt, kann sich glücklich schätzen. Denn mithilfe der Wildpflanzen ist es uns möglich, unserem Körper wunderbar unter die Arme zu greifen. Doch auch Seele und Geist profitieren von den Heilkräften der Natur, die direkt vor unserer Haustür wachsen – ja, selbst in der Stadt.

So lassen Sie uns gemeinsam eine Reise ins Reich der Pflanzen antreten. Machen Sie sich dieses kostbare Wissen wieder zu eigen, füllen Sie Ihre Nährstoffdepots auf, und erfreuen Sie sich an der kostenfreien Naturapotheke!

Ihr Philip Kunisch

Inhalt

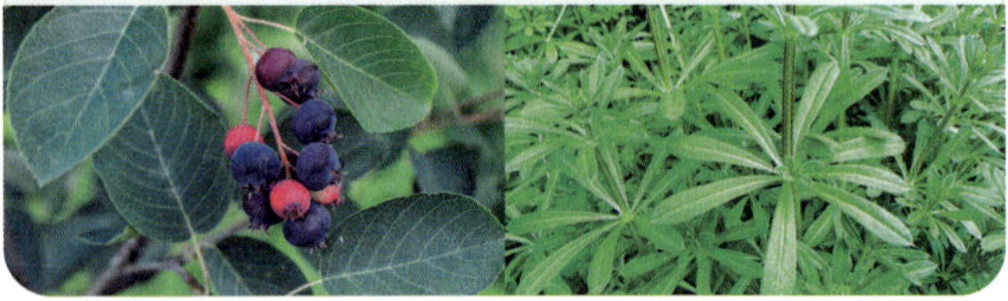

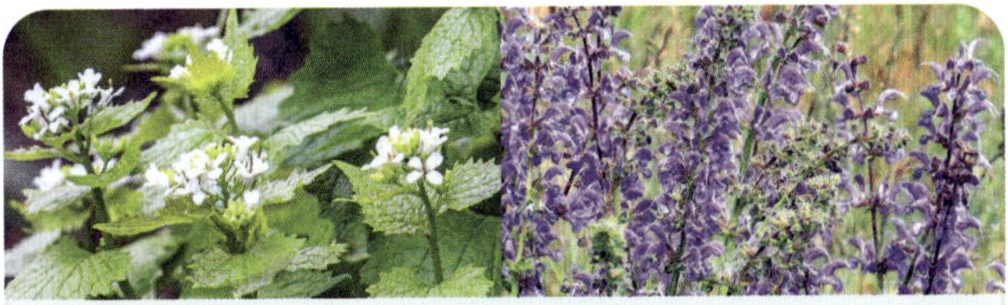

Einleitende Gedanken

Über Jahrmillionen haben wir uns als Menschheit mit und in der Natur entwickelt. Dass wir sehen, riechen, schmecken, uns bewegen, denken und fühlen können, verdanken wir unzähligen Versuchen der Natur im Sinne des »Trial and error«-Prinzips. Im Maßstab der Evolution sind die letzten paar Jahrhunderte, in welchen wir in einer atemberaubenden, fast schwindelerregenden Geschwindigkeit all die technologischen Errungenschaften und Fortschritte erzielt haben, nicht mehr als ein Augenzwinkern. Doch sind all diese neuzeitlichen Früchte unserer Forschung wirklich ausnahmslos als Fortschritte zu bezeichnen? Bedarf es nicht einer kritischen Reflexion dahingehend, wo wir als Menschen aktuell in Bezug auf unsere Gesundheit und Lebensqualität hinsteuern?
Es gibt beispielsweise inzwischen aussagekräftige Studien, die aufzeigen, dass Strahlungsfelder zu erhöhtem oxidativem Stress in Zellkulturen beitragen und damit definitiv keinen positiven Effekt auf unsere Gesundheit haben.[1] Oder nehmen wir die Feinstaubbelastung durch Abgase, den ständigen unbemerkten Konsum von Mikroplastik oder die Belastung der Lebensmittel mit Pestiziden und Herbiziden. Die Liste der »Störfaktoren« ist lang. Stille Entzündungen (»silent inflammations«), mitunter ausgelöst durch die eben erwähnten Einflüsse, stellen eine wesentliche Ursache für chronische Krankheiten

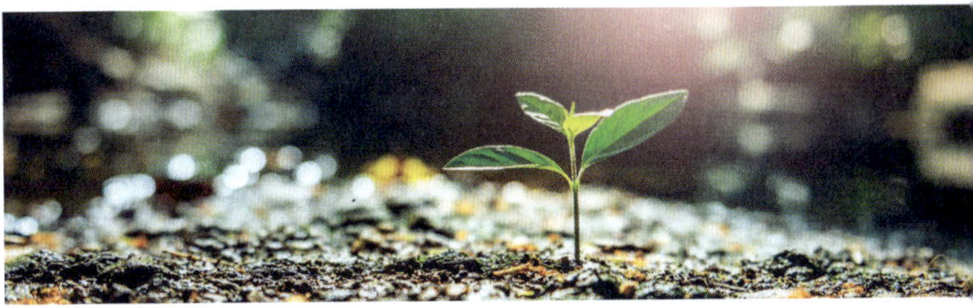

Das Leben beginnt klein …

dar. Auch wenn die Lebenserwartung zwar heutzutage vergleichsweise höher ist als früher, so nimmt die Qualität des Altwerdens statistisch gesehen weltweit ab.[2] Natürlich ist es schwierig, sich auf einen oder auch mehrere dieser Faktoren als alleinige Ursache von Krankheiten festzulegen, da der Mensch ein komplexes Wesen ist, eingebettet in eine nicht minder komplexe Umwelt. Eine detaillierte Betrachtung all dieser Punkte wäre wünschenswert, würde aber den Rahmen dieses Buches sprengen.

Wenn auch die Beweislage negativer Auswirkungen der Technokratie auf uns häufig noch auf Indizien beruht, so ist ebendiese Beweislage doch äußerst klar, wenn wir von positiven Wirkungen der Natur auf unsere Gesundheit sprechen.

So baut zum Beispiel die bloße Exposition an der Waldluft bereits signifikant unser Immunsystem auf.[3] Daher werden in Japan bereits seit einigen Jahren Waldspaziergänge als Therapie verschrieben (das sogenannte Waldbaden). Wenn wir nun über das Einatmen der Waldluft hinausgehen und einige bewusst gepflückte Gewächse aus der freien, unbelasteten Natur zu uns nehmen, so können wir unserer Gesundheit wahrlich auf die Sprünge helfen!

Dieses Buch ist insbesondere aus dem Grund entstanden, uns als »kränkelnde« Gesellschaft wieder darauf aufmerksam zu machen, was für ein unermesslicher Schatz an Nahrung und Heilkraft uns fast ganzjährig kostenfrei direkt vor unserer Haustüre zur Verfügung steht. Und schließlich verfolgt dieses Buch noch eine weitere Intention: nämlich uns wieder mit den ursprünglichen Energien und Kräften der Natur in Verbindung zu bringen, die uns auf Ebenen nähren, die weit über die Nährstoffversorgung der Zelle hinausgehen.

Wir als Menschheit haben einerseits Fortschritte gemacht, was die Technologie und den damit einhergehenden Komfort anbelangt, andererseits haben wir auch viele Qualitäten des Menschseins eingebüßt – seelisch-geistige Qualitäten, die nicht im weltlichen Konsum zu finden sind. Die Natur trägt die Kräfte in sich, um uns wieder an das Geheimnis zu erinnern, das in jedem Menschen schlummert. Sie inspiriert, sie verzückt und sie heilt – nicht nur mit ihren Vitalstoffen, sondern auch mit ihren Bildern, Farben, Klängen und Düften.

So hoffe ich, dass ich mit den poetisch angehauchten Texten in diesem Buch diesen zum Teil etwas eingestaubten, vergessenen Teil in uns wiedererwecken kann und Sie als Lesende viel Freude daran finden.

Das kleine Pflanzen-Einmaleins

Bevor wir uns den einzelnen Pflanzenporträts zuwenden, lohnt es sich, ein paar Grundlagen zu klären. Pflanzen sind nicht nur grüne Begleiter am Wegesrand, sondern komplexe Lebewesen, die in sich eine Fülle an Stoffen, Signalen und Bedeutungen tragen. Dieses Kapitel soll als ein kleines Einmaleins dienen: kompakt, verständlich, aber dennoch tief genug gehend, um beim Lesen der Porträts einen klaren Rahmen im Kopf zu haben und sich im »Dschungel der Fachbegriffe« auszukennen.

Pflanzenstoffe im Überblick

Wir unterscheiden grundsätzlich zwischen primären und sekundären Pflanzenstoffen. Primäre Pflanzenstoffe wie Kohlenhydrate, Fette und Proteine benötigt die Pflanze für ihren Energiestoffwechsel. Es sind die gleichen Stoffe, die Mensch und Tier auch für ihren Energiehaushalt benötigen. »Primär« heißen sie, weil sie die Lebensgrundlage bilden. Viele Pflanzen enthalten, wie beispielsweise die Brennnessel, wertvolles Eiweiß oder wie die Nachtkerze gesunde Fettsäuren. Wirklich interessant wird es bei den sogenannten sekundären Pflanzenstoffen. Diese benötigt die Pflanze nicht primär zur Grundversorgung, sondern beispielsweise zum Schutz (Fressfeinde, UV-Strahlung), als Lockstoffe für Bestäuber (Farben, Düfte) oder als interne Botenstoffe. Sie sind also

nicht minder wichtig. Und für uns sind sie wahre Schätze für die Gesundheit und unser Wohlbefinden.
Hier nun also die wichtigsten sekundären Pflanzenstoffe.

Ätherische Öle Duftende Botenstoffe vieler Kräuter und Blüten. Flüchtig und aromatisch, wirken sie antibakteriell, antiviral, krampflösend, beruhigend oder belebend. Typische Vertreter aus unserem Buch sind Kamille, Dost und Wilder Thymian.

Alkaloide Stickstoffhaltige Verbindungen, oft hochwirksam und manchmal sehr giftig. Sie greifen ins Nervensystem ein, können Schmerzen lindern oder Krämpfe lösen. Im Buch finden sich als Beispiele Schöllkraut sowie Pflanzen mit sog. Pyrrolizidinalkaloiden wie Beinwell und Huflattich (siehe Pflanzenporträts).

INFO

GREIFEN SIE ZU!

Vitamine, Mineralstoffe und Spurenelemente: Wildpflanzen sind wahre Mikronährstoffbomben. Ob Vitamin C im Giersch, Kalium im Löwenzahn, Eisen in der Brennnessel oder Kalzium in der Schafgarbe, wir finden mehr Mikronährstoffe in den Wildpflanzen als irgendwo sonst. Die Aufnahme dieser Stoffe ist essenziell, also lebensnotwendig für uns.

Bitterstoffe Herb im Geschmack, doch belebend für Körper und Geist. Bitterstoffe regen Leber, Galle und Verdauung an, fördern den Appetit und bringen den Stoffwechsel in Schwung. Typische Beispiele sind Löwenzahn, Schafgarbe und Engelwurz.

Cumarine Fein duftende Substanzen, die an frisch gemähtes Heu erinnern. Sie wirken krampflösend, gefäßerweiternd und können die Blutgerinnung beeinflussen. In unserem Buch stehen Waldmeister und Goldrute stellvertretend für diese Stoffgruppe.

Flavonoide Farben- und Schutzstoffe vieler Pflanzen, meist gelb bis farblos. Sie wirken stark antioxidativ, fangen freie Radikale ab, stärken Gefäße, hemmen Entzündungen und unterstützen das Immunsystem. Beispiele sind Holunderblüten, Rotklee und Gänseblümchen.

Gerbstoffe (Tannine) Adstringierend und zusammenziehend. Sie schützen Schleimhäute, wirken antibakteriell und entzündungshemmend. Typisch für Odermennig, Schafgarbe oder Nelkenwurz.

Glykoside Pflanzenstoffe, bei denen ein Zucker an ein Wirkstoffmolekül gebunden ist. Je nach Typ unterschiedlich wirksam: Herzglykoside beeinflussen den Herzschlag, Senfölglykoside wirken antibakteriell. Beispiele im Buch: Odermennig, Gänsefingerkraut und Weißdorn.

Isoflavone Pflanzliche Hormonbausteine, die an Östrogenrezeptoren andocken können. Sie wirken ausgleichend und sind interessant bei Wechseljahresbeschwerden. Im Buch vertreten durch den Rotklee.

Saponine Seifenähnliche Stoffe, die im Wasser schäumen. Sie lösen Schleim aus den Atemwegen, regen das Immunsystem an und wirken antifungal. Typische Pflanzen sind Beinwell, Königskerze und Rossminze.

Schleimstoffe Quellfähige Polysaccharide (langkettige Zucker), die wie ein Schutzfilm auf Schleimhäuten liegen. Sie beruhigen und lindern Reizungen bei Husten oder Magen-Darm-Beschwerden. Beispiele sind Spitzwegerich, Huflattich und Lindenblätter.

Senfölglykoside Scharf schmeckende Verbindungen, die durch Enzyme bei Verletzung der Pflanze aktiviert werden. Sie wirken antibakteriell, durchblutungsfördernd und immunstimulierend. Im Buch sind es Bärlauch, Wiesenschaumkraut und Knoblauchsrauke.

Botanik für Einsteiger: Pflanzenfamilien

Vielleicht erinnern Sie sich noch an das Akronym »SKOFGA« aus dem Biologie Unterricht. SKOFGA steht für Stamm, Klasse, Ordnung, Familie, Gattung und Art. Über diese sechs Begriffe lässt sich jedes Lebewesen auf dem Planeten – von der Assel bis zum Zunderschwamm – klassifizieren. Wir wollen uns nun ein paar Pflanzenfamilien zuwenden, um einen groben Überblick zu erhalten. Zu Beginn erscheint dieses Kapitel vielleicht ein wenig abstrakt, doch kann man über die Familien im Laufe der Zeit ein gutes Gefühl und Verständnis zum Wesen der Pflanze gewinnen. Insgesamt gibt es rund 450 Pflanzenfamilien, davon dominieren aber einige wenige den Planeten. Hier die wesentlichsten Vertreter:

Lippenblütler

Kennzeichen: vierkantige Stängel, gegenständige Blätter, typische Lippenblüte
Eigenschaft: fast immer aromatisch durch ätherische Öle
Wirkung: krampflösend, beruhigend, antimikrobiell
Beispiele: Dost, Wiesensalbei, Günsel

Doldenblütler

Kennzeichen: doldenförmige Blütenstände, hohle Stängel, oft gefiederte Blätter
Eigenschaft: viele Gewürz- und Heilpflanzen, aber auch stark giftige Arten
Wirkung: häufig verdauungsfördernd, krampflösend
Beispiele: Wilde Möhre, Engelwurz, Wiesenbärenklau

Korbblütler

Kennzeichen: Körbchenblüten mit Röhren- und Zungenblüten

Eigenschaft: sehr artenreich, viele Bitter- und Gerbstoffträger
Wirkung: entzündungshemmend, verdauungsfördernd
Beispiele: Schafgarbe, Kamille, Gänseblümchen

Rosengewächse

Kennzeichen: typisch fünf Blütenblätter, wechselständige Blätter, oft Früchte/Beeren
Eigenschaft: reich an Gerbstoffen, Flavonoiden und Vitaminen
Wirkung: adstringierend, fiebersenkend, immunstärkend
Beispiele: Gänsefingerkraut, Weißdorn, Schlehe

Kreuzblütler

Kennzeichen: vierzählige Blüten in Kreuzform, oft traubige Blütenstände; Früchte meist Schoten oder Schötchen; viele Arten haben einen scharfen, kresseartigen Geschmack
Eigenschaft: reich an Senfölglykosiden, die beim Zerreiben oder Kauen die typische Schärfe freisetzen; diese Stoffe dienen der Pflanze als Schutz vor Fressfeinden und verleihen ihr zugleich antimikrobielle Wirkung
Wirkung: antibakteriell, verdauungsfördernd, immunstimulierend
Beispiele: Brunnenkresse, Knoblauchsrauke, Wiesenschaumkraut

Sammeltipps und Verantwortung

Sammeln Sie bewusst, nicht achtlos. Ein Dank an die Pflanze gehört zum »guten Umgang«. Pflücken Sie nur so viel, wie gebraucht wird, und ernten Sie die Pflanzen nie vollständig ab. Pflanzenteile werden im besten Fall vor oder während der Blüte gesammelt, nach der Blüte steckt die Pflanze alle Kraft in ihren Samenstand; bei Wurzeln ernten Sie am besten im Herbst oder Frühjahr. Beachten Sie die Schutzgebiete: Nicht überall darf gepflückt werden. Und auch wenn es seltsam erscheinen mag, so sind städtische Friedhofe (unter Beachtung lokaler Regelungen!), neben Parkanlagen und öffentlichen Gärten, eine gute Wildpflanzen-Quelle. Der Punkt ist: Auf Friedhöfen sind keine Hunde erlaubt!

INFO

RISIKEN BEIM SAMMELN

In wenigen Fällen kann die Natur gefährlich für uns sein.

Fuchsbandwurm: sehr selten; gründliches Waschen der Kräuter reduziert das Risiko deutlich. Die meisten Infektionen entstehen durch den direkten Kontakt mit infizierten Füchsen oder deren Kot (z. B. bei Jägern).

Giftpflanzen: Mit etwas Bestimmungswissen leicht zu meiden – sammeln Sie nur, was Sie sicher kennen.

Hundeurin: Unappetitlich, jedoch in weit über 99 % ungefährlich; gründliches Abspülen genügt.

Weiterverarbeitung von Pflanzen

Haben Sie die Pflanze erst einmal zu Hause, gibt es zahlreiche Möglichkeiten, sie zu verwenden:

Trocknen (für Tees) Luftig und schattig, keine direkte Sonne! Optimal bei 20–35 °C und guter Luftzirkulation. So bleiben Wirkstoffe erhalten und Schimmel wird vermieden.

Tinkturen Für Blätter und Blüten ≥ 40 % Alkohol, für Wurzeln ≥ 70 %. Pflanzenteile in ein Schraubglas geben, vollständig mit Alkohol bedecken, dunkel bei Raumtemperatur lagern. Nach drei Wochen abseihen, abfüllen und beschriften. Traditionell: 3-mal täglich ca. 20 Tropfen in Wasser; idealerweise mit Arzt oder Heilpraktikerin abstimmen.

Oxymel 3 Teile Honig und 1 Teil Apfelessig über die Kräuter gießen, 1–2 Wochen ziehen lassen, täglich schütteln. Dann abseihen, abfüllen, fertig! Traditionell 1 EL pur oder in Wasser oder Tee.

Ölauszug Pflanzenteile in ein Glas geben und mit hochwertigem Öl (z. B. Olivenöl) bedecken; 2–3 Wochen warm, aber nicht sonnig ziehen lassen, täglich bewegen. Dann abseihen, dunkel abfüllen, fertig! Traditionell äußerlich für Haut oder Haare.

INFO

KULINARISCHE ERLEBNISSE

Nebst den arzneilichen Verarbeitungsmethoden bieten sich für die Feinschmecker unter Ihnen allerlei leckere Optionen zur Verwendung der Kostbarkeiten aus der Natur.

Sirup: Etwa 3–4 Handvoll Blüten von Holunder, Linde oder Mädesüß mit 1 l Wasser kalt ansetzen, 2–3 Tage ziehen lassen, dann abseihen und mit 1 kg Zucker und dem Saft von 2 Zitronen kurz erhitzen. Heiß in saubere Flaschen füllen. Kühl aufbewahrt mehrere Wochen haltbar. Perfekt für Limonaden oder Desserts.

Pesto: 4 große Handvoll Blätter von bspw. Bärlauch, Giersch oder Gundermann mit ca. 50 g Kernen/Nüssen, etwa 100 ml Öl und Salz fein mixen. In sterile Gläser füllen und mit Öl abdecken. Schmeckt hervorragend zu Pasta, Brot oder Gemüse.

Marmelade & Gelees: 1 kg Früchte von Kornelkirsche, Schlehe oder Felsenbirne kurz mit ca. 200 ml Wasser aufkochen, pürieren und mit 500 g Gelierzucker vermengen. Heiß abfüllen und sofort verschließen. Intensiv im Aroma und reich an natürlichen Pflanzenstoffen.

Limonade: Waldmeister, Rossminze, Gundermann oder Blüten wie Holunder direkt in kaltes Wasser geben und für 15 Min. ziehen lassen. Ideal für heiße Tage: erfrischend, unkompliziert und lecker.

Ackerschachtelhalm

»Ich bin dir Stütze und gebe Struktur.«

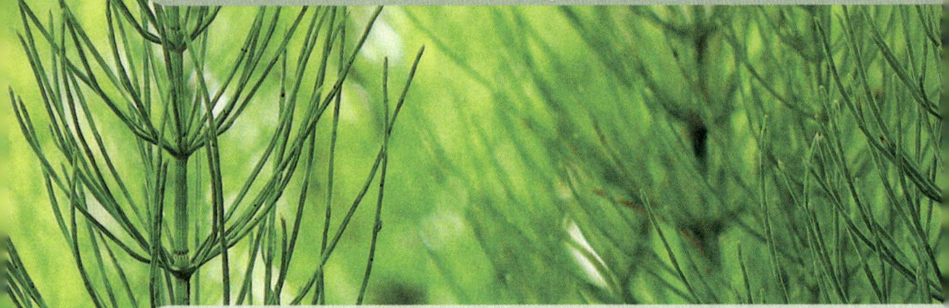

Steckbrief

Botanischer Name: *Equisetum arvense*

Weitere Namen: Zinnkraut, Katzenwedel, Schaftheu, Scheuerkraut

Familie: Schachtelhalmgewächse

Sammelzeit: Juni bis August (grüne Sommertriebe)

Blüten: keine (sporenbildend)

Blattform: schachtelartig gegliedert, quirlig angeordnete Seitenzweige

Fundorte: feuchte Äcker, Gräben, Böschungen, Wegränder

Inhaltsstoffe: Kieselsäure, Kalium, Kalzium, Magnesium, Flavonoide, Saponine, Gerbstoffe

Eigenschaften: entwässernd, gewebefestigend, remineralisierend, entzündungshemmend

Anwendungsgebiete: Bindegewebsschwäche, Blasenentzündung, Knochen- und Gelenkbeschwerden, Rheuma, Hautprobleme, Zahnschmelzstärkung

Verwechslungsgefahr: mit Sumpfschachtelhalm *(Equisetum palustre)*, wächst meist in stehenden Gewässern – leicht giftig

Giftigkeit: ungiftig

Erkennungstipps und Merkmale

Der Schachtelhalm hat eine Besonderheit: Er besitzt keine Blüten, er pflanzt sich über Sporen fort. Diese Sporen wachsen im Frühjahr etwa 10–20 Zentimeter als Triebe aus der Erde und haben eine bräunliche Farbe und keine Blätter. Richtige Blätter – in dem Sinne, wie wir sie sonst gewohnt sind – hat der spätere vegetative Trieb des Schachtelhalms auch nicht. Er wächst 10–50 Zentimeter hoch und sieht aus wie ein kleines Weihnachtsbäumchen ohne Nadeln. Die quirlständigen Seitentriebe sind gegliedert und haben eine feste Struktur. Um ihn von seinem leicht giftigen Bruder, dem Sumpfschachtelhalm, zu unterscheiden, gibt es folgende Regel: Beim Ackerschachtelhalm sind die ersten Glieder der Seitentriebe länger als das angrenzende Glied vom Hauptstängel. Beim Sumpfschachtelhalm ist es genau umgekehrt.

Recht karg und drahtig steh ich da, ◆ auf manche wirk ich sonderbar. ◆ Seh aus wie nadelfreie Tännchen und pass in jedes Kinderhändchen. ◆ Seit Urzeitaltern auf der Erde, trag ich in mir ein großes Erbe. ◆ Bei Knochen- oder Zahnschmelzschwund, mach ich dich ruckzuck kerngesund. ◆ Ich schenk Struktur und festen Halt, bin wunderbar für jung und alt. ◆ Leit aus so manche Schwermetalle. ◆ Greif gern nach mir im Zweifelsfalle!

Eine der ersten Pflanzenarten, die diesen Planeten bewohnten und schon vor über 300 Millionen Jahren existierten, waren die Schachtelhalme. Im sogenannten Karbonzeitalter waren sie teilweise bis zu 30 Meter hoch und bildeten richtige Wälder. Ihre etwas bescheideneren Nachfahren sind zwar optisch kleiner, doch tragen sie dieses uralte Wissen in sich, von dem jeder profitiert, der mit diesem Pflanzenwesen zu arbeiten beginnt.

Haupteinsatzgebiete

Bei allem, was den Bewegungsapparat und die strukturgebenden Elemente im Körper betrifft, wirkt der Schachtelhalm grandios! D. h. beispielsweise konkret bei Rheuma, Arthrose, Osteoporose, dünnem Haar oder brüchigen Nägeln. Seiner äußeren Erscheinungsform nach ist er ein starres, gegliedertes Gerüst, was die Vermutung nahelegt, dass die Pflanze in Analogie heilsam auf das Knochensystem (Gerüst) des Körpers wirkt. Doch auch zur Straffung des Bindegewebes und zur Aus-

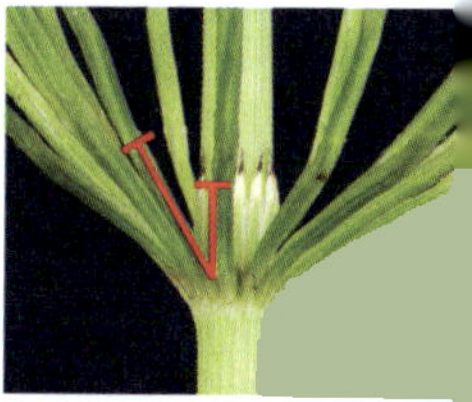

Ackerschachtelhalm

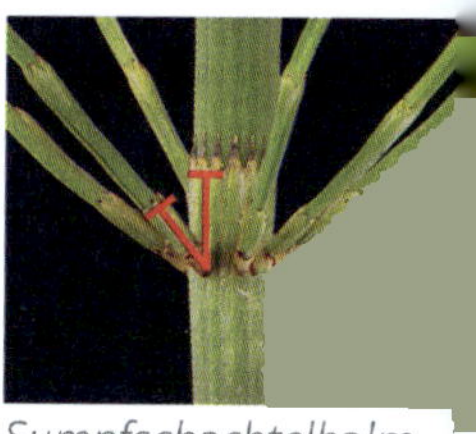

Sumpfschachtelhalm

leitung von Schwermetallen, insbesondere Aluminium, ist der Schachtelhalm prima geeignet. Plinius der Ältere berichtete im alten Rom zudem von den sagenhaften blutstillenden Eigenschaften des Krautes.

Anwendungsmöglichkeiten

Zur Unterstützung bei den gerade angeführten Beschwerden trinkt man am besten über mehrere Wochen bis Monate täglich 3 Tassen Schachtelhalmtee. Sein hoher Gehalt an Kieselsäure (Silicium) hilft dem Körper, zusammen mit Kalzium und Magnesium, die Bindegewebsstrukturen (Haut, Haare, Nägel, Knochen, Zähne) wieder aufzubauen. Wichtig ist, dass man den Schachtelhalm nicht nur heiß aufgießt, sondern 10 Minuten auskocht, da die Kieselsäure sich sonst nicht optimal aus dem harten Pflanzenmaterial löst.

Brauchtum und Mythologie

Im Volksglauben bestand früher die Theorie, dass ein Bündel über dem Bett aufgehängter Schachtelhalm die Potenz von Männern fördern würde. Ein weiterer Name des Krautes lautet Zinnkraut, weil man es früher zum Polieren von Metallen verwendet hat. Der hohe Gehalt an Silizium macht es äußerst hart, und unter dem Mikroskop wirkt die Pflanze eher wie ein Mineral, da sie so eine kristalline Struktur aufweist.

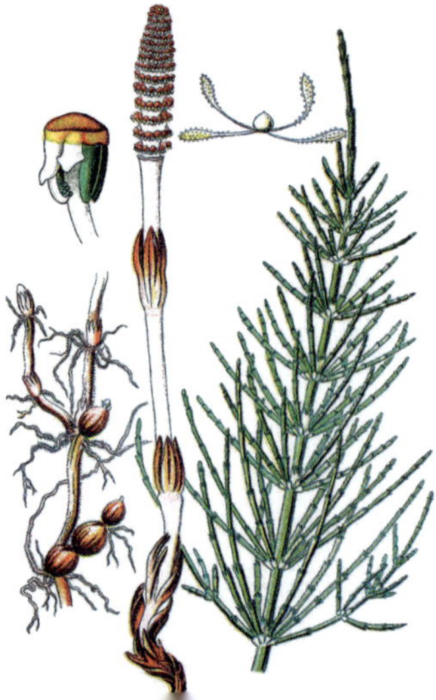

Wiesen-Bärenklau

»Stark wie Herkules schenke ich Heilung und Wärme.«

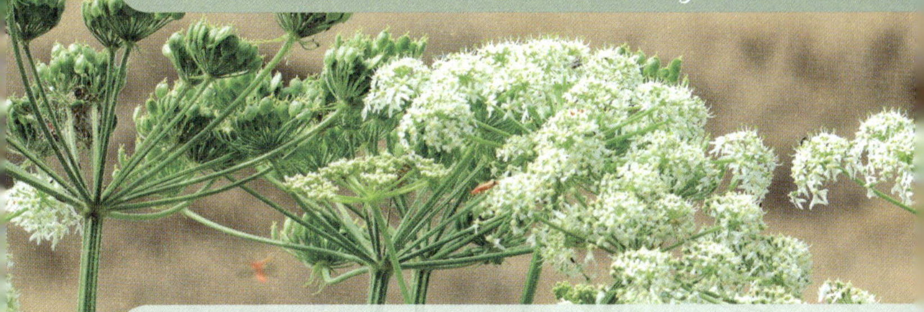

Steckbrief

Botanischer Name: *Heracleum sphondylium*

Weitere Namen: Gemeiner Bärenklau, Bärenfuß, Herkuleskraut (nicht zu verwechseln mit dem Riesen-Bärenklau!)

Familie: Doldenblütler

Sammelzeit: Juni bis September

Blüten: weiß, manchmal rosa getönt, in großen Dolden

Blattform: groß, grob gefiedert, bärenartig wirkend

Fundorte: nährstoffreiche Wiesen, Wegränder, Waldränder, Böschungen

Inhaltsstoffe: Furanocumarine, ätherisches Öl, Bitterstoffe, Harze

Eigenschaften: krampflösend, verdauungsfördernd, auswurffördernd, wärmend, leicht schmerzstillend

Anwendungsgebiete: Verdauungsbeschwerden, Blähungen, Krämpfe, Appetitlosigkeit, nervöse Unruhe

Verwechslungsgefahr: mit giftigen Doldenblütlern (Riesen-Bärenklau, Schierling, Hundspetersilie); Unterscheidung durch behaarte Stängel, relativ kleine Blütendolden und typischen Geruch beim Zerreiben der Blätter

Giftigkeit: ungiftig bei sachgemäßer Anwendung; frischer Pflanzensaft kann in Verbindung mit Sonnenlicht phototoxische Reaktionen (Hautreizungen, Blasen) hervorrufen

Erkennungstipps und Merkmale

Der Wiesen-Bärenklau ist ein stattlicher Doldenblütler mit grob gefiederten Blättern, die mit etwas Fantasie einer großen Bärentatze ähneln. Seine rau behaarten Stängel und die großen, tellerartigen Blütendolden sind weitere Erkennungsmerkmale. Er erreicht bei ausreichend Platz stattliche Größen von 50–150 Zentimeter und das am liebsten auf nährstoffreichen Wiesen. Beim Zerreiben riecht er würzig-aromatisch und schmeckt auch so. Seine Dolden wie auch seine Blätter sind kleiner als beim gefährlichen Riesen-Bärenklau (*Heracleum mantegazzianum*), und seine Wuchshöhe bleibt deutlich geringer.

Ich bin der Bärenklau. • Schon mein Name verrät und weist auf meine außergewöhnlichen Kräfte hin. • Wie der Bär und Herkules (botanischer Name) stehe ich für Stärke, für Wehrhaftigkeit und Durchsetzungskraft. • Meine großen Blätter wurden als Sinnbild für Schutz gesehen, meine weiße Blüte als Zeichen von Reinheit trotz meiner etwas rauen Gestalt. • In der Volksmagie galt ich als Abwehrkraut, das böse Geister fernhält und den Menschen mit Kraft und Wärme erfüllt. • In manchen Gegenden legte man mich über die Türen, um Unheil abzuwehren.

Der Gattungsname *Heracleum* geht auf Herakles zurück – den griechischen Halbgott, der für übermenschliche Stärke steht, ein unmissverständlicher Hinweis auf die Kraft der Pflanze. *Sphondylium* bedeutet »Wirbel« oder »Gelenk« – vermutlich wegen der gegliederten Stängel.

Haupteinsatzgebiete

In der Volksheilkunde wurde der Wiesen-Bärenklau als Arznei für die Atemwege sowie als Magen- und Nervenmittel genutzt. Er fördert die Verdauung, wirkt krampflösend, regt den Appetit an und wurde auch bei nervöser Erschöpfung eingesetzt. Die auswurffördernde Qualität half bei bronchialen Symptomatiken. Seine Wurzel diente als wärmendes Mittel und galt als Stärkung nach Krankheiten. Auch äußerlich wurde er gegen Hautkrankheiten und Entzündungen gebraucht.

Anwendungsmöglichkeiten

Die Blätter können als Gemüse roh oder gekocht genutzt

werden, die jungen, weichen Triebe sind eine Delikatesse und eignen sich prima für Salate, Pestos oder Smoothies. Darüber hinaus eignen sich die im Spätsommer reifenden Samen als intensives Gewürz für Soßen und Currys. Ein Tee oder eine Tinktur aus den Wurzeln wirkt krampflösend, verdauungsfördernd und beruhigend. In der Volksmedizin nutzte man ihn auch als Umschlag bei schmerzenden Gelenken. Doch Vorsicht: Frischer Pflanzensaft kann bei Sonnenlicht aufgrund der Furocumarine Hautreizungen auslösen.

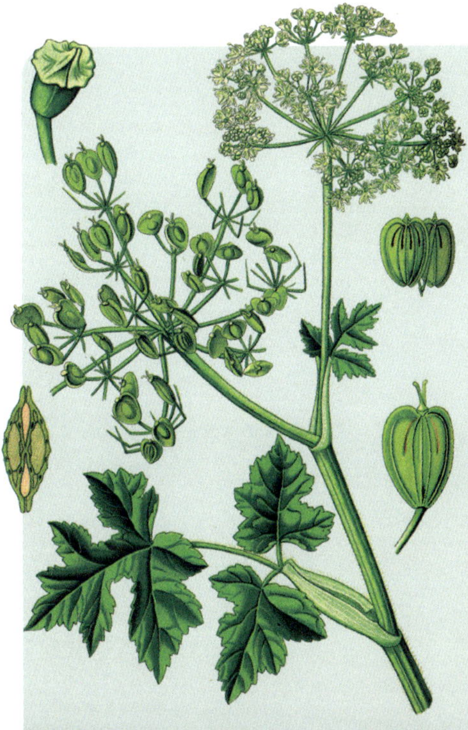

Brauchtum und Mythologie

Im keltischen Glauben galt der Wiesen-Bärenklau als Pflanze der Riesen und Helden. Seine mächtigen Blätter wurden als Spuren des Bären gedeutet – jenes heiligen Tieres, das im Norden den Winter überdauert und im Frühjahr mit neuer Kraft erwacht. So wie der Bär für Stärke, Heilung und Rückzug steht, so trägt auch der Bärenklau diese Kräfte in sich. Seine strahlend weißen Blütendolden, die zur Zeit der Sommersonnenwende aufgehen, machten ihn zu einem Sonnenkraut, das Licht und Wärme in den Körper tragen sollte. Man sagte, sein Saft enthalte Funken des Sonnenfeuers – heilsam, wenn man ihn weise gebrauchte, doch gefährlich, wenn man ihn missachtete.

Bärlauch

»Ich verleihe Bärenkräfte.«

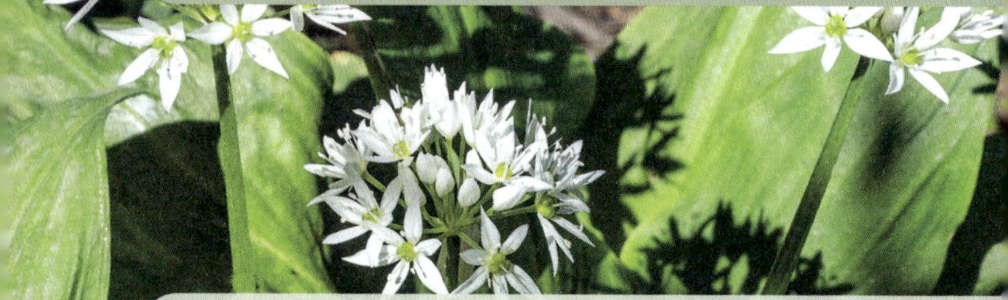

Steckbrief

Botanischer Name: *Allium ursinum*

Weitere Namen: Hexenknofel, Hexenzwiebel, Ramschel, Ramsen, Waldherre, Waldknoblauch, Waldlauch, Wilder Knofel, Wurmlauch

Familie: Amaryllisgewächse

Sammelzeit: März bis Juni

Blütenfarbe: weiß

Blattform: eilanzettlich

Fundorte: schattige, humusreiche, feuchte Wiesen und Laubwälder

Inhaltsstoffe: Allicin, ätherisches Öl, Eisen, Kalium, Kalzium, Magnesium, Mangan, Phosphor, Schleimstoffe, Selen, Senfölglykoside, Vitamin C

Eigenschaften: anregend, antibakteriell, appetitanregend, blutreinigend, cholesterinsenkend, durchblutungsfördernd, entgiftend, entzündungshemmend, kräftigend, krampflösend, tonisierend, verdauungsanregend

Anwendungsgebiete: Appetitlosigkeit, Arterienverkalkung, Arteriosklerose, Bluthochdruck, Bronchitis, Darmparasiten, Darmsanierung, Frühjahrsmüdigkeit, Hautentzündungen, Hautprobleme

Verwechslungsgefahr: mit Maiglöckchen, Herbstzeitlosen – beide sehr giftig

Giftigkeit: selbst ungiftig, aber hohe Verwechslungsgefahr

Erkennungstipps und Merkmale

Der Bärlauch wächst in feuchten, schattigen und humusreichen Laubwäldern, meist in großen, dichten Teppichen. Seine eilanzettlichen Blätter werden bis zu 30 Zentimeter lang – etwa so hoch wie die Pflanze selbst, die im Grunde aus einzelnen, aus dem Boden wachsenden Blättern und später auch der Blüte besteht. Die Blüten sind an eigenen Stielen und zunächst von einem Hüllblatt umgeben. Sobald dieses aufspringt, zeigen sich bis zu 20 weiße Blüten an grünen Stielen. Nach der Blüte bilden sich kleine, grüne, kugelige Samen, die ebenso nach Knoblauch schmecken wie alle anderen Pflanzenteile.

Noch ehe der letzte Frost vergangen, ◆ sprieß ich schon kraftvoll aus der Erde, ◆ wo andere noch vor Kälte bangen, ◆ sattle ich bereits die Frühlingspferde. ◆ In mei'm Geschmack da steckt ein Zauber, ◆ geschmackvoll, würzig, wohlbekannt, ◆ ich putz deine Gefäße sauber, ◆ Bluthochdruck wird von mir verbannt! ◆ Arzneilich wie auch kulinarisch ◆ bin ich der volle Wohlgenuss, ◆ nur eine Sache die ist tragisch, ◆ mit mir erhältst du keinen Kuss.

Der Name des Bärlauchs rührt tatsächlich daher, dass Bären ihn nach ihrem Winterschlaf in rauen Mengen verspeisen, um wieder zu Kräften zu kommen, die Verdauung anzukurbeln und den Körper zu reinigen. Diese Wirkung überträgt sich nicht nur auf Bären, nein, auch wir Menschen profitieren maßgeblich vom Konsum dieses würzigen Frühjahrsgrüns. Eine absolute Win-win-Situation: leckeres Pesto, das dich gesund hält. Nur vor dem ersten Date oder bei zu niedrigem Blutdruck lässt man besser die Finger vom Bärlauch.

Haupteinsatzgebiete

Diese wunderbare Pflanze glänzt mit ihrer breiten Palette an heilkräftigen Inhaltsstoffen auf ganzer Linie. So viel Vitamin C, organischer Schwefel, Mineralien und ätherisches Öl – da wird das

Vorsicht!

Wirklich aufpassen muss man beim Pflücken, dass man kein giftiges Maiglöckchen (links unten) oder die ebenso giftige Herbstzeitlose (rechts unten) im Jungstadium erwischt. Beide dieser Pflanzen haben wesentlich festeres Blattwerk und besitzen mehrere Blätter aus einem Stiel bzw. aus einer Wurzel. Zudem wächst die Herbstzeitlose lieber auf sonnigen Wiesen statt im Schatten des Waldes.

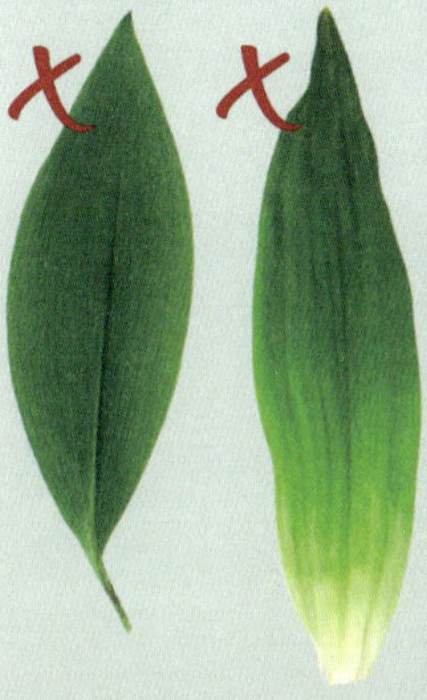

Immunsystem grandios unterstützt. Gerade bei Herz-Kreislauf-Erkrankungen kann dieses Kraut wahrlich Wunder wirken, denn es entgiftet und schützt die Blutgefäße. Bei Frühjahrsmüdigkeit oder parasitären Darmproblemen kann der Bärlauch Abhilfe schaffen, da er den Darm reinigt. Schließlich kann er auch bei Atemwegsbeschwerden und Hautproblemen eingesetzt werden.

Anwendungsmöglichkeiten

Das Simpelste ist, den Bärlauch einfach zu essen, solange er wächst. Durch die zeitliche Begrenzung kann man so jedes Jahr im Frühling eine Bärlauchkur machen, indem man ihn in Suppen, Pestos, Quarks oder Kräutersalzen verarbeitet. Die andere Möglichkeit, ihn arzneilich zu verwenden, wäre in Form einer Tinktur. So lassen sich unabhängig von der Jahreszeit Bluthochdruck oder Arteriosklerose wunderbar behandeln.

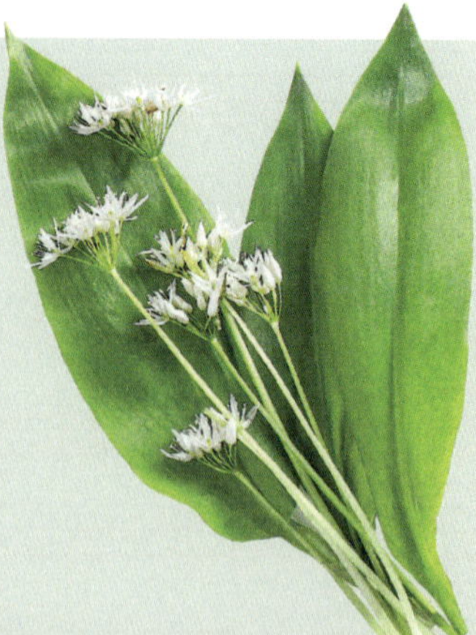

Brauchtum und Mythologie

Der Bär *(ursinum)* ist eines der ältesten mythischen Tiere Europas, bei den Kelten, Germanen und slawischen Kulturen. Bevor der Löwe den Platz des Bären eingenommen hat, galt der Bär als der König der Tiere. Er steht für Kraft und Mut. So werden diese Attribute auch mit dem Bärlauch in Verbindung gebracht, da dies die Leibspeise des Bären nach seinem Winterschlaf ist. Auch mit der Wiedergeburt wird er in Verbindung gebracht, da er nach dem kalten Winter erneut Lebenskraft in den starren Körper trägt.

Baldrian

»Ich wiege dich sanft ins Land der Träume.«

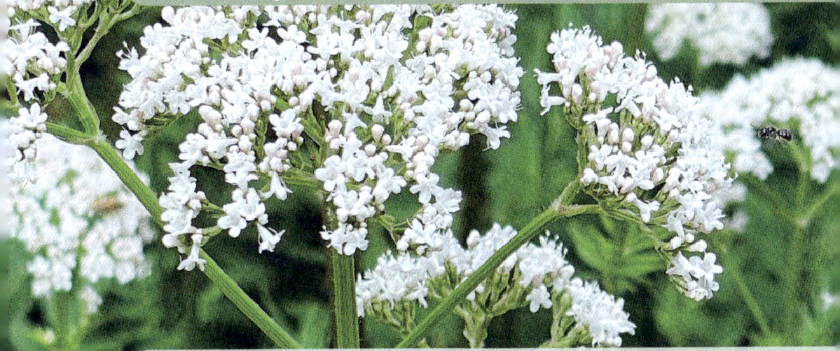

Steckbrief

Botanischer Name: *Valeriana officinalis*

Weitere Namen: Katzenkraut, Stinkwurz, Mondwurzel, Valeriane

Familie: Geißblattgewächse – früher: Baldriangewächse

Sammelzeit:
Wurzel: September bis Oktober (nach der Blüte)

Blütenfarbe: weiß bis zartrosa

Blattform: gefiederte Blätter, gegenständig

Fundorte: feuchte Wiesen, Gräben, Bachränder, lichte Auenwälder

Inhaltsstoffe: ätherisches Öl, Alkaloide, Valepotriate, Lignane, Sesquiterpene

Eigenschaften: beruhigend, schlaffördernd, krampflösend, angstlösend, vegetativ ausgleichend

Anwendungsgebiete: nervöse Unruhe, Einschlafstörungen, Reizbarkeit, nervöses Herzklopfen, Prüfungsangst, nervöse Magen-Darm-Beschwerden

Verwechslungsgefahr: vereinzelt mit Echtem Mädesüß (im jungen Stadium) oder Kleinem Baldrian *(Valeriana dioica)* – beide ungiftig

Giftigkeit: ungiftig, in sehr hohen Dosen umgekehrte Wirkung möglich (Unruhe statt Ruhe)

Erkennungstipps und Merkmale

Der Baldrian wächst hoch und aufrecht, bis zu 1,5 Meter Höhe. Die gefiederten Blätter sind glatt, teilweise gesägt und werden bis zu 20 Zentimeter groß. Der Stängel ist hohl und leicht gerillt. Die Blüten haben fünf Blätter und stehen in Dolden zusammen – viele kleine Einzelblüten, die gemeinsam wie eine große Blüte wirken. Die Blütenfarbe ist weiß bis rosa. Geerntet werden v. a. die Wurzeln nach der Blüte im September/Oktober.

Ich bin der Baldrian. ◆ Ich begleite dich liebevoll – wie eine Hand, die deine hält, wenn alles im Außen zu viel wird. ◆ Ich öffne die Tür zu deinem innersten Rückzugsort. ◆ Dorthin, wo dein Atem tief wird, dein Herzschlag sich beruhigt und dein Körper weiß: »Jetzt darf ich loslassen.« ◆ Ich bin kein Schlafmittel. ◆ Ich bin ein Erinnerer. ◆ Ich erinnere dich daran, dass du – selbst inmitten der Welt – das Recht auf Stille hast. ◆ Dass dein Nervensystem auch einmal eine Pause braucht und dass Schlaf nicht erzwungen, sondern natürlich geschehen darf.

Seit über zweitausend Jahren im Geschäft hilft der Baldrian vielen Menschen, die nächtlichen ungewollten Wachstunden zu reduzieren. Was ihn neben seiner beruhigenden Wirkung besonders auszeichnet, ist sein außergewöhnlicher, für viele unangenehmer Geruch. Besonders die Wurzel hat beinahe etwas Derbes, Animalisches in ihrer Note. Die Interpretation dessen könnte sein, dass diese Pflanze auf sehr archaischen, unterbewussten Ebenen wirkt, wo unsere Fluchtinstinkte und Urängste angesiedelt sind.

Einsatzgebiete

Die Extrakte der Wurzeln des Baldrian, in geringerem Maße auch die Blüten, haben eine stark entspannende Wirkung auf das vegetative Nervensystem. So hilft dieses Kraut grundsätzlich bei sämtlichen durch Stress bedingten Krankheiten, was psychosomatisch betrachtet auf alle Krankheiten zutrifft. Dokumentierte Heilerfolge konnten u. a. bei Tinnitus, Bluthochdruck, nervösen

Herzleiden, Gallenbeschwerden, Schilddrüsenüberfunktion sowie psychischen Leiden wie Prüfungsangst, Trauma, Schock, Hyperaktivität, Albträumen und Ängsten aller Art erzielt werden. In der TCM gilt Baldrian als allgemein kräftigendes Kraut. Der botanische Name *Valeriana* heißt übersetzt so viel wie »die Kräftige« oder »die Gesunde«.

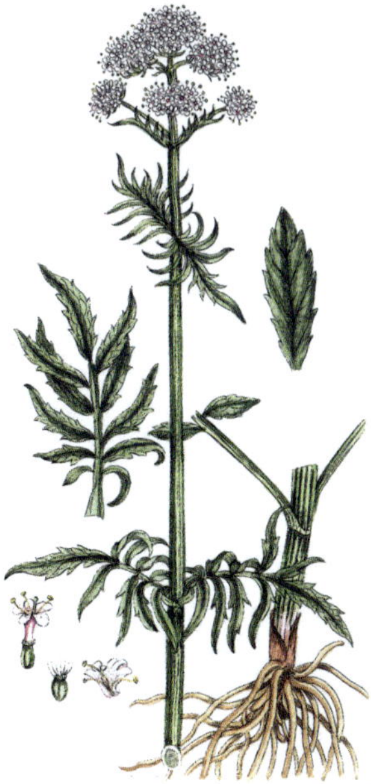

Anwendungsmöglichkeiten

In der Praxisanwendung nimmt man Baldrianwurzel entweder als Tee oder Tinktur ein. Es gibt auch hochdosierte Extrakte in Kapsel- oder Tablettenform zu kaufen. Bei überreizten Muskeln hilft ein Bad mit Baldrian als Badezusatz. Dazu nehme man 100 g getrocknete Wurzel, gieße sie mit 2 l kochendem Wasser auf, warte 15 Minuten und gebe dieses dann mit in das Wasser. Ein Kissen, mit getrockneten Blüten befüllt, kann auch der Beruhigung dienen. Interessant ist, dass Baldrian – wie viele annehmen – keine Müdigkeit fördert, sondern im Gegenteil sogar konzentrationsfördernd wirkt und zur Entspannung verhilft.

Brauchtum und Mythologie

Baldrian galt für lange Zeit als mächtiges Schutzmittel, magisches Werkzeug und Teil von Ritualen. Im Kräuterbuschen gebunden wurde er häufig in Haus und Stall gehängt, um Unheil fernzuhalten. Er fand Verwendung in magischen Liebestränken und Amuletten und galt als Räucherpflanze, als Schutzbringer und Vermittler zwischen den Welten. Besonders zu Jahresfesten wie Samhain, während der Rauhnächte und zur Sommersonnenwende wurde Baldrian traditionell verräuchert.

Beifuß

»Ich begleite dich über Schwellen.«

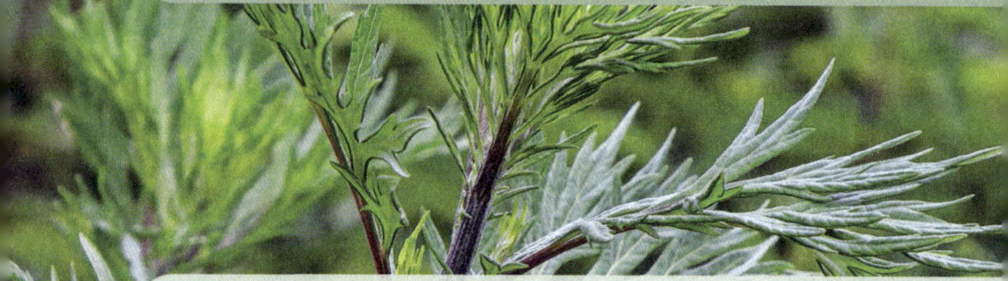

Steckbrief

Botanischer Name: *Artemisia vulgaris*

Weitere Namen: Wilder Wermut, Gänsekraut, Sonnwendkraut

Familie: Korbblütler

Sammelzeit: Juni bis September

Blüten: gelblich bis rötlich, unscheinbar

Blattform: fiederteilig-lanzettlich, grau-grün, unterseits filzig behaart

Fundorte: Wegränder, Bahndämme, Brachflächen, Schuttplätze

Inhaltsstoffe: Bitterstoffe, ätherisches Öl, Flavonoide, Cumarine, Gerbstoffe, Sesquiterpenlactone, Flavonolglykoside, Vitamine, Inulin, Kampferöl

Eigenschaften: antibakteriell, antimykotisch, beruhigend, desinfizierend, durchblutungsfördernd, appetitanregend, entspannend, krampflösend, stärkend, verdauungsanregend, kontrahierend auf Uterus

Anwendungsgebiete: Ausfluss, Blasenentzündung, Blähungen, Eierstockentzündung, Epilepsie, Durchblutungsstörungen, Durchfall (chronisch), Frauenheilkunde (Periodenschmerzen, Wechseljahresbeschwerden, Geburt, Gebärmutterkrämpfe), Gallenschwäche, Hämorrhoiden, kalte Füße und Hände, Muskelkater, Nervenanspannung, Neuralgien, Schlafstörungen, Nervosität, Verdauungsschwäche

Verwechslungsgefahr: mit Rainfarn – siehe Seite 153 – und dem ungiftigen Wermut *(Artemisia absinthium)*

Giftigkeit: leicht giftig bei Überdosierung (Thujon)

Erkennungstipps und Merkmale

Der Beifuß wird zwischen 0,5–2 Meter hoch. Sein rötlich-bräunlicher, teils verholzter und stark verzweigter Stängel könnte hinsichtlich der Färbung ein Verweis auf die weibliche Menses darstellen. Die Blätter sind tief fiedrig eingeschnitten, bis 10 cm lang, oben dunkel- bis graugrün, unten weiß-silbern. Die unscheinbaren Blüten und Samen stehen in graugrünen bis rötlich-gelben Rispen. Erntezeit ist der Sommer (Juni–September).

Ich bin der Beifuß. • Ich stehe am Wegesrand – unbeirrt, uralt, wachsam. • Ich bin Patron der Hebammen, öffne Räume in Räucherritualen und tanzte bereits mit deinen Ahnen ums Feuer. • Mein Wesen ist wohlwollend, transformierend, schützend. • Ich öffne den Blick nach innen – und begleite dich sicher durch Übergänge. • Ich warte an der Schwelle auf dich, bis du bereit bist zu gehen.

Bei den indigenen Völkern Nordamerikas gehört er zu den heiligsten Pflanzen überhaupt. Auch bei den Hebammen und Kräuterfrauen unserer Breitengrade war der Beifuß vor der Inquisition ein sehr angesehenes und häufig verwendetes Heilkraut. Die Kulturgeschichte dieser Pflanze ist so reichhaltig, dass man ein ganzes Buch nur damit füllen könnte!

Haupteinsatzgebiete

Wie im Steckbrief erwähnt ist das Einsatzgebiet des Beifuß sehr umfassend. Bei Beschwerden in Bezug auf die weiblichen Sexualorgane, von Periodenschmerzen über Entzündungen der Eierstöcke oder der Gebärmutter bis hin zur Unterstützung der Wehentätigkeit bei der Geburt, ist der Beifuß einsetzbar. Doch auch auf die Verdauung wirkt er glorreich. Sehr fettreiche Speisen, wie klassischerweise die Weihnachtsgans, wurden traditionell mit Beifuß gewürzt, für den Geschmack, aber auch für die bessere Verdauung. Selbst bei Härtefällen wie Epilepsie konnte mithilfe von Beifuß

Vorsicht!

Schwangere Frauen sollten unbedingt vorsichtig sein und nicht mit der Pflanze in Berührung kommen, da sie eine wehenfördernde Wirkung haben kann!

Besserung erzielt werden. Seine einjährige, aus China stammende kleine Schwester *Artemisia annua*, der Einjährige Beifuß, wirkt sogar bei hartnäckigen Krankheiten wie Malaria heilkräftig.

Anwendungsmöglichkeiten

Die gängigsten Anwendungsformen sind Tinkturen, Tee oder auch Öl. Ein Oxymel (Gemisch aus Essig und Honig) ist ebenfalls möglich. Hochdosierte Extrakte gibt es auch in Kapseln zu erwerben. Die Optionen sind so reichhaltig wie die Einsatzgebiete. Als Räucherpflanze ist der Beifuß mitunter am bekanntesten überhaupt. Die Räucherung bringt Reinigung, vertreibt unerwünschte Energien und hilft, die oberen Chakren zu öffnen.

Brauchtum und Mythologie

Der Name *Artemisia* bezieht sich auf Artemis, die griechische Göttin der Jagd, des Waldes, der Nacht und des Mondes. Diese Verbindung zeugt von einer unglaublichen Tiefe dieses Pflanzenwesens, das etwas Ungreifbares und Geheimnisvolles in sich trägt. Als Schwellenhüterinnen verbinden die Artemisien-Gewächse die Welten miteinander, wirken als energetische Hebammen und unterstützen bei Übergängen und Transformationen.

In der nordischen Mythologie steht der Beifuß mit dem Donnergott Thor in Verbindung. Dieser soll einen Gürtel aus Beifuß tragen, der ihm Kraft schenkt und eine klare Sicht in die Zukunft ermöglicht.

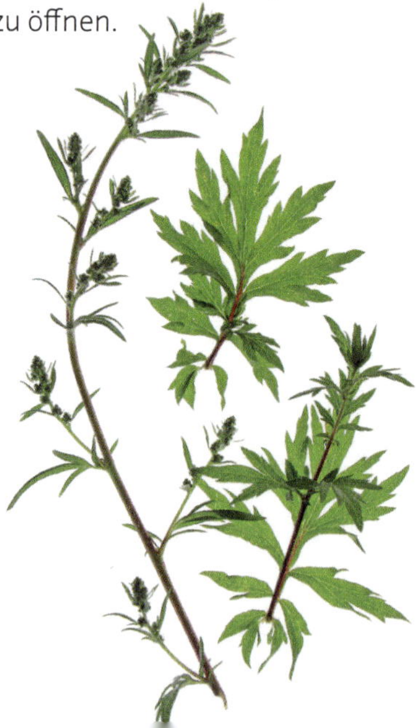

Beinwell

»Ich flicke, was gebrochen ist.«

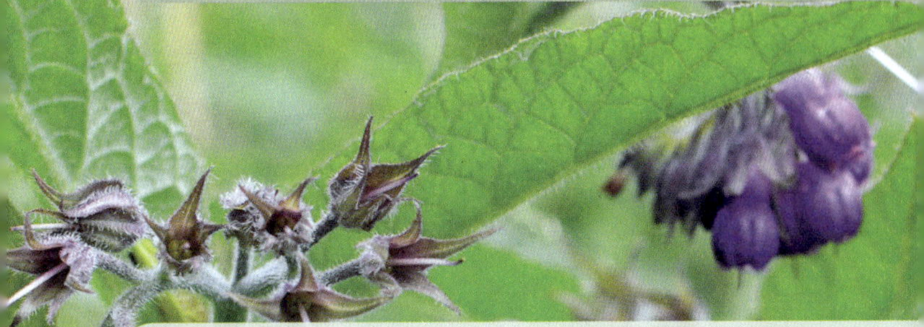

Steckbrief

Botanischer Name: *Symphytum officinale*

Weitere Namen: Wall-, Heilwurz, Schwarz-, Beinwurz

Familie: Raublattgewächse

Sammelzeit:
Blätter: Mai bis Juli;
Wurzeln: September bis Oktober

Blütenfarbe: violett, purpur, rosa oder weiß

Blattform: lanzettlich, behaart, herablaufend

Fundorte: feuchte Wiesen, Gräben, Bachufer, Auen

Inhaltsstoffe: Allantoin, Schleimstoffe, Gerbstoffe, Kieselsäure, Pyrrolizidinalkaloide, Cholin, Rosmarinsäure

Eigenschaften: gewebsregenerierend, entzündungshemmend, abschwellend, schmerzstillend, zusammenziehend

Anwendungsgebiete: Prellungen, Verstauchungen, Knochenbrüche, Zerrungen, Gelenkschmerzen, Sehnenentzündungen

Verwechslungsgefahr: mit anderen Raublattgewächsen (z. B. Borretsch), aber ungefährlich

Giftigkeit: äußerlich ungiftig, innerlich nur mit Vorsicht wegen Pyrrolizidinalkaloiden (leberschädigend in hoher Dosis)

Erkennungstipps und Merkmale

Beinwell wächst an feuchten, nährstoffreichen Stellen – an Bachufern, auf Wiesen oder Waldrändern. Er kann bis zu 1,20 Meter hoch wachsen. Der kantige, hohle Stängel ist leicht behaart, ebenso wie seine großen, länglichen Blätter, die rau und borstig sind und am Stängel herablaufen – ein wichtiges Erkennungsmerkmal. Die glockenförmigen Blüten hängen in einseitig eingerollten, nickenden Trauben, meist violett bis purpurfarben, seltener weiß oder rosa. Die Blütezeit reicht von Mai bis Juli. Im Boden liegt seine kräftige, schwarze Pfahlwurzel (innen weiß) – unscheinbar, doch voller Lebenskraft.

Ich bin der Beinwell – eine Pflanze der Tiefe, der Ausdauer und der Heilung in der Substanz. ◆ Meine Kraft liegt nicht im schnellen Wandel, sondern in der stetigen Regeneration. ◆ Ich wirke nicht spektakulär, dafür tiefgreifend, in Bereichen, wo andere das Handtuch werfen müssen: in Knochen, Sehnen, Bändern und Gelenken. ◆ Meine Blätter sind rau, meine Wurzeln schwarz und zäh, mein Wesen ist erdig. ◆ So lebt in mir eine große Kraft – die Kraft, die das Zerstobene wieder zusammenzufügen vermag.

Der botanische Name des Beinwell, *Symphytum*, kommt aus dem Griechischen und setzt sich zusammen aus »syn« = »zusammen« und »phyein«= »wachsen«. Sein zweiter Name *officinale* bedeutet so viel wie »anerkannte Heilpflanze« in der Medizin. Bereits seit der Antike, vermutlich noch deutlich länger wird diese Pflanze als Heilkraut verwendet.

Haupteinsatzgebiete

Der Beinwell wird seit der Antike zur Behandlung von Verletzungen, Brüchen und innerem wie äußerem Gewebezerfall eingesetzt. Seine wichtigste Eigenschaft ist die Fähigkeit zur Gewebeerneuerung durch seinen hohen Gehalt an Allantoin. Er wirkt besonders regenerierend auf: Knochen, Gelenke, Knorpel, Bänder, Sehnen, Muskeln, Blutergüsse, Prellungen, Zerrungen, Haut- und Schleimhautgewebe, rheumatische Beschwerden und schlecht heilende Wunden (äußerlich!). Früher sagte man »was die Axt zerreißt, heilt der Beinwell« – eine Pflanze mit der Kraft zur Wiederherstellung.

Anwendungsmöglichkeiten

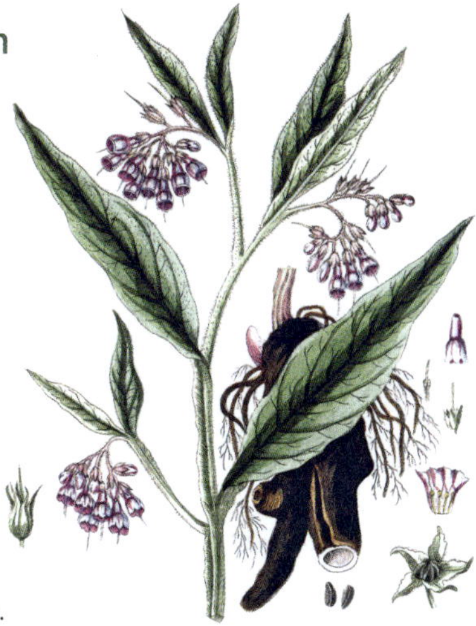

Grundsätzlich wird der Beinwell eher äußerlich angewandt. Typisch sind Salben, Umschläge mit frischem Wurzelbrei oder -sud oder auch Tinkturen bei Prellungen, Zerrungen, Verstauchungen, Brüchen, Bandscheibenvorfällen, usw. Seit der Entdeckung **giftiger Pyrrolizidinalkaloide (PA)** im Beinwell wird vehement von der inneren Einnahme der Pflanze abgeraten. Die Tierstudien[4], auf deren Ergebnissen diese Einschätzung beruht, sind auf die Realität jedoch nur eingeschränkt übertragbar, da isolierte PA in extrem hohen Dosierungen und über lange Zeiträume verabreicht wurden – Mengen, die einer inneren Aufnahme beim Menschen von mehreren Hundert Gramm Beinwellwurzel pro Tag entsprächen. Eine Gewähr kann hier nicht gegeben werden; die kritische Auseinandersetzung mit der Studienlage liegt in der Verantwortung des Lesers. In alten Kräuterbüchern findet man jedenfalls eine Menge weiterer innerer Indikationen des Beinwells wie Durchfall, Fieber, Parodontose, Hämorrhoiden und sogar Diabetes.

Brauchtum und Mythologie

Nicht nur körperlich, auch seelisch wird dem Beinwell nachgesagt, dass er Zerbrochenes wieder zusammenflicken kann. Als Räucherpflanze soll er Selbstbewusstsein und Widerstandskräfte stärken, Zuversicht schenken, Blockaden lösen – und so die Kraft schenken, den eigenen Weg mutig weiterzugehen.

Berufkraut

»Ich feg hinfort, was dich bedrängt.«

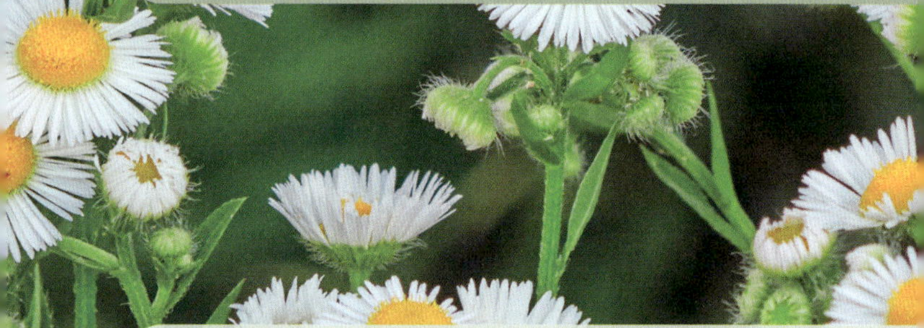

Steckbrief

Botanischer Name: *Erigeron annuus*

Weitere Namen: Feinstrahl, Seidenkraut, Zartkraut

Familie: Korbblütler

Sammelzeit: Juni bis Oktober

Blütenfarbe: weiß mit gelber Mitte

Blattform: lanzettlich, leicht gezähnt

Fundorte: Wegränder, Schotterflächen, Brachland, Wiesen, Bahnböschungen

Inhaltsstoffe: Bitterstoffe, Gerbstoffe, Flavonoide, ätherisches Öl, Saponine

Eigenschaften: kühlend, harntreibend, zusammenziehend, entzündungshemmend

Anwendungsgebiete: Blasenentzündungen, Hautprobleme, Stoffwechselanregung

Verwechslungsgefahr: mit Gänseblümchen, Kamille, Ferkelkraut – alle ungiftig

Giftigkeit: ungiftig

Erkennungstipps und Merkmale

Das einjährige Berufkraut kann bis zu 1 Meter hoch werden und trägt viele kleine, gänseblümchenähnliche Blüten, die locker verteilt an stark verzweigten Stängeln sitzen. Der Unterschied zum Gänseblümchen besteht darin, dass die Blüte des Berufkrauts viel mehr Blütenblätter hat und wesentlich kleiner ist. Die Blätter wachsen wechselständig am leicht behaarten Stängel und sind unten breit und gezähnt, oben kleiner und lanzettlich. Es wächst häufig in großen Gruppen auf Schotterflächen, Bahndämmen und Brachland. Es ist sehr anpassungsfähig und kommt auch mit sehr trockenen Böden zurecht. Der Name *Erigon* (= früher alter Mann) kommt daher, dass die verwelkten Blüten – ähnlich der Pusteblume beim Löwenzahn – im Übergang zum Samenstand weiße Pappushaare entwickeln. Diese sehen aus wie weißer Flaum oder eben ein weißer Bart von einem alten Mann.

Ich bin das Berufkraut. ◆ Ich wirke ausgleichend, kühlend, klärend. ◆ Meine Bitterstoffe und ätherisches Öl können bei Entzündungen helfen, und mein Geist bringt dich zurück zur Mitte. ◆ Ich bin recht anspruchslos und pflegeleicht. ◆ So wachse ich auch an Orten, wo sonst nichts gedeiht. ◆ Die Menschen sprachen mir magische Kräfte zu, die dich von Anhaftungen und negativen Energien befreien, wenn du dich mit meinem Absud wäschst. ◆ So lehre ich dich, Hilfe anzunehmen und niemals den Kopf in den Sand zu stecken.

Wie in fast jeder Gattung *(Erigeron)* gibt es diverse Arten des Berufkrautes. Wir entschieden uns für das einjährige Berufkraut *(Erigeron annuus)*, weil es mit Abstand am häufigsten in unseren Breiten zu finden ist, obwohl es ursprünglich gar nicht aus Europa stammt. Ursprünglich kommt die Pflanze aus Nordamerika und fand ihren Weg im 17. Jh. – anfänglich als Zierpflanze – nach Europa, verwilderte und breitete sich schließlich massiv aus.

Haupteinsatzgebiete

Das Einjährige Berufkraut gehört zu den sanften, aber vielseitigen Begleitern der Volksheilkunde. Es wirkt harmonisierend auf den gesamten Stoffwechsel und unterstützt die Ausleitung über Haut und Harnwege. Seine zusammenziehenden und harntreibenden Eigenschaften machten es zu einem geschätzten Kraut bei Blasenbeschwerden oder innerer »Überhitzung«. So kann es dazu beitragen, innere Spannungen und Hitzestau mithilfe seiner kühlenden Energie und seiner feinen Bitterstoffe auszugleichen, körperlich, aber auch geistig.

Anwendungsmöglichkeiten

Gemäß der Volksmedizin wird das Einjährige Berufkraut vor allem bei leichten Hautverletzungen, Insektenstichen und Reizungen eingesetzt. Waschungen und Umschläge mit einem Absud des Krauts gelten als hilfreich bei Ekzemen, Juckreiz und Hautirritationen. Es kann auch innerlich verwendet werden – als Tee z. B. bei Erkältungen, Reizhusten oder zur sanften Entgiftung. Darüber hinaus nutzte man das Berufkraut früher auch als Räucherpflanze, insbesondere zur energetischen Klärung und zum Schutz vor negativen Einflüssen. Hinweis: In der heutigen Naturheilkunde spielt das Berufkraut nur noch eine untergeordnete Rolle – doch in der überlieferten Volksheilkunde hatte es durchaus seinen Platz.

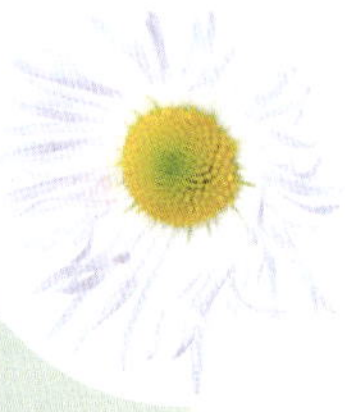

Brauchtum und Mythologie

In der Vergangenheit nutzte man die sogenannten »Berufkräuter«, um unheilvolle Energien, böse Worte und schädliche Gedanken fernzuhalten oder sich ihrer zu entledigen. »Berufen sein« bedeutete einst, vom Neid oder Fluch anderer getroffen zu sein – und gegen solches Ungemach traten oder treten die Berufkräuter, derer es viele gibt, an. So gehören beispielsweise auch das Klettenlabkraut, der Beifuß, der Alant, die Eberraute, das Johanniskraut sowie der Rainfarn mit dazu.

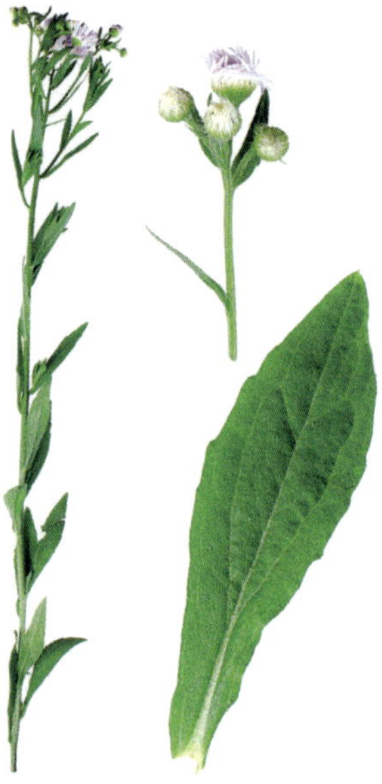

Borretsch

»Ich richte dich auf, weit wie der Himmel.«

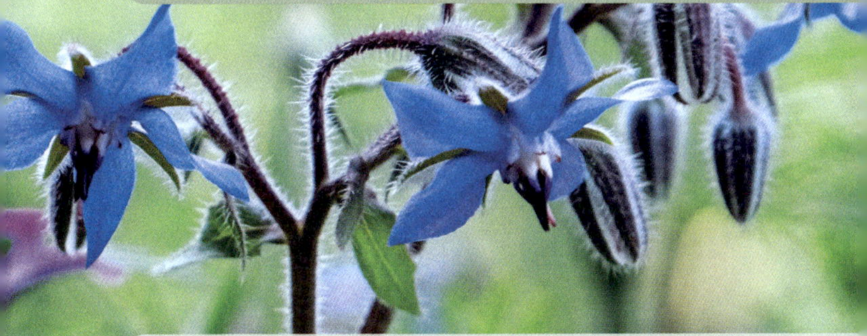

Steckbrief

Botanischer Name: *Borago officinalis*

Weitere Namen: Herzfreud, Herzblümchen, Wohlgemut, Gurkenkraut

Familie: Raublattgewächse

Sammelzeit: Mai bis September (Blätter und Blüten)

Blütenfarbe: himmelblau, selten rosa bis weiß

Blattform: eilanzettlich, rau behaart

Fundorte: Gärten, Kräuterbeete, verwildert auf Ruderalflächen, sonnige Standorte

Inhaltsstoffe: Schleimstoffe, Gerbstoffe, Saponine, Kieselsäure, Kalium, Calcium, γ-Linolensäure (in den Samen), kleine Mengen Pyrrolizidinalkaloide (PA)

Eigenschaften: stimmungsaufhellend, nervenstärkend, schweißtreibend, entzündungshemmend, hautberuhigend

Anwendungsgebiete: nervöse Erschöpfung, Melancholie, Herzschwäche (volkstümlich), Fieber, Hautentzündungen, als Küchen- und Salatkraut

Verwechslungsgefahr: keine giftigen Doppelgänger, aber ähnliche Blütenform wie andere Raublattgewächse

Giftigkeit: enthält geringe Mengen PAs – nicht in großen Mengen und nicht über lange Zeit innerlich einnehmen

Erkennungstipps und Merkmale

Der Borretsch ist ein einjähriges Kraut mit einer Höhe von 30–80 Zentimeter. Die Stängel und Blätter sind dicht mit steifen, borstigen Haaren besetzt, die der Pflanze ihren rauen Griff verleihen. Seine leuchtend blauen, sternförmigen Blüten sitzen in lockeren, hängenden Trauben und färben sich manchmal rosa, bevor sie ins Blau übergehen. Die Blätter sind gurkenartig im Geschmack – daher der weitere Name »Gurkenkraut«.

Ich bin der Borretsch – man nennt mich auch das »Herzfreudenkraut«. ◆ Meine sternförmigen, himmelblauen Blüten zieren Gärten und Wildplätze, und seit Jahrhunderten gelte ich als Tröster für Herz und Seele. ◆ Wer mich betrachtet, soll neuen Mut schöpfen, wer mich kostet, den durchströmt frische Kraft. ◆ In mir vereinen sich Schönheit, Heilwirkung und kulinarischer Genuss – eine seltene Dreifaltigkeit, die schon die Römer und später die Kräuterfrauen zu schätzen wussten.

Der botanische Name des Borretsch *Borago officinalis* lässt sich auf folgende Ursprünge zurückführen: Beim *Borago* ist die Herkunft nicht ganz eindeutig. Zwei Hauptdeutungen sind gebräuchlich: Erstens aus dem Lateinischen »borra« für »raues Gewebe, Haarbesatz«, ein Hinweis auf die stark behaarten Blätter. Zweitens aus dem Arabischen »abu araq«, was so viel bedeutet wie »Vater des Schweißes«, da der Borretsch schweißtreibend wirkt. Und schließlich das *officinalis* für »in der Offizin zu finden« = »in der Apotheke gebräuchlich«. Dieser Zusatz zeigt an, dass die Pflanze traditionell als Heilpflanze genutzt wurde.

Haupteinsatzgebiete

Traditionell wurde Borretsch als »Mutmacher« und »Herzerfrischer« genutzt. Kräuterfrauen gaben ihn bei Schwermut, nervöser Erschöpfung oder nach längerer Krankheit, um Körper und Geist zu stärken. Medizinisch wirksam sind vor allem seine Schleimstoffe, die Hals und Rachen beruhigen, sowie die entzündungshemmenden und hautpflegenden Eigenschaften des Blütenöls. Äußerlich kann er als Umschlag bei Hautreizungen oder leichten Ekzemen verwendet werden. Innerlich dient er heute vor allem in der Kulinarik, da aufgrund des Gehalts an Pyrrolizidinalkaloiden die Langzeitanwendung nicht mehr öffentlich empfohlen werden kann.

Anwendungsmöglichkeiten

Borretsch lässt sich vielseitig verwenden: In der Küche dienen die frischen Blätter als aromatisches Gurkenkraut für Salate, Kräuterquark oder als würzige Beigabe auf Brot, während die leuchtend blauen Blüten eine essbare Dekoration für sommerliche Gerichte bieten. Äußerlich können frisch zerquetschte Blätter oder ein Aufguss als Hautumschlag bei Reizungen oder leichten Entzündungen genutzt werden. Früher wurde Borretsch auch als Tee gegen Fieber, Husten und nervöse Beschwerden getrunken, was heute jedoch wegen des Gehalts an Pyrrolizidinalkaloiden nur in Maßen empfohlen wird. Das aus den Samen gewonnene Öl ist reich an γ-Linolensäure und wird besonders in der Hautpflege geschätzt.

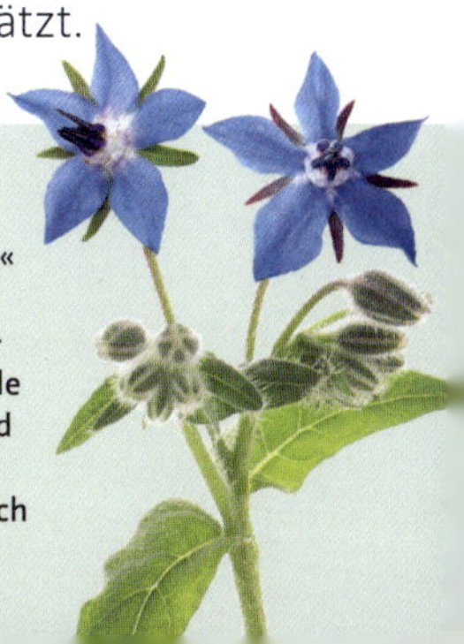

Brauchtum und Mythologie

In der Antike wurde Borretsch als »pflanzgewordene Freude« angesehen. Die Römer gaben ihn in Wein, um Mut vor Kämpfen zu schenken. In der mittelalterlichen Klostermedizin galt er als Kraut gegen »Melancholia«. Astrologisch wurde er dem Jupiter zugeordnet – als Planet der Lebensfreude und Ausdehnung. In der Blumensprache steht der Borretsch für »Mut und Frohsinn«. Seine himmelblauen Blüten gelten noch heute als kleine Sterne, die in den Garten gefallen sind.

Kleine Braunelle

»Klein in der Erscheinung, groß in der Wirkung.«

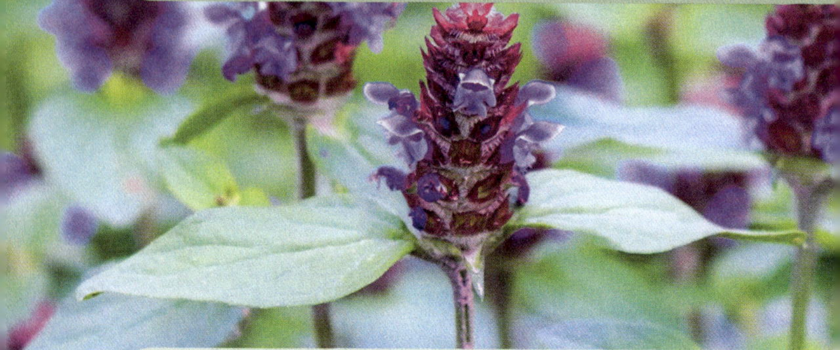

Steckbrief

Botanischer Name: *Prunella vulgaris*

Weitere Namen: Heilbrunelle, Gottheil, Brunellenkraut, Selbstheil, Kleines Braunheil

Familie: Lippenblütler

Sammelzeit: Juni bis September (Blätter und blühendes Kraut)

Blütenfarbe: violett bis purpurn

Blattform: eiförmig bis länglich, gegenständig, leicht behaart

Fundorte: Wiesen, Wegränder, Rasenflächen, lichte Wälder, oft tritt sie rasenbildend auf

Inhaltsstoffe: Gerbstoffe, Bitterstoffe, ätherisches Öl, Flavonoide, Saponine

Eigenschaften: adstringierend, entzündungshemmend, wundheilungsfördernd, immunstärkend, antibakteriell, antiviral

Anwendungsgebiete: Wunden, Entzündungen im Mund- und Rachenraum, Halsschmerzen, Verdauungsbeschwerden, Fieber, geschwächtes Immunsystem

Verwechslungsgefahr: mit anderen Lippenblütlern (z. B. Kriechender Günsel) – alle ungiftig; gut unterscheidbar durch den typischen braun-violetten Blütenstand

Giftigkeit: ungiftig

Erkennungstipps und Merkmale

Die Kleine Braunelle wächst niedrig, zwischen 5–25 Zentimeter hoch, und bildet dichte Teppiche. Ihr Blütenstand ist ährenartig, kompakt und quaderförmig, mit violetten Lippenblüten, die einzeln wie kleine Kapuzen wirken. Die oberen Kelchblätter sind bräunlich gefärbt, was ein Indiz für ihre Namensgebung sein könnte. Ihre gegenständigen Blätter sind länglich bis eiförmig und besitzen einen kurzen Stiel.

Ich bin die kleine Braunelle. ◆ Unscheinbar, klein, leicht zu übersehen – und doch seit Jahrhunderten als große Heilerin verehrt. ◆ Wo die Erschöpfung dich plagt, gebe ich neue Kraft. ◆ Wo Entzündung lodert, bringe ich Regeneration. ◆ Ich stehe für das Zusammenfügen von Wunden. ◆ Mit meinen violetten Lippenblüten, die wie kleine Mützchen wirken, begleite ich den ganzen Sommer über Mensch und Tier. ◆ Meine bodennahe, ausdauernde Präsenz erzählt von Demut, Schönheit und Beständigkeit!

Der Name *Prunella* leitet sich nicht etwa von »prunus« (Pflaume) ab, sondern vom mittelhochdeutschen Wort »Bräune«. Die Bräune war im Mittelalter eine gefürchtete Krankheit des Rachens und Mundes, vermutlich Diphtherie, bei der sich am Hals dicke lederartige Beläge bilden. So kam die Pflanze aufgrund der Heilerfolge bei diesem Krankheitsbild zu ihrem Namen, botanisch wie im Volksmund.

Haupteinsatzgebiete

Die Kleine Braunelle ist traditionell als Wundheilpflanze geschätzt. Sie stillt Blutungen, wirkt entzündungshemmend und unterstützt die Regeneration verletzter Haut. Auch innerlich wird sie bei Fieber, Durchfall und Magen-Darm-Beschwerden eingesetzt. Besonders bekannt ist ihre Anwendung im Mund- und Rachenraum: Gurgeln mit Braunellen-Tee hilft bei Halsschmerzen, Zahnfleischentzündungen und Aphthen. Früher wurde sie – ähnlich dem Ehrenpreis – für jedwede Krankheit eingesetzt. In der modernen Pflanzenheilkunde rückt zudem ihre immunmodulierende Wirkung stärker in den Fokus.

Anwendungsmöglichkeiten

Die Braunelle kann auf vielfältige Weise angewendet werden – sowohl innerlich als auch äußerlich. Ein Tee aus Kraut und Blüten dient der Stärkung des Immunsystems, wird aber auch bei Verdauungsbeschwerden oder Halsschmerzen geschätzt. Für Entzündungen im Mund- und Rachenraum eignet sich die Pflanze hervorragend als Gurgelmittel oder Spülung, da sie Zahnfleischbluten und Schleimhautreizungen lindern kann. Äußerlich finden Umschläge mit frischem, zerquetschtem Kraut Anwendung bei kleinen Wunden, Schürfungen oder entzündeter Haut. In der Volksmedizin galt die Braunelle lange Zeit als beinahe universelles Heilkraut, weshalb man sie auch »Gottheil« nannte – ein Hinweis darauf, dass sie innerlich wie äußerlich fast gegen alle Leiden einsetzbar war.

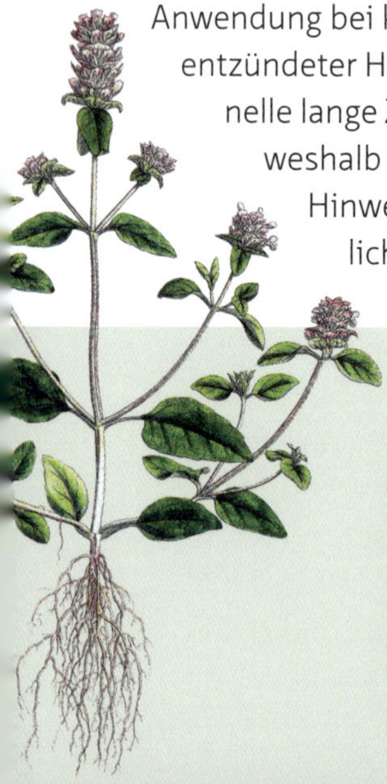

Brauchtum und Mythologie

Die Kleine Braunelle galt im Volksglauben als universelles Heilmittel, was sich in Namen wie »Gottheil« oder »Selbstheil« widerspiegelt. Man glaubte, dass sie direkt von Gott als Helferin auf die Erde gesandt sei. Besonders Kindern und Schwachen sollte sie Heilung bringen. In der Signaturenlehre wird ihre bräunliche Farbe mit geronnenem Blut in Zusammenhang gebracht, die ährige, kompakte Blütenform erinnert entfernt an einen Verband. So steht die Braunelle für den »Wundenverschluss« – das Zusammenziehen, Heilen und Schließen von Verletzungen.

Große Brennnessel

»Ich wiedererwecke das Feuer in deinem Blut!«

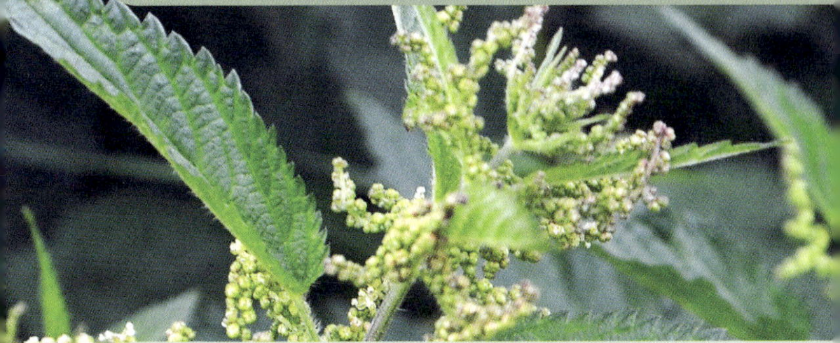

Steckbrief

Botanischer Name: *Urtica dioica*

Weitere Namen: Donnernessel, Hanfnessel, Scharfnessel

Familie: Brennnesselgewächse

Sammelzeit: **Blätter:** April bis September; **Wurzeln:** Herbst oder Frühjahr, Samen Spätsommer

Blütenfarbe: grünlich

Blattform: lanzettlich, gesägt

Fundorte: nährstoffreiche Böden, Gärten, Waldränder, Ruderalflächen

Inhaltsstoffe: Kieselsäure, Eisen, Kalium, Kalzium, Magnesium, Vitamin C, Flavonoide, Chlorophyll, Histamin, Serotonin

Eigenschaften: entwässernd, blutreinigend, stoffwechselanregend, entzündungshemmend

Anwendungsgebiete: Rheuma, Gicht, Frühjahrskur, Blutarmut, Harnwegserkrankungen, Haarausfall

Verwechslungsgefahr: mit der Taubnessel – ungiftig, keine Brennhaare

Giftigkeit: ungiftig, aber bei Hautkontakt reizend

Erkennungstipps und Merkmale

Die Große Brennnessel *(Urtica dioica)* wächst auf nährstoffreichen Böden und erreicht je nach Standort bis zu 1,5 Meter Höhe. Ihre gegenständig angeordneten, grob gesägten, dunkelgrünen Blätter sind länglich-lanzettlich und mit Brennhaaren übersät, die beim Berühren abbrechen und ein brennendes Nesselgift in die Haut abgeben. Die unscheinbaren grünlichen Blüten hängen in Rispen von den Blattachseln herab. Im Gegensatz zur kleineren Schwester, der Kleinen Brennnessel *(Urtica urens)*, ist sie ausdauernd und treibt jedes Jahr erneut aus.

Ich bin die Brennnessel. ◆ Man nennt mich auch die Königin der Wildkräuter. ◆ Weitverbreitet, jedoch oft verkannt, erobere ich Wegesränder, Böschungen und Gärten. ◆ Manches Mal werde ich gefürchtet – wegen meines brennenden Bisses auf der Haut –, doch genau dieses Feuer ist es, das meine starke Heilkraft impliziert. ◆ Seit Jahrtausenden diene ich Mensch und Tier als kräftigende Nahrungsquelle, als herausragende Heilpflanze und als wunderbarer Faserlieferant. ◆ Ich reinige das Blut und das Gewebe, vertreibe die Frühjahrsmüdigkeit, bringe den Stoffwechsel in Schwung und schenke Kraft. ◆ Wer sich auf mich einlässt, bekommt nicht nur ein paar Brennhaare zu spüren, sondern auch pure Lebensenergie!

Hätte sie keine Stacheln, wäre sie vermutlich bereits ausgestorben, da ihre Beliebtheit so groß wäre. Als Königin der Wildkräuter ist sie das absolute Allround-Talent. Nicht nur in Sachen Heilpflanze und Nahrungsmittel, nein, auch als Baustoff sowie als Düngemittel und Mulchmaterial für den Gemüseanbau. Eine vielseitige Pflanze, die das Leben ungemein bereichert, so man sie als Mulitfunktionstalent wieder mit einbezieht.

Haupteinsatzgebiete

Die Brennnessel ist eine der wichtigsten Pflanzen zur Blutreinigung, Entwässerung und Mineralstoffversorgung. Sie wird bei Gicht, Rheuma, Blasen- und Nierenbeschwerden eingesetzt, stärkt Haare und Nägel, unterstützt die Leber und regt die Milchbildung an. In der Volksmedizin gilt sie als universelles Stärkungsmittel, besonders nach langen Krankheiten oder im Frühjahr.

Aufgrund ihres außergewöhnlich hohen Nährstoffgehalts gibt es kaum ein Einsatzgebiet, bei welchem sie nicht helfen kann.

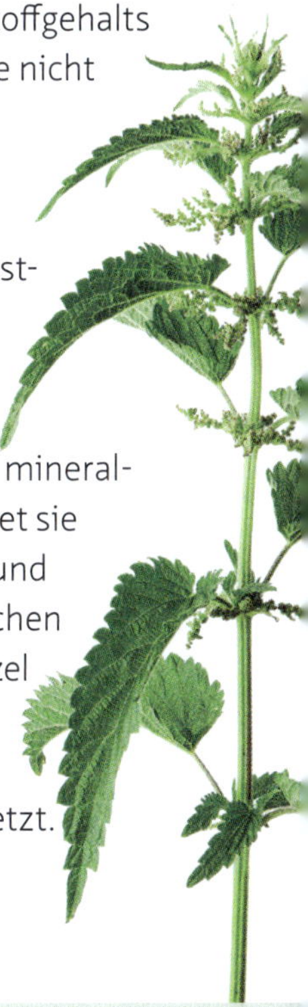

Anwendungsmöglichkeiten

Frisch gepflückte junge Triebe lassen sich zu köstlichem Spinat oder als Wildkräuterbeigabe im Salat verwenden (vorher rollen oder kurz blanchieren, um die Brennhaare zu neutralisieren). Getrocknet als Tee wirkt sie entschlackend und mineralstoffreich, oft in Frühjahrskuren. Äußerlich findet sie Anwendung als Haarspülung gegen Schuppen und Haarausfall oder als Badezusatz bei rheumatischen Beschwerden. Besonders die Auszüge der Wurzel sollen sich positiv auf die Schönheit und Fülle des Haares auswirken. Zudem wird die Wurzel auch bei Beschwerden mit der Prostata eingesetzt. Frischer Presssaft oder Tinkturen sind weitere Formen, um ihre Kraft konzentriert zu nutzen.

Brauchtum und Mythologie

Früher war die Brennnessel eine geschätzte Schutzpflanze: Man hängte sie an Türen und Ställe, um Böses fernzuhalten. In der Signaturenlehre deutet ihre wehrhafte Erscheinung auf ihre Kraft hin, Energie und Abwehrkräfte zu stärken. Sie diente zudem als wertvolle Faserpflanze, noch bevor Hanf und Flachs in Mode kamen. Aus einem anthroprosophischen Ansatz heraus ließe sich die Brennnessel aufgrund ihres hohen Eisengehalts im Übergang vom Pflanzen- zum Tierreich einordnen. Eisen steht in direkter Verbindung zum Blut bei Tier und Mensch und ist damit wiederum mit Bewegung, Wärme und dem Empfindungsvermögen verknüpft. Um dies zu kompensieren, bildet die Brennnessel Unmengen an Chlorophyll, was das pflanzliche magnesiumhaltige Pendant zum eisentragenden Hämoglobin darstellt. Würde sie das nicht tun, so wäre sie womöglich bereits zum Tier mutiert …

Brunnenkresse

»Trinke vom ewigen Jungbrunnen der Natur!«

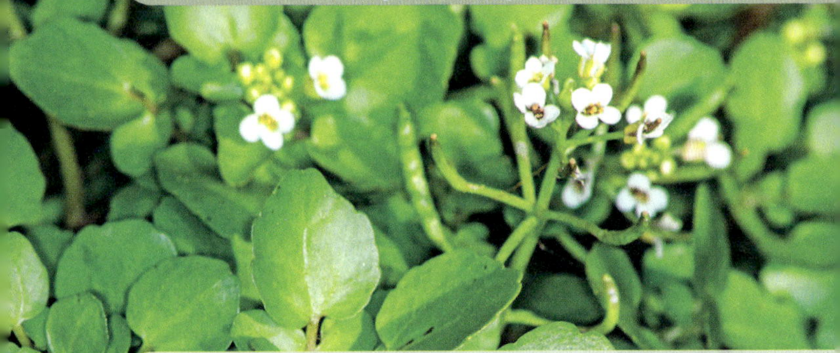

Steckbrief

Botanischer Name: *Nasturtium officinale*

Weitere Namen: Wasserkresse, Bachkresse, Bornkresse, Wasserkraut

Familie: Kreuzblütengewächse

Sammelzeit: ganzjährig, am aromatischsten im Frühjahr und Herbst

Blütenfarbe: weiß

Blattform: gefiedert mit rundlichen Fiederblättchen

Fundorte: saubere, fließende Gewässer mit Temperaturen zwischen 8–12 °C

Inhaltsstoffe: Vitamin C, Vitamin A, Vitamin K, Senfölglykoside, Eisen, Kalzium, Magnesium, Jod

Eigenschaften: appetitanregend, stoffwechselanregend, blutreinigend, harntreibend, schleimlösend, verdauungsfördernd

Anwendungsgebiete: Frühjahrskuren, Appetitlosigkeit, Gicht, Rheuma, Leber- und Gallenschwäche, Husten

Verwechslungsgefahr: mit dem hochgiftigen Wasserschierling; genaue Bestimmung sehr wichtig

Giftigkeit: ungiftig, aber nur aus sauberen Gewässern ernten (Gefahr von Keimen/Parasiten)

Erkennungstipps und Merkmale

Die Brunnenkresse ist eine mehrjährige, winterharte Wasserpflanze mit kriechenden, hohlen Stängeln, die im Wasser wurzeln. Ihre kleinen grasgrünen und unpaarig gefiederten Blättchen bestehen meist aus zwei bis vier Fiederpaaren und enden meist in einem größeren Endblättchen. Im späten Frühjahr und Sommer zeigt sie traubige Blütenstände mit kleinen weißen Kreuzblüten. Charakteristisch ist der scharfe, kresseartige Geruch und Geschmack – eine Mischung aus Pfeffer und Senf.

Ich bin die Brunnenkresse. ◆ Wo das reine Wasser plätschert und fließt, da gedeihe ich – saftig, frisch und voller Lebenskraft. ◆ Seit der Antike schätzt man mich bereits als nährstoffreiches Wildgemüse und als Heilpflanze, die sowohl Körper als auch Geist belebt. ◆ Ich wachse nicht in der Erde, sondern in klaren, kühlen Bächen, Quellrinnen und Teichen mit sanfter Strömung. ◆ Meine Kraft ziehe ich aus dem frischen Wasser – und genau diese Frische gebe ich weiter: anregend, blutreinigend und stärkend. ◆ Schon Hippokrates riet zu mir, um den Körper »durchzuspülen« und das Leben zu verlängern.

Der botanische Name der Brunnenkresse, *Nasturtium*, kommt aus dem Lateinischen und setzt sich zusammen aus »nasus« = »Nase« und »torquere« = »drehen, verdrehen«. Die Pflanze ist also ein »Nasenverdreher«. Diesen besonderen Titel trägt sie aufgrund ihrer intensiven Schärfe, die beim Essen, ähnlich dem Wasabi, durchaus dazu führen kann, die Nase zu rümpfen.

Haupteinsatzgebiete

Brunnenkresse gehört zu den klassischen Frühjahrskräutern. Ihre Senfölglykoside regen Stoffwechsel und Verdauung an, Vitamin C stärkt das Immunsystem, und Mineralien und Spurenelemente wirken entsäuernd und remineralisierend. Sie wird traditionell zur Blutreinigung, bei Frühjahrsmüdigkeit und leichten Atemwegsbeschwerden eingesetzt. Früher

Vorsicht!

In größeren Mengen (> 50g/Tag) und über längere Zeit sollte sie nicht verzehrt werden, da sie die Nieren reizen kann.

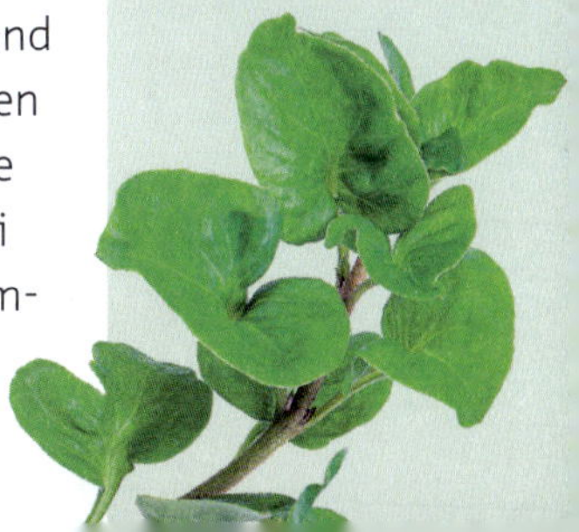

galt sie als Schutz vor Skorbut, und Seeleute nahmen sie gern als Vitaminquelle mit auf Reisen.

Anwendungsmöglichkeiten

Die Brunnenkresse lässt sich am besten frisch genießen – ob als knackiger Salat, würzige Ergänzung aufs Brot, im Kräuterquark oder als vitaminreicher Smoothie. Auch frisch gepresster Saft ist beliebt, vor allem als kurze Kur von maximal zwei bis drei Wochen bei Leber- und Stoffwechselproblemen. Getrocknet wird die Brunnenkresse dagegen nur selten verwendet, da dabei ein Großteil ihrer wertvollen Wirkstoffe verloren geht.

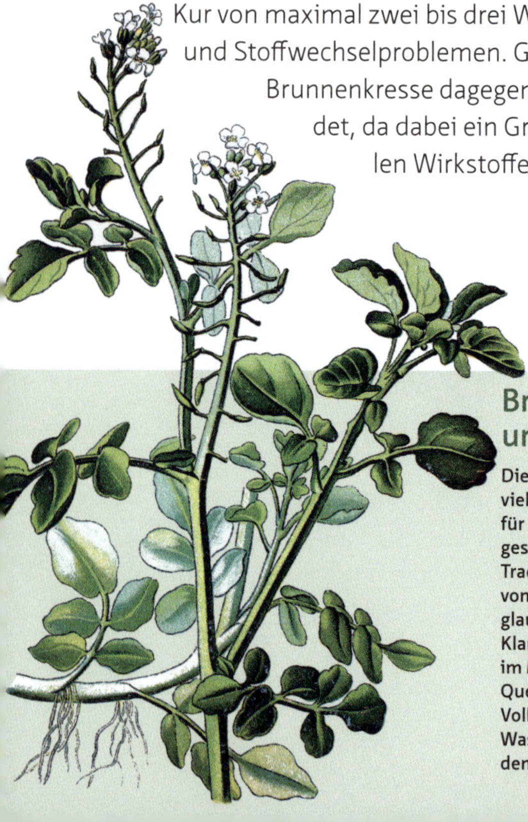

Brauchtum und Mythologie

Die Brunnenkresse wurde in vielen Kulturen als Symbol für Lebenskraft und Reinheit gesehen. In der keltischen Tradition war sie Bestandteil von »Lebenselixieren«. Man glaubte, dass sie Menschen Klarheit schenkt, wenn sie im Morgengrauen aus einer Quelle gesammelt wird. Im Volksmund hieß es: »Wer Wasserkräuter isst, bleibt dem Arzt fern.«

Dost

»Ich bringe die fehlende Würze zurück in dein Leben!«

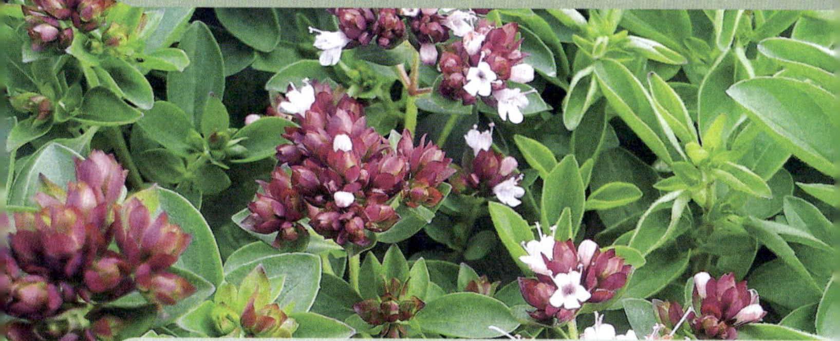

Steckbrief

Botanischer Name: *Origanum vulgare*

Weitere Namen: Wilder Majoran, Oregano, Wohlgemut, Mairain

Familie: Lippenblütler

Sammelzeit: Juni bis September

Blütenfarbe: rosa bis purpur

Blattform: eiförmig, ganzrandig bis leicht gezähnt

Fundorte: sonnige, magere Wiesen, Trockenhänge, Wegränder, Gärten

Inhaltsstoffe: ätherisches Öl, Bitterstoffe, Gerbstoffe, Flavonoide, Vitamin C

Eigenschaften: antibakteriell, krampflösend, appetitanregend, verdauungsfördernd, auswurffördernd, schweißtreibend, schleimlösend, krampflösend, antiviral

Anwendungsgebiete: Verdauungsbeschwerden, Appetitlosigkeit, Husten, Bronchitis, Nervosität, Menstruationsbeschwerden, Psoriasis

Verwechslungsgefahr: mit dem Majoran *(Origanum majorana*, kultiviert) – ungiftig

Giftigkeit: ungiftig

Erkennungstipps und Merkmale

Die bis zu 80 Zentimeter hohe Pflanze hat vierkantige, rötlich gefärbte Stängel, die am Ende überlaufen. Das bedeutet, dass der Stiel am Ende nach dem letzten Blatt noch weiter herausragt. Der Dost besitzt gegenständig angeordnete, eiförmige Blätter, die mit leichtem Flaum gesäumt sind. Ab Juni bilden sich dichte, runde bis halbkugelige Blütenstände mit zahlreichen kleinen, rosa bis purpurnen Lippenblüten. Zerreibt man ein Blatt zwischen den Fingern, verströmt es den typischen würzigen Oreganoduft.

Ich bin der Dost. ◆ Schon mit dem ersten Sonnenstrahl des Sommers recke ich meine rosa-violetten Blüten dem Licht entgegen und verbreite einen Duft, der Herzen höherschlagen lässt. ◆ Ich bin nicht nur Würze für die Pizza, sondern auch Balsam für die Seele. ◆ Mein ätherisches Öl bringt Wärme in den Körper, löst Verspannungen und weckt den Appetit – auf Essen wie auch aufs Leben. ◆ In mir vereinen sich Heil- und Küchenpflanze in köstlicher Harmonie.

Dost ist eine der aromatischsten Wildpflanzen Europas und duftet bereits, wenn man nur sanft durch seine Blätter streift. Sein Gehalt an ätherischem Öl steigt umso höher, desto mehr Sonne er empfängt (dies gilt grundsätzlich für alle Kräuter). Aufgrund seiner Würze und der vielen heilenden Inhaltsstoffe verwendete man ihn früher gern auch zum Brauen von Heilbieren. Der botanische Name *Origanum* stammt aus dem Altgriechischen und setzt sich zusammen aus: »óros« = »Berg« und »gános« = »Glanz, Schmuck, Freude«. Wörtlich übersetzt bedeutet Origanum also etwa »Schmuck der Berge« oder »Freude der Berge«.

Haupteinsatzgebiete

Innerlich wird Dost vor allem bei Verdauungsschwäche, Blähungen und Appetitlosigkeit eingesetzt. Sein ätherisches Öl wirkt zudem schleimlösend und antibakteriell, weshalb er auch bei Atemwegsinfekten eine wertvolle Unterstützung sein kann. Frauen nutzen ihn traditionell zur Regulierung des Zyklus und zur Linderung von Menstruationsschmerzen. Auf der psychischen Ebene wirkt Dost beruhigend, löst Ängste und schafft ein heiteres Herz.

Anwendungsmöglichkeiten

Frisch geernteter Dost verfeinert Salate, Kräuterbutter, Pasta, Pizza und mediterrane Gerichte mit seiner herzhaft-würzigen Note. Er kann als Tee aufgegossen werden (frisch oder getrocknet), der bei Erkältungen, Verdauungsproblemen und nervöser Unruhe wohltuend wirkt. In der Naturheilkunde wird er zudem für Inhalationen bei Atemwegsbeschwerden oder als Badezusatz bei Muskelverspannungen genutzt. Äußerlich kommt ein Aufguss für Waschungen bei Hautproblemen oder zur Wundheilung zum Einsatz. Auch in Form einer Tinktur lässt sich der Dost wunderbar für sämtliche aufgeführten Symptomatiken einsetzen.

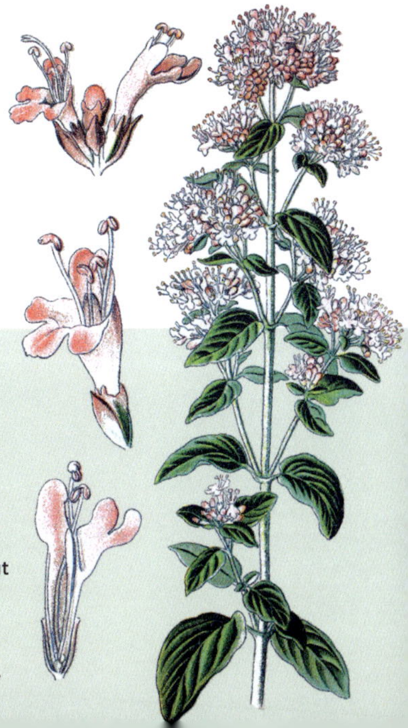

Brauchtum und Mythologie

In der Antike galt Dost als »Kraut der Freude«. Die Griechen weihten ihn der Göttin Aphrodite und flochten ihn in Hochzeitskränze, um Liebe und Glück zu fördern. Im Mittelalter wurde er nicht nur als Heil- und Würzpflanze, sondern auch als Räucherkraut gegen böse Geister verwendet. Noch heute schenkt uns der Dost diese Mischung aus kulinarischem Genuss und seelischer Wärme – wie eine Portion Sonne auf dem Teller.

Persischer **Ehrenpreis**

»Ich erinnere dich an deine Würde.«

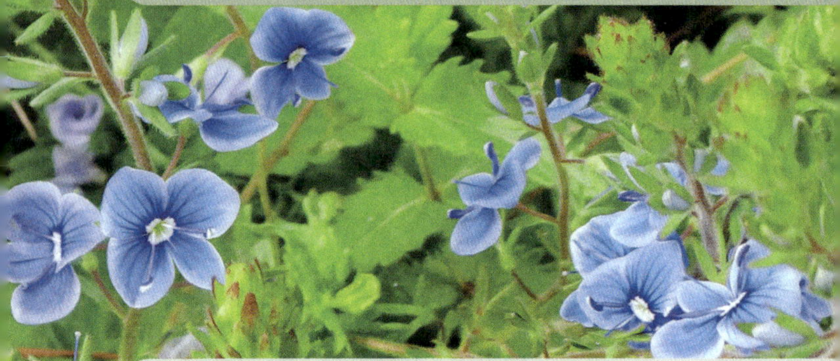

Steckbrief

Botanischer Name: *Veronica persica*

Weitere Namen: Wundheilkraut, Frauenlist, Männertreu, Grundheilkraut, Allerweltsheil

Familie: Wegerichgewächse

Sammelzeit: März bis Oktober

Blütenfarbe: leuchtend himmelblau mit weißem Zentrum

Blattform: eiförmig, grob gezähnt

Fundorte: Äcker, Gärten, Wegränder, Wiesen, Brachflächen

Inhaltsstoffe: Bitterstoffe, Gerbstoffe, Flavonoide, Iridoidglykoside, ätherisches Öl, Kieselsäure

Eigenschaften: mild entzündungshemmend, stoffwechselanregend, schleimlösend, leicht harntreibend, wundheilend

Anwendungsgebiete: Erkältungen, Husten, Hautproblemen, Frühjahrskur, Magen-Darm-Beschwerden, Rheuma

Verwechslungsgefahr: mit anderen Ehrenpreis-Arten – ungiftig

Giftigkeit: ungiftig

Erkennungstipps und Merkmale

Der Persische Ehrenpreis ist ein kriechender Bodendecker mit dünnen, behaarten, verzweigten Stängeln, der eine Höhe von 5–30 Zentimeter erreicht. Seine kleinen, eiförmigen, grob gezähnten Blätter sitzen wechselständig am Stängel. Auffällig sind die himmelblauen Blüten mit dunklerer Aderung und weißem Zentrum, von denen eines der vier Kronblätter kleiner ist. Er blüht oft schon im zeitigen Frühjahr bis in den späten Herbst und wächst bevorzugt an Wegrändern, in Gärten und auf Äckern. Robust und anpassungsfähig, gehört er zu den häufigsten Ehrenpreis-Arten Mitteleuropas.

Ich bin der Ehrenpreis – klein, aber voller Anmut. ◆ Mit meinen zarten blauen Blüten lege ich mich wie ein Teppich über Wiesen, Wegesränder und Lichtungen. ◆ Ich wirke vielleicht sanftmütig, doch beherberge ich enorme Kräfte. ◆ Ja, mein Name ist Programm: Ich stehe für Wertschätzung, Selbstachtung und den Mut, den eigenen Weg mit Würde zu gehen. ◆ Schon im Mittelalter trug man mich als Glücksbringer bei sich – und als kraftvolles Heilmittel, das Herz und Atem stärkt.

Weltweit gibt es ca. fünfhundert verschiedene Ehrenpreis-Arten. Fünfzig davon sind in Europa zu Hause, wobei der Persische Ehrenpreis mit Abstand am häufigsten anzutreffen ist. Er kam Anfang des 19. Jhs. nach Europa und wilderte sich dann – angeblich 1805 – aus dem botanischen Garten in Karlsruhe aus. Zwar enthält der echte Ehrenpreis *(Veronica officinalis)* mehr Inhaltsstoffe, doch findet man den persischen Ehrenpreis wesentlich häufiger. Veronica kommt übrigens aus dem Lateinischen und heißt übersetzt so viel wie »wahres Bild«. Carl von Linné gab ihm diesen Namen vermutlich aufgrund seiner wunderschönen, reinen Blüten.

Haupteinsatzgebiete

Früher war der Ehrenpreis ein regelrechtes Allheilmittel. Das brachte ihm auch den weiteren Namen Allerweltsheil ein. Er wurde innerlich als Tee oder Tinktur gegen Husten, Schleimhauterkrankungen, Verdauungsprobleme und Rheuma eingesetzt. Äußerlich half er bei schlecht heilenden Wunden, Hautausschlägen oder

Ekzemen. In Zeiten der Pest wurde er sogar gegen diese eingesetzt. Heute wird er in der Naturheilkunde vor allem noch für Frühjahrskuren, Atemwegserkrankungen oder zur Stoffwechselanregung genutzt.

Anwendungsmöglichkeiten

Am beliebtesten ist der Ehrenpreis als Tee: 1–2 TL des Krauts mit 250 ml heißem Wasser übergießen, 5–8 Minuten ziehen lassen. Für die Haut kann ein stärkerer Aufguss als Waschung oder Umschlag verwendet werden. In der Volksmedizin nutzte man Ehrenpreis auch in Kräuterweinen oder Bädern, um die Kräfte zu stärken. Er kann auch wunderbar in einer Teemischung mit anderen Kräutern gemixt werden.

Brauchtum und Mythologie

In alten Kräuterbüchern wurde der Ehrenpreis oft als Schutz- und Segenskraut erwähnt, das auf Reisen im Gepäck oder am Körper getragen wurde, um Unheil fernzuhalten. Er wurde mit Mut, Aufrichtigkeit und dem »rechten Weg« in Verbindung gebracht.

In der Signaturenlehre steht der Ehrenpreis aufgrund seiner zarten, himmelblauen Blüten und seiner aufrechten Wuchsform für die Klarheit des Geistes und für Treue im Herzen. Ihm wurden stärkende Kräfte bei Melancholie zugeschrieben. Getreu seines alten Namens »Männertreu« ist er ein Kraut, das die ehrliche und treue Freundschaft stärkt.

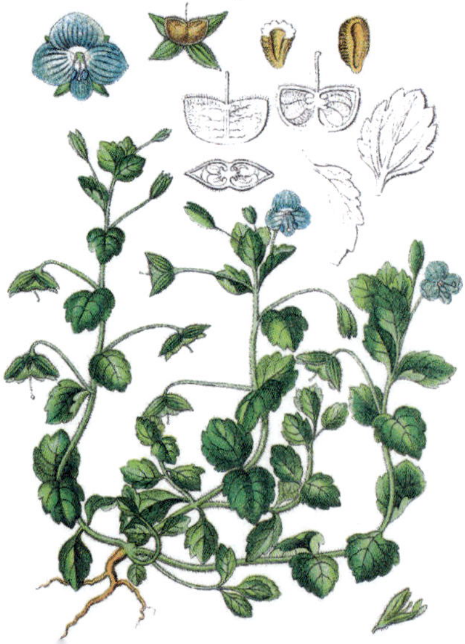

Echtes Eisenkraut

»Ich erinnere an die wahre Kraft im Innen!«

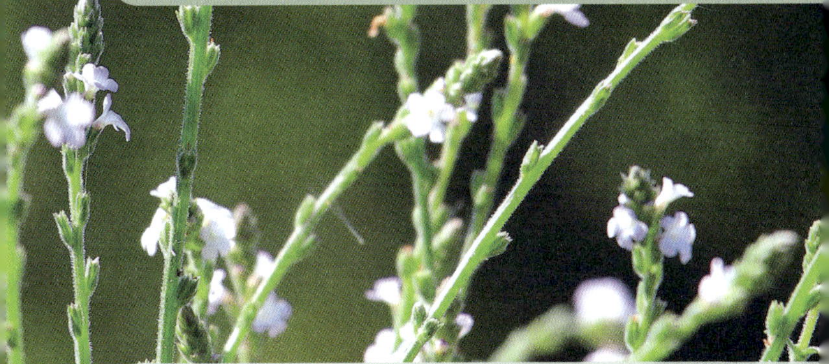

Steckbrief

Botanischer Name: *Verbena officinalis*

Weitere Namen: Sagenkraut, Heiligkraut, Druidenkraut, Katzenblutkraut, Eisenhart

Familie: Eisenkrautgewächse

Sammelzeit: Juni bis September

Blütenfarbe: zartlila bis blassviolett

Blattform: eiförmig bis länglich, tief fiederspaltig

Fundorte: Wegränder, Ödland, trockene Wiesen, Schuttplätze

Inhaltsstoffe: Iridoidglykoside (u. a. Verbenalin, Hastatosid), Bitterstoffe, Gerbstoffe, Kieselsäure, ätherisches Öl, Schleimstoffe

Eigenschaften: anregend, krampflösend, fiebersenkend, verdauungsfördernd, nervenstärkend, entzündungshemmend, wundheilungsfördernd

Anwendungsgebiete: Erschöpfung, Nervenschwäche, Depression, Verdauungsstörungen, Appetitlosigkeit, Fieber, Erkältungen, Menstruationsbeschwerden

Verwechslungsgefahr: mit anderen Eisenkrautarten – ungiftig

Giftigkeit: ungiftig

Erkennungstipps und Merkmale

Eisenkraut wächst unscheinbar, zwischen nur 30–80 Zentimeter hoch, hat verzweigte, kantige Stängel und kleine blassviolette Blüten, die in lockeren Ähren stehen. Seine Blätter sind tief fiederspaltig und fühlen sich aufgrund der Haare leicht rau an. Typisch sind die schmalen, tief eingeschnittenen Grundblätter, die gegenständig am kantigen Stängel sitzen. Eisenkraut bevorzugt sonnige, trockene Standorte mit eher mageren Böden – dort fällt es nur dem geschulten Auge auf.

Im Schatten alter Eichenhallen, ◆ wo die Nebel über Hügel fallen, ◆ und Legenden weite Runden kreisen, ◆ wachs ich im Reich der alten Weisen.

So verbind ich Herz und Willenskraft, ◆ wenn Zweifel wie als Wunde klafft. ◆ Ich trag den Eid, bin drauf erpicht, ◆ dass keiner bricht, was er verspricht.

In einer Hinsicht muss ich passen, ◆ geschmacklich kann man mich gar hassen. ◆ Mein bitter' Hauch sorgt oft für Raunen, ◆ ja, schmeicheln tu ich keinem Gaumen.

Das Eisenkraut ist eine außergewöhnliche Pflanze. Ihr schwungvolles Wesen richtet all jene wieder auf, die nur noch das halb leere Glas sehen können. Nicht ohne Grund genoss sie seit Urzeiten so großes Ansehen und wurde teilweise den Göttern geweiht. Diese Art des Umgangs und Verständnisses für das Wesen der Pflanze, was in früheren Zeiten noch vollkommen natürlich war, hat heutzutage ziemlich an Qualität eingebüßt, doch die Renaissance steht kurz bevor!

Haupteinsatzgebiete

Eisenkraut wirkt als Bitterpflanze anregend auf Verdauung und Stoffwechsel, es stärkt die Nerven, lindert Krämpfe und kann bei Fieber oder Erkältung unterstützend wirken. Traditionell wurde es auch bei nervöser Erschöpfung, Mutlosigkeit, Melancholie und nach langer Krankheit eingesetzt, um Körper und Geist wieder in Schwung zu bringen. Als Bachblüte (Vervain) hilft sie, das gesunde Maß zu finden, wenn man dazu neigt, sich zu sehr zu verausgaben.

Anwendungsmöglichkeiten

Früher bereitete man aus Eisenkraut Tee, Tinkturen oder Waschungen. Ein Aufguss kann innerlich bei Verdauungs- oder Nervenschwäche eingenommen werden, äußerlich als Umschlag bei kleinen Wunden oder Entzündungen. In der Volksheilkunde war das Eisenkraut ein »Allheilmittel« und wurde gern und viel genutzt.

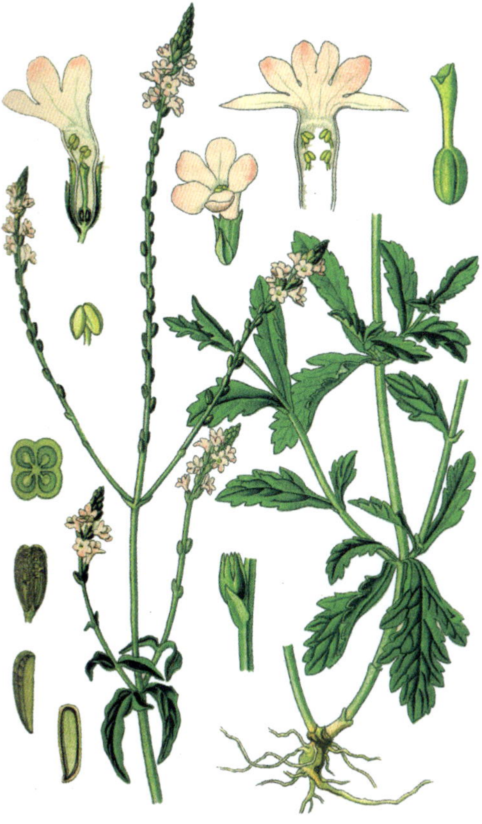

Brauchtum und Mythologie

Schon bei den Kelten und Druiden galt Eisenkraut als »heilige Pflanze«. Die Römer nutzten es in Ritualen, um Frieden zwischen Streitenden zu stiften, und weihten es Jupiter. Es wurde in Liebeszauber, Orakel und Schutzrituale eingebunden und galt als Symbol für Standhaftigkeit und Willenskraft. Auch im Mittelalter durfte es in keinem Kräuterbuschen zu Mariä Himmelfahrt fehlen. In der Signaturenlehre spiegeln die kantigen Stängel und die zähe Art, selbst auf kargem Boden zu gedeihen, seine Botschaft wider: Standhalten, auch wenn die Umstände widrig sind. Trotz seiner Zurückhaltung in Optik und Duft hat es eine lange Tradition als Schutz- und Segenspflanze – eine, die mehr auf innerer Stärke als auf äußerem Prunk basiert.

Engelwurz

»Ich führe dich zurück ins Licht!«

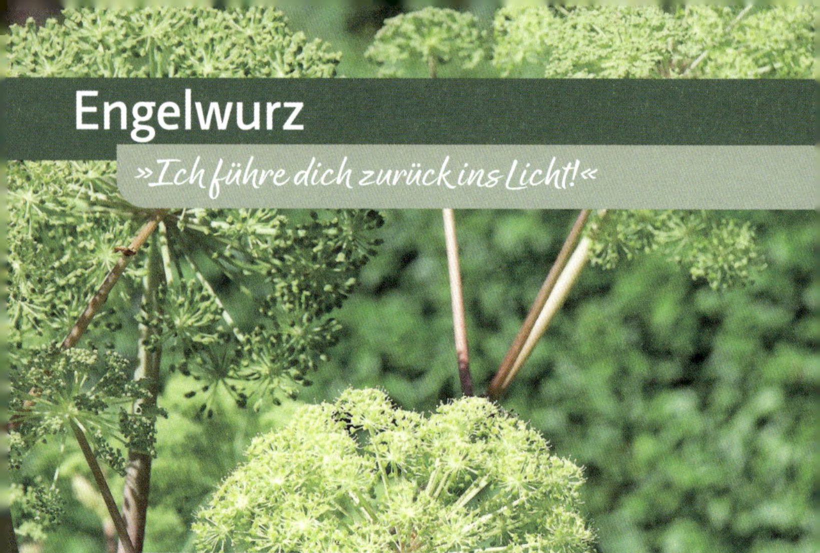

Steckbrief

Botanischer Name: *Angelica archangelica*

Weitere Namen: Arznei-Engelwurz, Heilige Engelwurz, Erzengelwurz, Brustwurz, Angelikawurzel

Familie: Doldenblütler

Sammelzeit:
Blätter: Mai bis Juni;
Samen: August bis September; **Wurzeln:** Herbst (im 2. Jahr)

Blütenfarbe: grünlich-weiß bis gelblich

Blattform: groß, mehrfach gefiedert, grob gezähnt

Fundorte: feuchte Wiesen, Flussufer, Gräben, Auen

Inhaltsstoffe: ätherisches Öl, Bitterstoffe, Cumarine, Furanocumarine, Gerbstoffe, Harze

Eigenschaften: appetitanregend, verdauungsfördernd, krampflösend, auswurffördernd, durchblutungsanregend, stärkend, schweißtreibend, wärmend

Anwendungsgebiete: Appetitlosigkeit, Verdauungsschwäche, Blähungen, Erkältungen, Husten, nervöse Erschöpfung, zur Rekonvaleszenz

Giftigkeit: Frische Pflanzenteile können bei empfindlicher Haut phototoxisch wirken

Erkennungstipps und Merkmale

Die Engelwurz erreicht stattliche Höhen von bis zu 2,5 Meter. Ihr runder Stängel ist gerillt und oft rötlich überlaufen. Die großen, glänzenden, doppelt- bis dreifach gefiederten Blätter entspringen einer kräftigen Grundrosette, die sie bereits im ersten Jahr ausbildet. Ihre kugeligen, vielstrahligen weißen Doldenblüten, die erst in ihrem zweiten Jahr erscheinen, verströmen einen süß-würzigen Duft, der Insekten anlockt.

Ich bin die Engelwurz. ◆ Ich bin jene, die selbst in den kältesten Mooren des Nordens das Licht der Sonne in sich zu bewahren versteht. ◆ Wo Dunkelheit schwer auf der Seele lastet, entzünde ich das innere Feuer, wärme Herz und Glieder und erinnere dich an die Kraft, die aus dem Kosmos zur Erde fließt. ◆ In meinen Adern pulst ein Balsam, der seit Jahrhunderten Schutz, Heilung und Mut spendet – ein wahrer Engel in Pflanzenform.

Diese Pflanze trägt nicht nur das Attribut Engel im Namen, nein, im botanischen Titel heißt sie sogar *archangelica* (Erzengel). Ihre imposante Gestalt spiegelt ihre enorme (Heil-)Kraft wider, die sie besonders in ihrer Wurzel speichert. In Tierversuchen zeigte sie sich beispielsweise tumorsuppressiv (hindert Krebszellen am Wachstum)[5] und half laut einer weiteren Studie Menschen mit Demenz, Ängste zu lindern.[6]

Haupteinsatzgebiete

Seit dem Mittelalter gilt die Engelwurz als Schutzpflanze gegen Pest, böse Geister und »schlechte Luft«. Sie stärkt die Verdauung, wärmt den Körper und wirkt bei Erkältungen wohltuend auf die Atemwege. Ebenso ist sie wunderbar zur Regulation des weiblichen Zyklus sowie als durchblutungsförderndes Tonikum geeignet. Bis Anfang des 20. Jhs. war sie in fast jeder Hausapotheke zu finden.

Vorsicht!

Verwechslungsgefahr mit dem Riesen-Bärenklau *(Heracleum mantegazzianum)* – sehr giftig, phototoxisch, verursacht schwere Hautverbrennungen bei Sonneneinstrahlung; mit dem Wiesen-Bärenklau *(Heracleum sphondylium)* – leicht phototoxisch; mit anderen Doldenblütlern wie Hundspetersilie *(Aethusa cynapium* – stark giftig) oder Schierling *(Conium maculatum,* tödlich giftig); auch die Meisterwurz *(Peucedanum ostruthium)* und die Liebstöckelwurzel *(Levisticum officinale)* ähneln der Engelwurz im Wuchs, sind jedoch ungiftig.

Anwendungsmöglichkeiten

Engelwurz kann auf vielfältige Weise genutzt werden: Als Tee wird die getrocknete Wurzel bei Magen-Darm-Beschwerden oder bei allgemeiner Schwäche heiß aufgegossen. Eine Tinktur aus der Wurzel dient ebenso zur Stärkung des Organismus oder als klassischer Magenbitter. Ein Sirup oder Likör wird bei Husten, Appetitlosigkeit und zur Verdauungsanregung eingesetzt. Früher kaute man sogar frische Wurzelstücke – etwa gegen den gefürchteten »Pesthauch«. Wenn auch heute weit weniger Menschen frische Engelwurz knabbern, so ist es teils nach wie vor Brauch in England und Frankreich, Kuchen mit kandierter Engelwurz zu dekorieren.

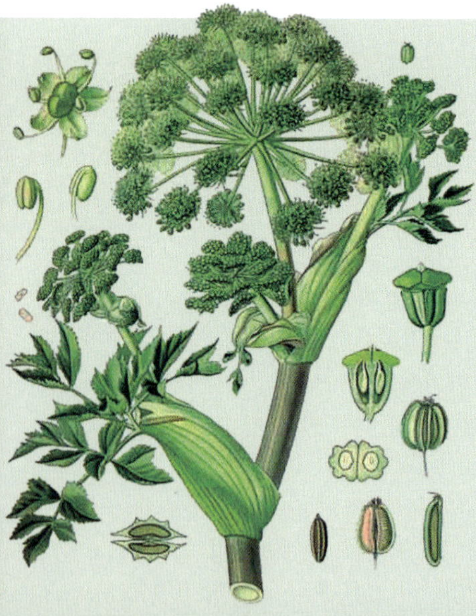

Brauchtum und Mythologie

Der Legende nach erschien der Erzengel Raphael einem kranken Mönch und wies ihn auf die heilende Kraft dieser Pflanze hin – daher der Name *archangelica*. Im Volksglauben galt sie als Himmelsgeschenk und mächtiges Schutzkraut, das Mensch und Vieh vor Krankheiten und Zauber bewahrte. In Nord- und Osteuropa war sie so hochgeschätzt, dass sie sogar als Tauschware diente. Die Samen und Stängel fanden selbst in der Küche ihren Platz – kandiert, im Brot oder als Würze für den nordischen Schnaps, Aquavit.

Felsenbirne

»Ich bringe dir die Süße der Wildnis.«

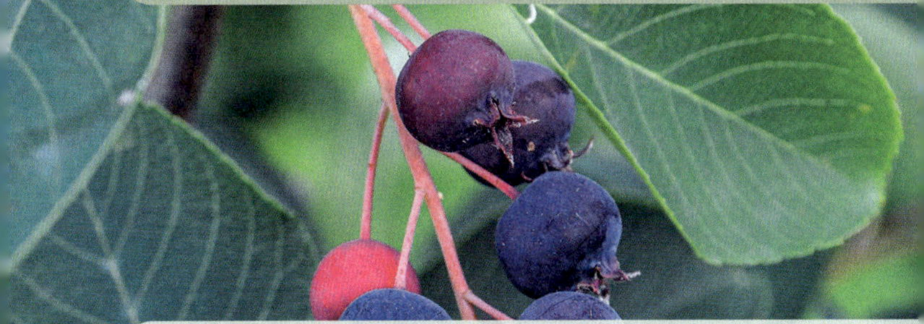

Steckbrief

Botanischer Name: *Amelanchier* (mehrere Arten, z. B. *A. ovalis*, *A. lamarckii*)

Weitere Namen: Korinthenbaum, Felsenmispel, Saskatoon-Beere, Zuckerpflaume

Familie: Rosengewächse

Sammelzeit:
Blüten: April bis Mai
Früchte: August bis Oktober

Blütenfarbe: weiß

Blattform: elliptisch bis eiförmig, fein gesägt

Fundorte: sonnig bis halbschattig, trockene bis mäßig feuchte, kalkhaltige Böden

Inhaltsstoffe: Zucker, Pektin, Vitamine (A, C, E, B), Gerbstoffe, Anthocyane, Mineralstoffe (Eisen, Magnesium, Kalium)

Eigenschaften: antioxidativ, leicht adstringierend, vitaminreich, mild abführend

Anwendungsgebiete: stärkt das Immunsystem, wirkt antioxidativ, unterstützt leichte Verdauungsbeschwerden, liefert wichtige Vitamine und Mineralstoffe, kräftigt allgemein und kann den Stuhlgang mild regulieren.

Verwechslungsgefahr: kaum; eventuell Schlehe (jedoch andere Form und Blütezeit)

Giftigkeit: ungiftig

Erkennungstipps und Merkmale

Die Felsenbirne ist ein sommergrüner Strauch oder kleiner Baum. Ihre Blüten erscheinen meist vor oder zeitgleich mit dem Laubaustrieb in lockeren Trauben. Die Früchte sind kleine, kugelige Apfelfrüchte, die sich beim Reifen von rot nach fast schwarz färben. Die Blätter sind wechselständig, fein gesägt und können im Austrieb rötlich erscheinen. Auffällig ist der rot bis orangefarben leuchtende Herbstanblick. Die Felsenbirne mag halbschattige, kalkhaltige, leicht feuchte Böden, ist sehr genügsam und wächst fast überall. Sie ist ein Geheimtipp für jeden Garten und auch öffentliche Parkanlagen!

Ich bin die Felsenbirne. ◆ Zwar sehe ich mitnichten aus wie eine Birne, doch geschmacklich kann ich mit jeder Frucht mithalten. ◆ Ich blühe, wenn der Frühling sich noch frisch und kühl zeigt – in zarten weißen Sternen, die wie Schneeflocken an meinen Zweigen tanzen. ◆ Meine Blätter treiben bronze-rot aus, bevor sie sich in sattes Grün hüllen. ◆ Später schmücke ich mich mit violetten süßen Beeren, mit einem Hauch Mandel im Kern. ◆ Ich nähre Vögel, Insekten – und dich, wenn du mich findest. ◆ Im Herbst trage ich ein feuriges Kleid in Rot- und Goldtönen und verabschiede mich würdevoll ins Winterkleid der kahlen Zweige.

Wenn man die Felsenbirne sieht, stellt sich die Frage: Wieso spricht man hier von der Birne? Denn sie sieht keineswegs aus wie eine Birne. Und warum felsig? Hier die Erklärung: »Birne« steht allgemein für eine essbare Kernobstfrucht, nicht zwingend für die Gattung Pyrus. Früher wurden im Volksmund auch andere süße Früchte so bezeichnet, wenn sie entfernt an Kernobst erinnerten oder ähnlich verwendet werden konnten. Und der Felsen? Die Bezeichnung bezieht sich auf den bevorzugten Standort vieler Arten der Gattung *Amelanchier*: Sie wachsen gut an sonnigen, trockenen Hängen, in felsigen oder kiesigen Böden – oft auch in Höhenlagen. Das macht sie robust und prädestiniert sie für karge Standorte, an denen andere Obstgehölze nicht gedeihen.

Haupteinsatzgebiete

Die Felsenbirne ist besonders wertvoll für die Gesundheit aufgrund ihres hohen Gehalts an Vitaminen und

Mineralien. Vitamine A, C, E sowie B2, B3, B6 und B9 sind allesamt essenziell für den Körper, genauso wie die enthaltenen Mineralien Eisen, Magnesium und Kalium. Schließlich wirken die farbgebenden Anthocyane als weitere Gesundheitsbooster, da sie als Antioxidanzien die Zellen vor Angriffen freier Radikale schützen. Traditionelle Einsatzgebiete sind Unterstützung der Verdauung, Gefäßverkalkung sowie der Aufbau des Immunsystems.

Anwendungsmöglichkeiten

Frisch geerntete Früchte sind ein wahrer Genuss direkt vom Strauch oder als Bestandteil von Desserts und Backwaren. In verarbeiteter Form bieten sich Marmeladen, Gelees und Kompotte an, ebenso wie die Herstellung von Saft, Sirup oder gar Fruchtwein. Getrocknete Felsenbirnen können wie Rosinen – daher der Beiname »Korinthenbaum« – als Snack oder ebenso zum Backen verwendet werden. In der Volksmedizin werden Aufgüsse oder Sirupe aus den Früchten als milde Unterstützung bei Verdauungsproblemen oder zur Kräftigung genutzt. Als naturnahes Gestaltungselement im Garten bietet die Felsenbirne nicht nur ästhetischen Wert, sondern auch Lebensraum und Nahrung für zahlreiche Tierarten.

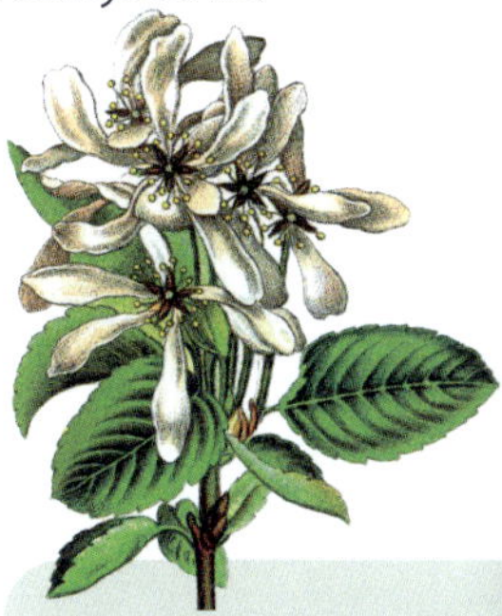

Brauchtum und Mythologie

Die Felsenbirne galt in manchen Regionen als »Frühlingsbote«, da ihre Blüte oft mit den letzten Schneefällen zusammenfiel. In Nordamerika verehrten indigene Völker die »Saskatoon-Beere« als heilige Pflanze: Sie war Grundnahrungsmittel und Medizin zugleich. In Europa wurde die Felsenbirne geschätzt, weil sie selbst an kargen Standorten reichhaltig Früchte trägt – ein Symbol für Genügsamkeit und Beständigkeit.

Frauenmantel

»Ich schütze sanft den weiblichen Schoßraum.«

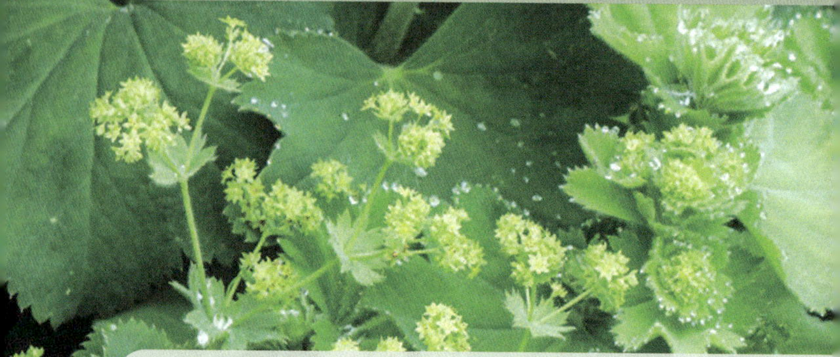

Steckbrief

Botanischer Name: *Alchemilla vulgaris* (Sammelart)

Weitere Namen: Marienmantel, Sinau, Löwenfuß, Regendachl, Taubecherle

Familie: Rosengewächse

Sammelzeit: Mai bis September

Blütenfarbe: gelbgrün

Blattform: rundlich bis nierenförmig, fächerartig gelappt, mit feinem Flaum

Fundorte: Wiesen, Wegränder, lichte Wälder, feuchte Wiesen

Inhaltsstoffe: Gerbstoffe, (vor allem Ellagitannine) Flavonoide, Bitterstoffe, Salicylsäureverbindungen, Mineralstoffe (besonders Kalium, Kalzium)

Eigenschaften: adstringierend, entzündungshemmend, krampflösend, blutstillend, tonisierend

Anwendungsgebiete: bei Magen-Darm-Beschwerden, Durchfall, Frauenleiden, zur Wundheilung, bei Entzündungen im Mund-/Rachenraum, zur Stärkung des Bindegewebes

Verwechslungsgefahr: mit anderen Frauenmantelarten, die weniger heilkräftig wirken, aber ohne giftige Relevanz

Giftigkeit: ungiftig

Erkennungstipps und Merkmale

Der Frauenmantel ist leicht an seinen charakteristisch rundlich-fächerförmigen Blättern mit 7 bis 11 Lappen zu erkennen. Die feine Behaarung lässt Tau- und Regentropfen wie kleine Kugeln darauf liegen, was schon die Alchemisten faszinierte. Seine unscheinbaren, gelb-grünen Blüten erscheinen in lockeren Rispen und verströmen keinen starken Duft. Die Pflanze wächst buschig, 10–40 Zentimeter hoch und bevorzugt feuchte Standorte.

Mein’ Mantel leg ich zart und sachte ◆ auf Fräulein wie auf werte Damen ◆ bin stark, da ich nach Reinheit trachte, ◆ befrei dich gern von deinen Dramen.

So still ich Blutung wie auch Krämpfe ◆ versorge Uterus und Schoß, ◆ doch nicht etwa, indem ich kämpfe, ◆ ich heile mit der Liebe bloß.

Am frühen Morgen glitzern prächtig ◆ wie Perlmutt-Perl’n im Sonnenlicht ◆ da Tautröpfchen, der Heilung mächtig, ◆ auf meinen Blättern wie ein Gedicht.

Der Frauenmantel hat eine interessante Historie. Wie der botanische Name Alchemilla bereits andeutet, erfreute sich das Kraut während des Mittelalters großer Beliebtheit unter den Alchemisten. Denn der am Morgen auf den Blättern auffindbare Guttationstropfen, den die Pflanze übrigens selbst produziert – viele meinen, es sei Kondenswasser, was aber nicht stimmt –, wurde aufgrund seiner hohen Energie in Versuchen und Experimenten eingesetzt, um den Stein der Weisen zu erschaffen!

Haupteinsatzgebiete

Der Frauenmantel ist in der traditionellen Kräuterheilkunde besonders als Frauenkraut geschätzt. Er unterstützt den Zyklus, lindert Menstruationskrämpfe, lindert Beschwerden im Wochenbett und kann in den Wechseljahren ausgleichend wirken. Seine adstringierende Kraft macht ihn hilfreich bei Magen-Darm-Beschwerden, Durchfall, leichten Entzündungen im Mund- und Rachenraum sowie bei äußerlichen Hautproblemen.

Auch bei Wunden und kleineren Verletzungen kann er Abhilfe schaffen.

Anwendungsmöglichkeiten

Frisch oder getrocknet als Tee, allein oder in Mischungen, bei Frauenbeschwerden und Magen-Darm-Themen wirkt der Frauenmantel wunderbar. 2–3 Tassen Tee am Tag, 2–3 Wochen vor dem errechneten Geburtstermin, zu trinken, unterstützt die Geburt. Äußerlich kann er als Umschlag, Sitzbad oder Spülung bei Hautreizungen und im Intimbereich eingesetzt werden. Früher wurde er auch als »Wundkraut« bei Schnitt- oder Schürfwunden verwendet.

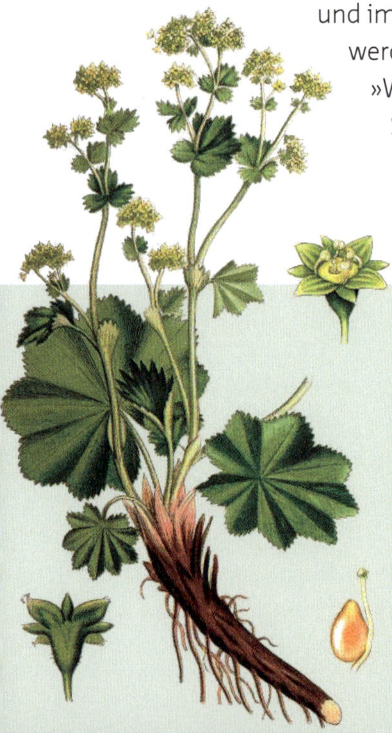

Brauchtum und Mythologie

Der Name »Frauenmantel« bezieht sich auf die an einen wehenden Umhang erinnernde Blattform, die im Christentum oft mit dem schützenden Mantel Marias assoziiert wurde. In der Volksmedizin galt er als »Beschützerin der Frauen«, als Pflanze, die Stärke, Sanftheit und Heilung vereint. Aufgrund seiner magischen Reinheit wollte Dr. Edward Bach, Begründer der Bachblüten, ursprünglich nur den Guttationstropfen des Frauenmantels für seine Essenzen verwenden.

Gänseblümchen

»Ich bringe das Lächeln zurück auf dein Gesicht.«

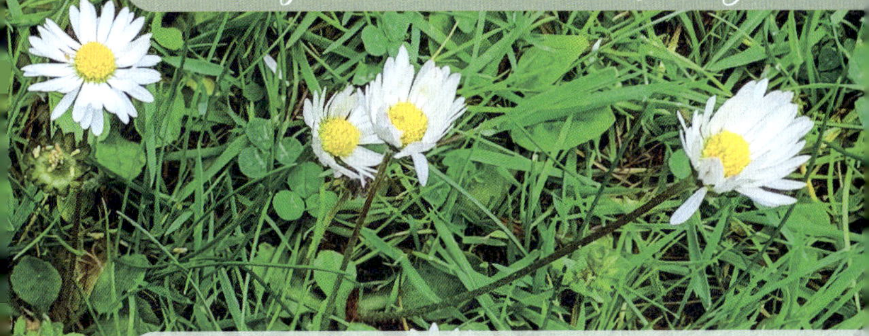

Steckbrief

Botanischer Name: *Bellis perennis*

Weitere Namen: Maßliebchen, Tausendschön, Marienblümchen, Sonnenblümchen, Augenblümchen, Regenblümchen, Baldurs Auge

Familie: Korbblütler

Sammelzeit: nahezu ganzjährig, besonders März bis Oktober (Blätter und Blüten)

Blütenfarbe: weiß mit gelbem Zentrum, oft zart rosa überhaucht

Blattform: spatelförmig, in einer grundständigen Rosette angeordnet

Fundorte: Wiesen, Wegränder, Gärten, Parks – tritt häufig in dichten Beständen auf

Inhaltsstoffe: Saponine, Flavonoide, Gerbstoffe, Schleimstoffe, ätherisches Öl, Vitamin C, Mineralstoffe (Kalium, Calcium, Magnesium)

Eigenschaften: entzündungshemmend, stoffwechselanregend, blutreinigend, hautheilend, schleimlösend, leicht harntreibend

Anwendungsgebiete: Erkältungen, Husten, Hautentzündungen, Wundheilung, Frühjahrskuren, Blutreinigung, Verdauungsbeschwerden

Verwechslungsgefahr: mit kleinblütigen Margeritenarten – ungiftig

Giftigkeit: ungiftig

Erkennungstipps und Merkmale

Das Gänseblümchen ist klein, kaum 5–15 Zentimeter hoch, und bildet eine grundständige Blattrosette mit kleinen ei- bis spatelförmigen Blättern. Aus dieser wächst ein einzelner, blattloser Blütenstiel. Dieser trägt eine Blüte, die aus vielen weißen Zungenblüten und einem gelben Kranz aus Röhrenblüten besteht. Die weißen Blütenblätter können an den Spitzen leicht rosa überlaufen sein. Die Pflanze ist ausdauernd, immergrün und blüht oft sogar noch unter einer leichten Schneedecke.

Ich bin das Gänseblümchen. ◆ Während andere noch im Winterschlaf liegen, recke ich bereits meine kleinen Köpfchen dem blassen Sonnenlicht entgegen. ◆ Ich schmücke Wiesen wie mit einem Teppich aus Sternenstaub und doch bin ich zäher, als man mir zutraut. ◆ Meine weißen Strahlenblüten umrahmen mein goldgelbes Sonnenherz – ein Symbol für Freude und Lebenskraft. ◆ Klein an Gestalt, doch groß in der Wirkung, erinnere ich dich daran, dass selbst unscheinbare Dinge dein Herz zum Blühen bringen können.

Der botanische Name *Bellis perennis* stammt aus dem Lateinischen und heißt übersetzt so viel wie »ewig schön«. Nachdem das Gänseblümchen mit seinen bezaubernden zarten Blüten fast das gesamte Jahr – bis auf den Winter – über blüht und sogar neue Blütenstände ausbildet, wenn die Wiese gemäht wird, hat es sich diesen Namen redlich verdient.

Haupteinsatzgebiete

In der Volksmedizin gilt das Gänseblümchen als »Arnika der Kinder«, da es sanft, aber wirksam bei Prellungen, kleinen Wunden oder Hautentzündungen eingesetzt werden kann. Es wirkt stoffwechselanregend und blutreinigend und ist daher eine beliebte Zutat für Frühjahrskuren. Innerlich wird es bei Erkältungen, Husten und leichten Verdauungsstörungen angewandt.

Anwendungsmöglichkeiten

Frisch als Blättchen und Blüten im Salat, auf Butterbrot oder in Kräuterquark zur Entgiftung und Erhellung des

Gemüts; als Tee (getrocknet oder frisch) oder Tinktur bei Erkältungen und zur Blutreinigung; äußerlich als Aufguss oder Umschlag bei Hautproblemen, Insektenstichen oder Prellungen. Auch in Form von Salben oder Cremes kann Gänseblümchen zur Gesunderhaltung der Haut verwendet werden.

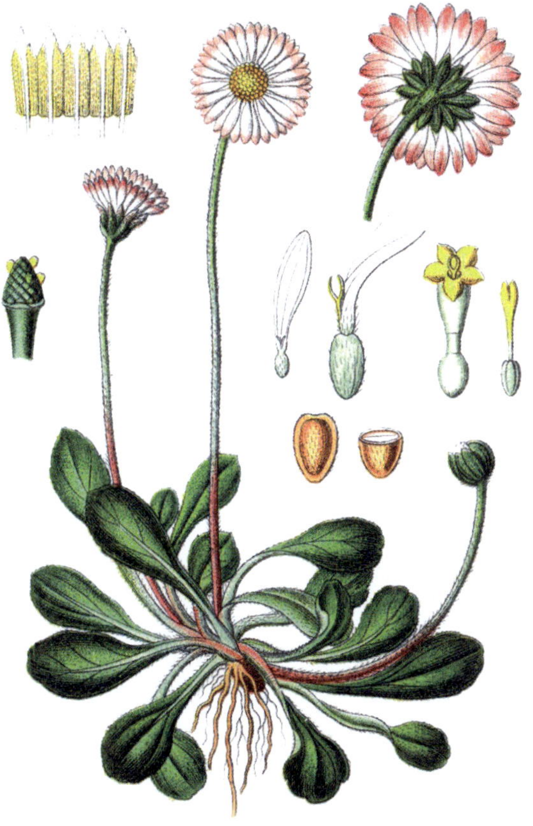

Brauchtum und Mythologie

Das Gänseblümchen war schon im Altertum als eine Pflanze der Fröhlichkeit und des Neubeginns bekannt. Bei den Germanen war es Frigga, der Göttin der Liebe und des Frühlings, in den nordischen Völkern auch ihrem Sohn, dem Sonnengott Baldur, geweiht. Baldur steht unter anderem für Reinheit und unvergängliche Schönheit, beides Attribute, die dem Gänseblümchen zu eigen sind. Daher auch der frühere Name »Baldurs Auge« für das Gänseblümchen. Im Mittelalter wurde es in Liebesorakeln verwendet – das Zupfen der Blütenblätter (»Er/sie liebt mich, er/sie liebt mich nicht«) hat bis heute überlebt. Es galt außerdem als schützendes Kraut, das das Herz vor Traurigkeit bewahren sollte.

Gänsefingerkraut

»Ich löse das Verkrampfte aus deinen Gliedern.«

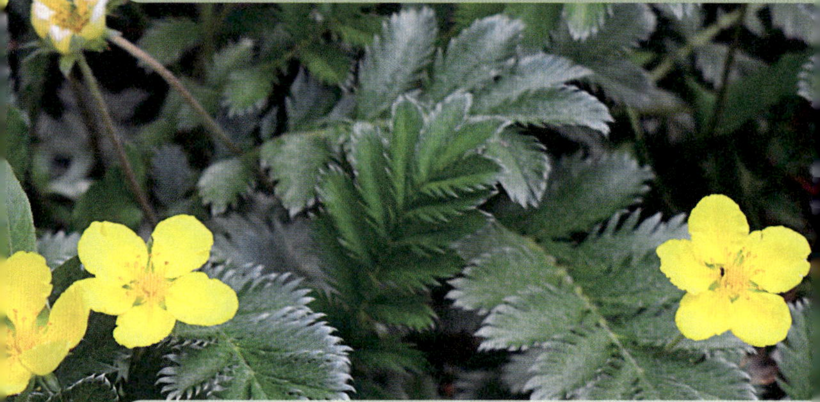

Steckbrief

Botanischer Name: *Potentilla anserina*

Weitere Namen: Silberkraut, Anserin, Krampfkraut, Anserinwurzel, Gänsekraut

Familie: Rosengewächse

Sammelzeit: von Mai bis September (Blätter und Blüten); **Wurzeln:** im Herbst

Blütenfarbe: goldgelb

Blattform: gefiedert mit 7–21 gezähnten Fiederblättchen, Unterseite silbrig behaart

Fundorte: feuchte Wiesen, Wegränder, Gräben, Flussufer

Inhaltsstoffe: Gerbstoffe, Flavonoide, Bitterstoffe, Vitamin C, Saponine, Schleimstoffe

Eigenschaften: krampflösend, adstringierend, entzündungshemmend, leicht schmerzstillend

Anwendungsgebiete: Magen-Darm-Krämpfe, Menstruationskrämpfe, Durchfall, Entzündungen im Mund- und Rachenraum

Verwechslungsgefahr: mit anderen Potentilla-Arten – ungiftig

Giftigkeit: ungiftig

Erkennungstipps und Merkmale

Das Gänsefingerkraut kriecht mit langen, dünnen Ausläufern über den Boden und bildet an Knotenpunkten Wurzeln. Die goldgelben Einzelblüten besitzen fünf Kronblätter und sitzen einzeln an langen Stielen. Die gefiederten Laubblätter bestehen aus mehreren schmalen, gesägten Fiederblättchen, die entfernt an viele einzelne Finger erinnern können, und schimmern an der Unterseite silbrig.

Ich bin das Gänsefingerkraut, ein bescheidener Wegbegleiter, kriechend und unscheinbar, doch auch meine Kraft ist nicht zu unterschätzen. ◆ Meine goldgelben Blüten strahlen wie kleine Sonnen über gefiederten Blättern, deren Unterseite silbrig glänzt – daher mein Ruf als Silberkraut. ◆ Wo man mich einsetzt, bringe ich Linderung. ◆ Besonders dort, wo Verkrampfungen den Körper quälen.

Die botanische Namensgebung *Potentilla anserina* ist zu fünfzig Prozent gleich wie im Trivialnamen. *Anserina* kommt nämlich aus dem Lateinischen und heißt »den Gänsen zugehörig«. *Potentilla* kommt ebenfalls aus dem Lateinischen und ist der Diminutiv von »potens«, was »Macht« bedeutet und sich auf die großen Heilkräfte der Pflanze bezieht. *Potantilla anserina* könnte man demnach mit »die kleine Mächtige der Gänse« übersetzen.

Haupteinsatzgebiete

In der Volksmedizin gilt das Gänsefingerkraut als »Krampfkraut«, das Bauchschmerzen, Menstruationskrämpfe und Krämpfe in der Schwangerschaft lindert. Auch äußerlich hilft es bei Entzündungen im Mund-Rachen-Raum, als Wundauflage oder zum Gurgeln. Sogar bei extremen Krankheitsbildern wie Tetanus (Wundstarrkrampf) wurde die Pflanze früher erfolgreich eingesetzt. Eine weitere besondere Symptomatik, bei welcher das »Krampfkraut« zur ganzheitlichen Therapie gebraucht werden kann, ist eine Verengung (Stenose) oder Entzündung des Magenausgangs (Pylorus), was bei Kindern und Säuglingen auftreten kann.

Anwendungsmöglichkeiten

Als Tinktur oder Tee aus getrockneten Blättern und Blüten hilft es bei Krämpfen und Durchfall; als Mundspülung oder Gurgellösung bei Entzündungen oder frisch zerkleinert als Umschlag auf Wunden. In der Küche können junge Blätter als würzige Zugabe in Wildkräutersalaten dienen. Später sind die Blätter zu fest, sodass sie nicht mehr ordentlich zerkaut werden können. Die Wurzeln dienten in Notzeiten sogar als stärkendes Nahrungsmittel.

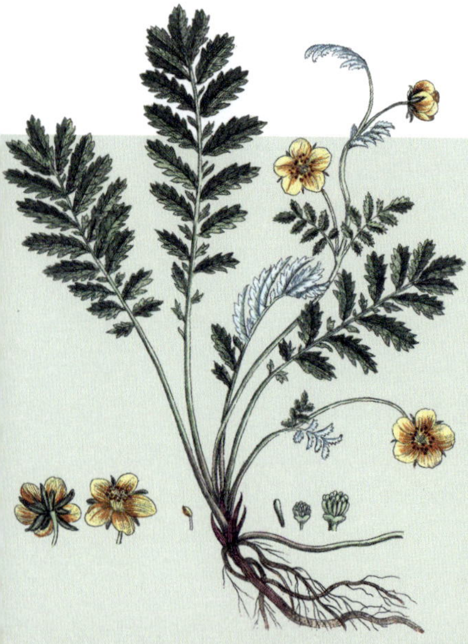

Brauchtum und Mythologie

Das Gänsefingerkraut wurde traditionell als Schutz- und Heilkraut für Frauen verwendet – besonders in der Schwangerschaft und bei der Geburt. Bauern gaben es Gänsen und anderem Federvieh ins Futter, um sie gesund und kräftig zu halten, daher der Name. In der germanischen Mythologie gilt das Gänsefingerkraut als Treffpunkt von Elfen und anderen Pflanzengeistern, die sich auf den silbrig schillernden Blättern im Mondschein zum Plaudern und Tanzen zusammenfinden.

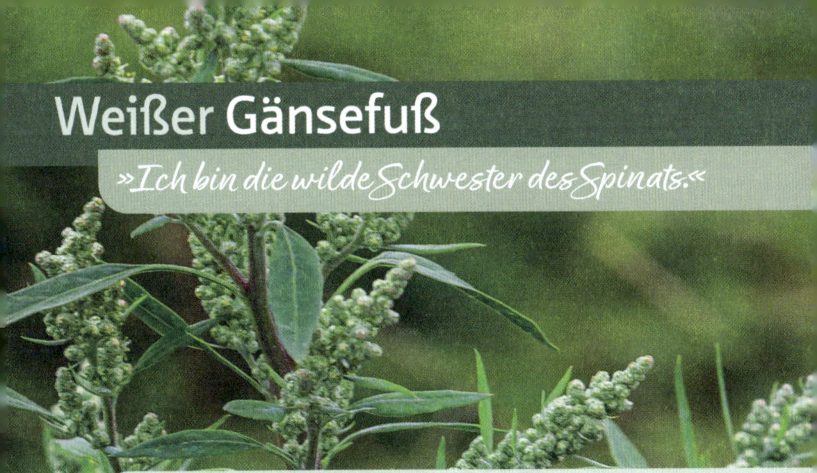

Weißer Gänsefuß

»Ich bin die wilde Schwester des Spinats.«

Steckbrief

Botanischer Name: *Chenopodium album*

Weitere Namen: Ackermelde, Mehlkraut, Melde, Ackermangel, Fette Melde

Familie: Fuchsschwanzgewächse

Sammelzeit: Juni bis Oktober

Blüten: unscheinbar grünlich, in rispigen Blütenständen

Blattform: gänsefußförmig, spitz bis gezackt, oft mehlig-weiß bereift an der Unterseite

Fundorte: nährstoffreiche Äcker, Wegränder, Schuttplätze, Gärten, häufiges »Unkraut«

Inhaltsstoffe: Saponine, Oxalsäure, Vitamine (A, C), Mineralstoffe, Eiweiß, Spurenelemente

Eigenschaften: nährstoffreich, verdauungsfördernd, leicht abführend, reinigend

Anwendungsgebiete: traditionell als Nahrungsmittel (Blätter wie Spinat, Samen wie Getreide), in der Volksmedizin gegen Verdauungsbeschwerden

Verwechslungsgefahr: mit anderen Gänsefuß-Arten *(C. rubrum, C. giganteum)*, mit Melden *(Atriplex)* oder mit jungen Nachtschattenpflanzen *(Solanum nigrum)*, die giftig sind – sichere Bestimmung über die mehlige Bereifung junger Blätter und Triebe

Giftigkeit: ungiftig; hoher Gehalt an Oxalsäure und Saponinen → in großen Mengen roh leicht magenreizend, gekocht jedoch unbedenklich

Erkennungstipps und Merkmale

Der weiße Gänsefuß ist ein aufrecht wachsendes einjähriges Kraut mit gänsefußartig geformten Blättern, das sich gern mal als »Beikraut« in Beete und auf Äcker einschleicht. Er wächst rasant und nimmt stattliche Höhen von bis zu 150 Zentimeter an. Bevorzugt gedeiht er auf nährstoffreichen Böden. Typisch ist die weiße bis mehlige Bestäubung an den Blattunterseiten und jungen Trieben. Seine Blüten sind klein, grünlich und stehen in rispigen Blütenständen.

Ich bin der Gänsefuß, weiß bestäubt wie mit Mehl bedeckt. ◆ Seit der Steinzeit diene ich den Menschen als Nahrung, meine Blätter wie Spinat, meine Samen als Getreide. ◆ Ich bin das Kraut der Armen, doch auch die Wohlhabenden wussten meine Heilkraft stets zu schätzen. ◆ Ich stehe für Fruchtbarkeit, Demut und das Wunder der Fülle. ◆ Denn wo ich auftrete, komm ich meist nicht allein. ◆ Ich lehre dich: »Das Große steckt oft im Kleinen« und »Wer den Groschen nicht ehrt, ist den Gulden nicht wert.«

Der botanische Name des Gänsefußes ist tatsächlich übersetzt genau der gleiche wie der gängige Trivialname: Chenopodium kommt aus dem Griechischen: »chen« = »Gans«, »pous« = »Fuß« → »Gänsefuß«, was sich auf die Blattform bezieht. *Album* = »weiß« (lateinisch), wegen der mehlig-weißen Bereifung der Blattunterseiten.

Haupteinsatzgebiete

Seit der Urgeschichte der Menschheit war der Weiße Gänsefuß eine wichtige Nahrungsquelle. Sowohl die Blätter wie auch die Samen können wie Hirse oder Quinoa (ein naher Verwandter) verwendet werden. Durch seinen hohen Gehalt an Eiweiß war er in Hungersnöten daher ein treuer Begleiter. In der Volksmedizin galt er als Magen- und Darmkraut.

Achtung!

Wegen des Gehalts an Oxalsäure sollte er nicht in zu großen Mengen roh verzehrt werden (< 200 Gramm).

Anwendungsmöglichkeiten

Die Blätter lassen sich als Spinatgemüse, in Suppen, in Pestos, Smoothies oder als Füllung verwenden. Die Samen können gekocht oder gemahlen als Mehlersatz dienen. Medizinisch nutzte man ihn als leichten Abführ- und Verdauungstrunk.

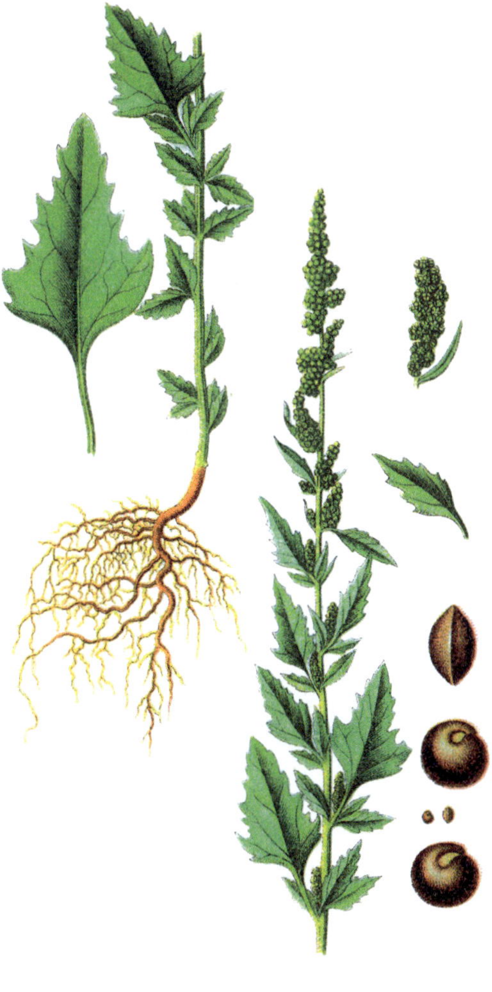

Brauchtum und Mythologie

Der Gänsefuß war seit alters her ein Kraut der Fülle und des Überlebens. Sein Name verweist auf die Gans, ein heiliges Tier vieler Kulturen, das als Bote zwischen den Welten galt – und auf den Fuß als Symbol der Erde und des Wanderns. So ist er eine Pflanze der Schwelle, geerdet und himmlisch zugleich.
In der Volksmagie wurde seine weiße Bereifung als Schutz gegen Feuer und Hitze verstanden, weshalb man ihn an Häuser oder Ställe band.
In der Signaturenlehre galt er als reinigend und fruchtbar – ein Kraut, das Fülle schenkt, ohne selbst zu prunken.
Manche Überlieferungen verbanden ihn mit Demeter/Ceres, Göttin des Korns, als Sinnbild für verborgenes Brot im Ackerstaub. So blieb der Weiße Gänsefuß über Jahrhunderte ein Sinnbild für Demut, Nahrung und das Wunder im Gemeinen.

Giersch

»Ich bringe Vitalität ins Erstarrte.«

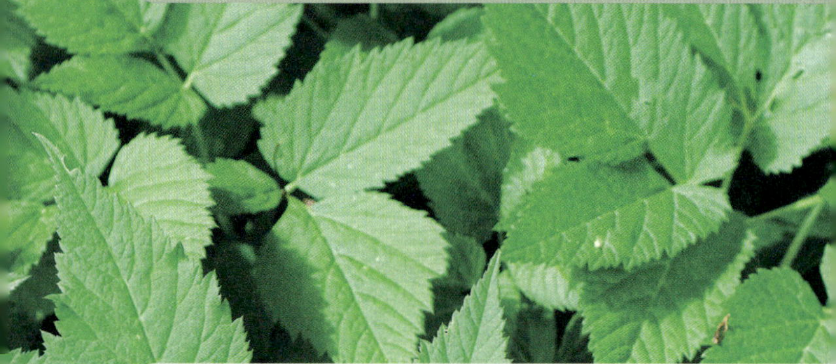

Steckbrief

Botanischer Name: *Aegopodium podagraria*

Weitere Namen: Dreiblatt, Ziegenkraut, Zipperleinskraut

Familie: Doldenblütler

Sammelzeit: März bis September

Blütenfarbe: weiß

Blattform: dreizählig, eilanzettlich, gezähnt

Fundorte: Weg- und Waldränder, Gärten, Parks, lichte Laubwälder

Inhaltsstoffe: Vitamin C und A, ätherisches Öl, Flavonoide, Kupfer, Zink, Mangan, Magnesium, Eisen, Kalzium, Bor, Saponine, Harz

Eigenschaften: antibakteriell, antimykotisch, entsäuernd, entzündungshemmend, harntreibend, kräftigend

Anwendungsgebiete: Blasenentzündungen, Erkältungen, Skorbut, Frühjahrsmüdigkeit, Gicht, Hämorrhoiden, Insektenstiche, Ischias, Krampfadern, Rheuma, Verstopfung

Verwechslungsgefahr: mit dem jungen Holunder – ungekocht leicht giftig

Giftigkeit: ungiftig

Erkennungstipps und Merkmale

Innerhalb der Familie der Doldenblütler gibt es den ein oder anderen giftigen Vertreter, die aufgrund ihrer hohen Ähnlichkeit untereinander zum Teil schwer zu bestimmen sind. Der Giersch gehört aber nicht dazu. Er lässt sich kinderleicht bestimmen anhand der 3 x 3-Regel.
Diese lautet wie folgt: Der Giersch hat einen dreieckigen Stiel, er hat vorn drei Ausläufer aus diesem Stiel, und aus dem mittigen Ausläufer wachsen stets drei Blätter. Eine Verwechslungsgefahr besteht eigentlich nur mit jungem Holunder.

Ich bin der Giersch. ◆ Wo ich zugegen bin, breite ich mich gern großzügig aus. ◆ Mit meinen unbändigen Kräften kreiere ich mir ein saftig grünes Königreich, von dem jeder profitieren kann, der pfiffig genug ist, sich meiner Kräfte zu bedienen. ◆ Besonders gern helfe ich all jenen, die an steifen und schmerzenden Gelenken leiden. ◆ Doch ich rate dir, warte nicht erst, bis dein Körper krankt. ◆ Wer weise ist, der isst mich regelmäßig, um seine Lebenskräfte zu stärken!

Trotz seiner großartigen Heilkräfte und seines attraktiven Geschmacks ist er ein bei vielen eher unbeliebter Vertreter der Gartenkräuter: der Giersch. Seinen botanischen Namen verdankt er zum einen der Anordnung seiner Blätter *(aegopodium* = ziegenfüßig), die Ähnlichkeit mit dem Paarhuf eines Geißbocks aufweisen, und zum anderen seiner heilenden Wirkung bei Gicht *(podagra* = Gicht).

Die Abneigung vieler Gartenbesitzer gegenüber diesem Kraut rührt vermutlich daher, dass sie einerseits noch nicht wissen, wie gesund der Giersch tatsächlich ist, und andererseits, weil dieser sich sehr schnell und üppig ausbreitet. Statt ihn jedoch gewaltsam aus den Beten zu verbannen, täten die Menschen gut daran, ihn fortlaufend mit in den Speiseplan zu integrieren! Er schmeckt nämlich nicht nur gut, sondern spendet auch eine Menge Mineralien, Spurenelemente sowie Vitamin C!

Haupteinsatzgebiete

Ein anderer Name für Giersch lautet im Volksmund auch »Gichtkraut«. Wie eingangs bereits erwähnt trägt er

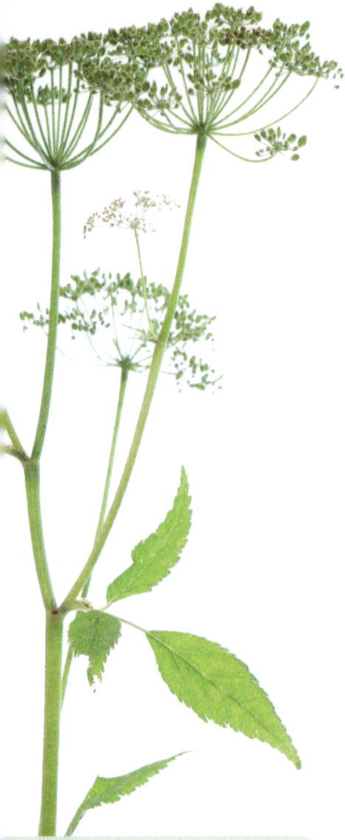

diesen Namen auch im botanischen Titel *(podagraria)*. Doch nicht nur Gicht lässt sich mithilfe des Giersches gut behandeln, sondern sämtliche rheumatischen Beschwerden, wie auch Arthrose und Arthritis. Seine grundsätzlich stark entzündungshemmende Wirkung erzielt auch nachweislich positive Heilerfolge bei Hämorrhoiden und Blasenentzündung, er wirkt schleimlösend bei Husten und kräftigend auf die Zellen.

Anwendungsmöglichkeiten

Die wohl einfachste Möglichkeit ist, den jungen Giersch als Salatbeigabe zu essen oder ihn im Mixer mit Obst zum grünen Smoothie zu verarbeiten. Frisch oder getrocknet als Tee wäre eine weitere Möglichkeit oder – und das ist der Geheimtipp für die Gärtner – als Badezusatz für Basenbäder! Hierzu eignet sich auch hervorragend älterer Giersch, der das Beet überwuchert: Einfach 500 g Giersch mit 1–2 l kochendem Wasser überschütten, 10 Minuten ziehen lassen und ins Badewasser geben. Basenbäder sollten mindestens 60 Minuten dauern.

Brauchtum und Mythologie

In der römischen Antike und im Mittelalter glaubte man, dass Giersch vor Schadenszauber schützen könne. Getrocknete Gierschblätter wurden in Amuletten getragen, um den Träger vor magischen Angriffen zu bewahren und Heilung zu fördern.

Kanadische **Goldrute**

»Ich füge zusammen, wo Spaltung herrscht.«

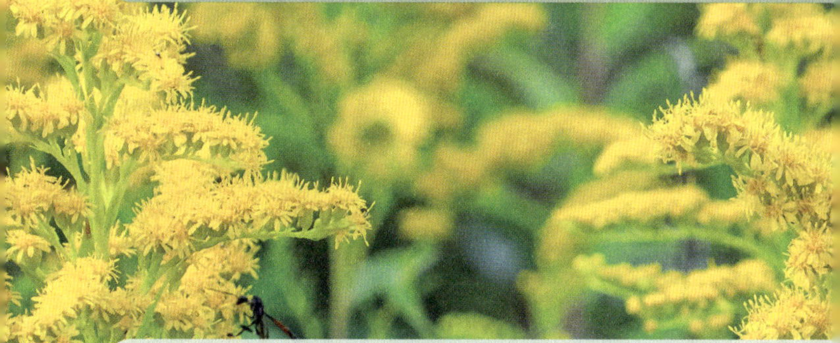

Steckbrief

Botanischer Name: *Solidago canadensis*

Weitere Namen: Goldraute, Heidnisch Wundkraut, Vergissmeinnicht der Berge

Familie: Korbblütler

Sammelzeit: Juli bis Oktober

Blüten: leuchtend gelb, in reich verzweigten Rispen

Blattform: lanzettlich, fein gesägt

Fundorte: Schuttplätze, Wegränder, Wiesen, Waldränder (eingewandert aus Nordamerika, heute weitverbreitet in Europa)

Inhaltsstoffe: Flavonoide, Saponine, Phenolglykoside, Gerbstoffe, ätherisches Öl

Eigenschaften: harntreibend, entzündungshemmend, krampflösend, adstringierend, durchspülend, stärkend

Anwendungsgebiete: Nieren- und Blasenleiden, Harnwegsinfekte, Gicht, Rheuma, Entzündungen, allgemeine Ausleitungskuren

Verwechslungsgefahr: mit der Europäischen Goldrute *(Solidago virgaurea)*, ebenfalls heilkräftig

Giftigkeit: ungiftig

Erkennungstipps und Merkmale

Die Kanadische Goldrute ist eine stattliche, mehrjährige Staude, die durch ihre hohen, aufrechten Stängel auffällt. Die zahlreichen, kleinen, goldgelben Blütenköpfchen sind in dichten, rispenförmigen Blütenständen angeordnet, die sich wie Strahlen oder der Haarschopf Rapunzels in eine Richtung neigen. Die Blätter sind schmal-lanzettlich, scharf gesägt und wechselständig angeordnet. Sie bildet unterirdische Ausläufer und kann so dichte Bestände bilden, die ganze Flächen vergolden.

Ich bin die Goldrute. ◆ Mag sein, dass ich mit meiner Botschaft eine der wichtigsten Pflanzen bin, um das Schicksal der Menschen zu wenden. ◆ Denn ich habe die Qualität zu verbinden, wo Spaltung herrscht. ◆ Das gilt für den Körper wie auch im Geiste der Menschen. ◆ Meine zahllosen kleinen Blüten halte ich fest in einem goldenen Strahl zusammen. ◆ Wie Rapunzel, die ihr goldenes Haar hinunter lässt, leuchte ich im Spätsommer auf den Wiesen und verströme meinen honigartigen, verzaubernden Duft!

Der botanische Name der Gattung *Solidago* leitet sich von dem lateinischen Verb »solidare« ab, was übersetzt »festigen, verbinden, gesund machen« heißt. Wir haben also auch hier noch mal die Qualität des Zusammenfügens im Namen vertreten. Es ist wirklich unglaublich, in welch mannigfaltiger Weise die Natur uns unterstützt, wieder in unsere innere Mitte zurückzufinden! Wir müssen diese Geschenke nur annehmen.

Haupteinsatzgebiete

Die Goldrute ist eine der wichtigsten Heilpflanzen für den Urogenitaltrakt. Sie stärkt die Nieren, wirkt durchspülend und entzündungshemmend, hilft bei Blasenentzündungen, Harnwegsinfekten und Reizblase. Sie wird auch bei Gicht, Rheuma und als Begleiterin in Entgiftungskuren genutzt. Ihre krampflösenden und adstringierenden Eigenschaften machen sie zu einer klassischen Pflanze bei allen Leiden, die mit Stauung, Entzündung und »Getrenntsein« im Körper im Sinne eines gestörten Energieflusses verbunden sind.

Anwendungsmöglichkeiten

Als Tee wird die getrocknete Blüte oder das Kraut bei Blasen- und Nierenproblemen eingesetzt. In Tinkturen und Extrakten findet sie Verwendung in der Naturheilkunde, häufig in Kombination mit anderen »Durchspülpflanzen« wie der Birke oder der Brennnessel. Äußerlich kann ein Absud bei schlecht heilenden Wunden oder Hautentzündungen helfen. Seltener wird sie auch kulinarisch als Würzkraut genutzt, da sie einen recht herben, würzigen Geschmack besitzt. Junge Triebe im Frühjahr, sollte man sie in diesem Jungstadium bestimmen können, in der heißen Pfanne mit etwas Öl geschwenkt, sind tatsächlich äußerst schmackhaft!

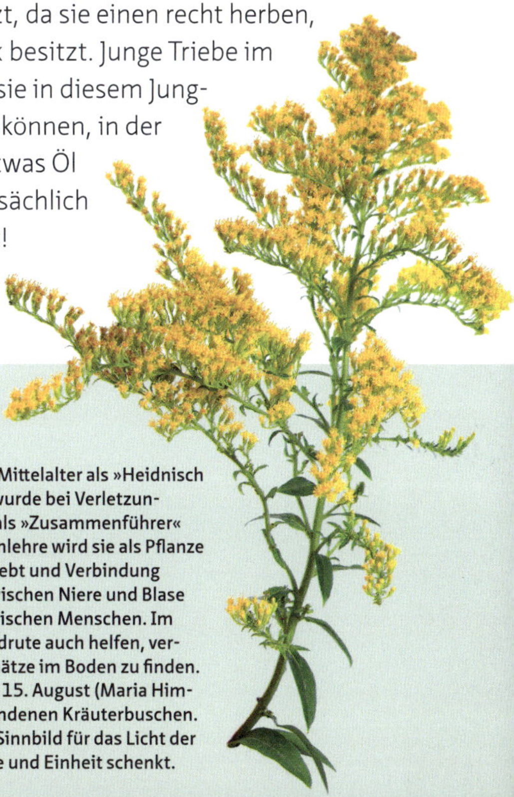

Brauchtum und Mythologie

Die Goldrute war schon im Mittelalter als »Heidnisch Wundkraut« bekannt und wurde bei Verletzungen, inneren Wunden und als »Zusammenführer« geschätzt. In der Signaturenlehre wird sie als Pflanze gesehen, die Spaltung aufhebt und Verbindung stiftet – sei es im Körper zwischen Niere und Blase oder im sozialen Gefüge zwischen Menschen. Im Volksglauben sollte die Goldrute auch helfen, versteckte Goldadern oder Schätze im Boden zu finden. Oftmals war sie Teil des am 15. August (Maria Himmelfahrt) traditionell gebundenen Kräuterbuschen. Ihre goldene Farbe galt als Sinnbild für das Licht der Sonne, das Klarheit, Wärme und Einheit schenkt.

Kriechender **Günsel**

»Ich halte zusammen, was zu zerfallen droht.«

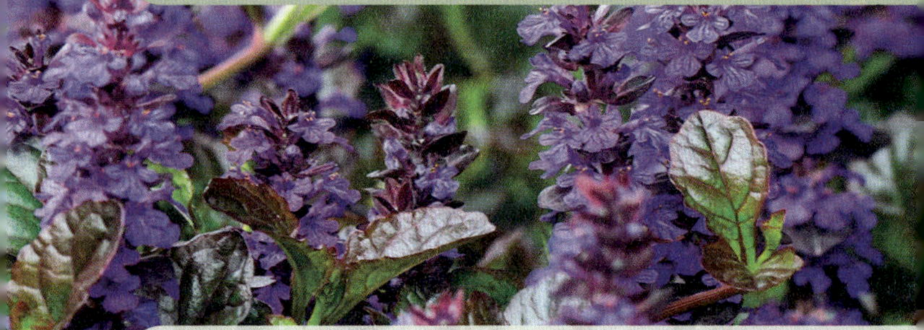

Steckbrief

Botanischer Name: *Ajuga reptans*

Weitere Namen: Schreinerpflanze, Soldatenkraut, Wald-Schwarznessel, Kirchturm, Kuckucksblume

Familie: Lippenblütler

Sammelzeit: April bis Juni

Blütenfarbe: blau bis violett (selten rosa oder weiß)

Blattform: Eiförmig bis spatelförmig, am Boden in Rosetten, am Stängel kleiner und schmaler

Fundorte: Wiesen, lichte Wälder, Wegränder, feuchte Wiesen – bevorzugt halbschattig

Inhaltsstoffe: Gerbstoffe, Bitterstoffe, Flavonoide, Iridoide, ätherisches Öl, Triterpene

Eigenschaften: adstringierend, entzündungshemmend, blutstillend, zusammenziehend, wundheilend, leicht beruhigend

Anwendungsgebiete: kleine Wunden, Quetschungen, Blutungen, Magen-Darm-Beschwerden, nervöse Herzbeschwerden, innere Unruhe

Verwechslungsgefahr: mit anderen Lippenblütlern wie der Gundelrebe – ungefährlich

Giftigkeit: ungiftig

Erkennungstipps und Merkmale

Der kriechende Günsel wächst 5–25 Zentimeter hoch und bildet dichte Teppiche mit kriechenden Ausläufern, die wie Miniaturdörfer aus kleinen Wolkenkratzern aussehen. Seine gegenständigen, spatelförmigen Blätter sind dunkelgrün, teils leicht violett überhaucht. Besonders auffällig sind die dunkelblauen bis lilafarbenen Lippenblüten, die in einem ährenartigen Blütenstand stehen. Jede einzelne Blüte zeigt eine große Unterlippe, die wie eine kleine Zunge nach vorne ragt, und eine deutlich kleinere Oberlippe. Der Stängel ist vierkantig, wie für die Lippenblütler typisch, und kann rötlich schimmern. Der Geschmack ist recht bitter.

Bei Schreinern war ich hochgeschätzt, da ich dem helf, der sich verletzt. ◆ Die Blutung still ich schnell und rasch, auch bei Soldaten war ich Ass. ◆ Selbst bei Entzündung und wenn's brennt, bin ich zur Stelle, der mich kennt. ◆ Ich zeig mich nicht das ganze Jahr, bin nur im Frühling für dich da. ◆ Sobald des Kuckucks Lied erklingt, und jedes Vöglein emsig singt, ◆ erstrahl ich zart mit lila Blüten und teile meine alten Mythen.

Der Name »Günsel« hat eine spannende Sprachgeschichte: Er leitet sich vom mittelhochdeutschen »günselle« oder »günslen« ab, was ursprünglich so viel wie »kleine Keule« oder »Stängel mit Blüte« bedeutete. Das passt insofern gut, weil der aufrechte, ährenartige Blütenstand des Günsels tatsächlich wie eine kleine Keule aussieht. Andere Deutungen bringen den Namen in Verbindung mit dem Wort »Gund« – wie bei der Gundelrebe – einem alten deutschen Wort für Eiter, Geschwür oder Wunde. In dieser Deutung hieße »Günsel« so viel wie »Wundheiler«. Und tatsächlich gilt er in der Volksmedizin als klassisches Wundkraut. Beide Wurzeln, Bezug zur Form (Blütenähre) sowie der Heilbezug (Wundheilung), haben vermutlich in die Namensbildung hineingespielt.

Haupteinsatzgebiete

Der Günsel galt lange als klassische Wundheilpflanze – besonders bei Schnitt- und Stichwunden, Geschwüren, Quetschungen und entzündeten Stellen. Auch bei Magen- und Darmbeschwerden, inneren Blutungen,

Leberproblemen, Halsschmerzen und als leichtes Herzstärkungsmittel wurde er genutzt. Heute spielt er – wie viele Pflanzen – in der offiziellen Phytotherapie eine weniger wichtige Rolle, lebt aber in der Volksmedizin weiter.

Anwendungsmöglichkeiten

Der Günsel kann auf verschiedene Weise genutzt werden. Äußerlich dienen frisch zerquetschte Blätter oder ein Breiumschlag zur Behandlung von Wunden, Quetschungen und Hautentzündungen. Innerlich wird er traditionell als Tee aus Blättern und Blüten verwendet – bei Magenverstimmungen, zur Unterstützung der Leber, bei inneren Blutungen oder auch zur leichten Herzstärkung. Bei Halsentzündungen kann man auch mit dem Tee gurgeln. Kulinarisch lassen sich die jungen Blätter ebenfalls nutzen: Sie sind zwar eher herb im Geschmack, können aber in kleinen Mengen als Wildkraut einem Frühlingssalat beigemischt werden.

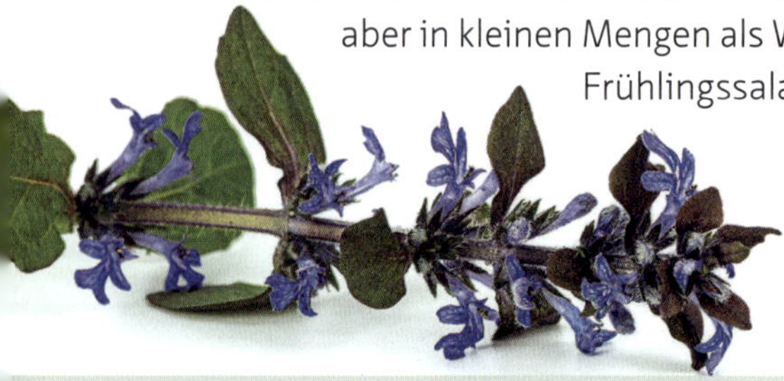

Brauchtum und Mythologie

Der Günsel hat eine lange Tradition bei unseren Ahnen, insbesondere bei Handwerkern und Soldaten, da er wunderbar zur schnellen Erstbehandlung frischer Wunden dient. Den Namen »Kirchturm« erhielt er, da er kerzengerade und recht hoch wächst. »Kuckucksblume« ist ein weiterer Titel, denn es heißt, er blühe erst, wenn der Kuckuck das erste Mal aus dem Wald gerufen hat.

Gundelrebe

»Ich krieche dorthin, wo alte Wunden klaffen.«

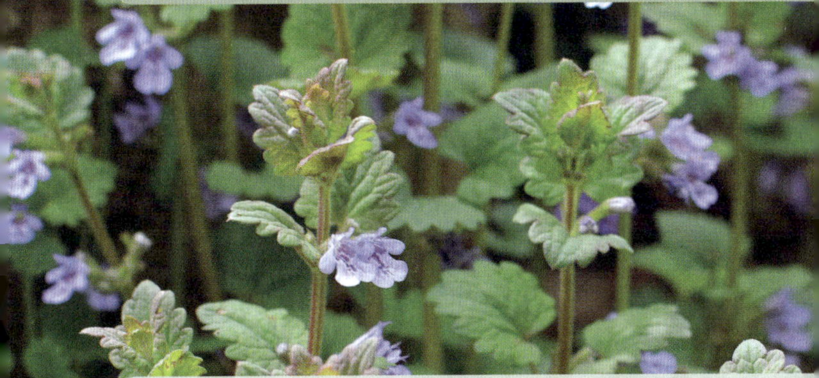

Steckbrief

Botanischer Name: *Glechoma hederacea*

Weitere Namen: Gundermann, Erdefeu, Gartenhopfen

Familie: Lippenblütler

Sammelzeit: April bis Juli

Blütenfarbe: blau, violett

Blattform: herzförmig, nierenförmig

Fundorte: feuchte Wiesen, lichte Wälder, Gärten, Böschungen

Inhaltsstoffe: ätherisches Öl, Bitterstoffe, Cholin, Flavonoide, Gerbstoffe, Kalium, Saponine, Vitamin C

Eigenschaften: auswurffördernd, entzündungshemmend, krampflösend, schleimlösend, wundheilend, adstringierend

Anwendungsgebiete: Blasenprobleme, Bronchitis, Ekzeme, Gallensteinkoliken, Halsschmerzen, Husten, Lungenentzündung, Nierenprobleme, Tinnitus, Zahnfleischentzündungen

Verwechslungsgefahr: mit dem Kriechenden Günsel – ungiftig

Giftigkeit: ungiftig

Erkennungstipps und Merkmale

Sie kriecht das ganze Jahr über am Boden entlang, bis auf die Zeit der Blüte im Frühjahr (März bis Juni), in der sie nach oben wächst, um ihre bezaubernden blau-violetten Blüten zu präsentieren, die Gundelrebe. Ihre Blätter stehen gegenständig, sind rundlich, am Rand gekerbt und ca. ½ – 4 Zentimeter groß. Zu den Fundorten zählen lichte Wälder, feuchte Wiesen und die Säume von Mauern und Zäunen. Der Stängel ist wie bei allen Lippenblütlern vierkantig. Ihre Samen werden von Ameisen verbreitet.

Bei Schleim und Gund da greif nach mir, ein leckeres Teechen koche dir. ◆ Trink davon täglich zwei, drei Tassen, die Krankheit wird schon bald verblassen. ◆ Den Mönchen ward ich einst vertraut, statt Hopfen wurd mit mir gebraut. ◆ Vertreiben tu ich dunkle Kräfte, mit mir durchstehst du düstre Nächte. ◆ Mit Feen und Elfen bin ich per Du, nervöse Leut bring ich zur Ruh.

Namenskunde

Dies ist im Übrigen die einfachste Methode, die traditionellen Heilanwendungen der Kräuter unserer Vorfahren in Erfahrung zu bringen: Man studiere die verschiedenen Namen der Pflanzen im Volksmund!

Häufig hört man den Namen Gundermann statt -rebe. Doch ursprünglich hieß dieses zarte Pflänzchen Gundelrebe. Erst die Kirche – genauer gesagt die Mönche, die das Kraut gern als Alternative zum Hopfen zum Bierbrauen verwendeten, noch bevor das Reinheitsgebot verabschiedet wurde –, fügten ihr im 12. Jahrhundert das Suffix -mann hinzu und überführten sie damit ins Patriarchat. Ihr Geschmack ist feinherb, leicht minzig mit einem Hauch von Ziege, was aber keineswegs stört. Als Lippenblütlerin ist sie mit den Minzen verwandt und daher sehr aromatisch. Ihre hohe Konzentration an ätherischem Öl, Kalium sowie Bitter- und Gerbstoffen macht sie zu einer ausgezeichneten Heil- und Speisepflanze.

Haupteinsatzgebiete

Die Gundelrebe ist ein großartiges Pflänzchen zur Behandlung von Magen-Darm-Beschwerden, verschleimter Atemwege, Erkrankungen der Harnwege sowie schlecht abheilenden Wunden. Sie soll zudem bei Tinnitus helfen und wirkt allgemein beruhigend. Das Wort »Gund« ist ein althochdeutscher Begriff für Eiter. Nach dem Prinzip: »Nomen est omen« können wir direkte Rückschlüsse auf die Anwendung der Pflanze in der Vergangenheit ziehen. Doch auch seelisch hilft die Gundelrebe. So beteuert die Kräuterfrau Adelheid Brunner, sie heile nicht nur schwer heilende Wunden auf der körperlichen, nein, auch auf der psychischen Ebene unterstützt sie als Blütenessenz, tiefe, alte Wunden zu heilen.

Anwendungsmöglichkeiten

Die Gundelrebe lässt sich sehr vielfältig einsetzen: ob innerlich als Tee oder Tinktur, äußerlich als Umschlag auf Wunden, oder auch in Form einer Blütenessenz für das seelische Wohl. Doch gerade und insbesondere kulinarisch ist sie der absolute Geheimtipp, ob in Kräutersalzen, -butter, Suppen, Salaten oder – für die Exoten – mit Kuvertüre überzogen als süßes Topping in Quark, mit Obst oder auf Kuchen. Diese Pflanze ist wirklich ein Segen und sollte wieder in unsere Kultur zurückfinden.

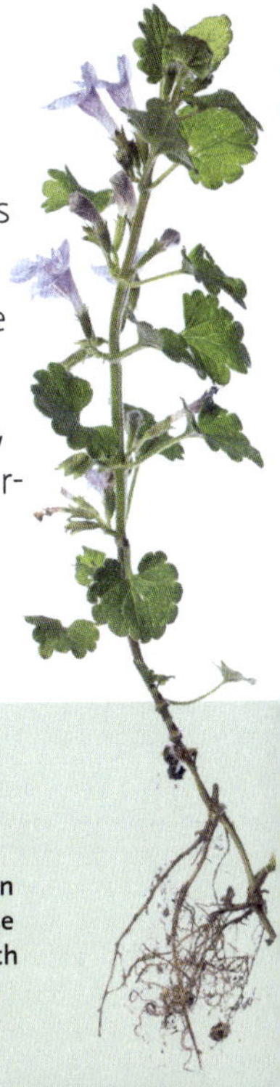

Brauchtum und Mythologie

Den alten Überlieferungen zufolge war es bei den Mädchen und Frauen üblich, sich zu Jahreskreisfesten wie Beltane – heutige Walpurgisnacht um den 1. Mai – oder zum Sonnwendfeuer um den 21. Juni einen Kranz aus Gundelrebe in die Haare zu flechten. Diese solle zum einen Schutz bringen vor bösartigen Energien sowie auch die Wahrnehmung zur geistigen Welt fördern. Der Kontakt zu den Elfen, Feen und Naturgeistern, so heißt es, fiele dadurch leichter.

Gewöhnliches **Hirtentäschel**

»Ich stille, was zu viel fließt.«

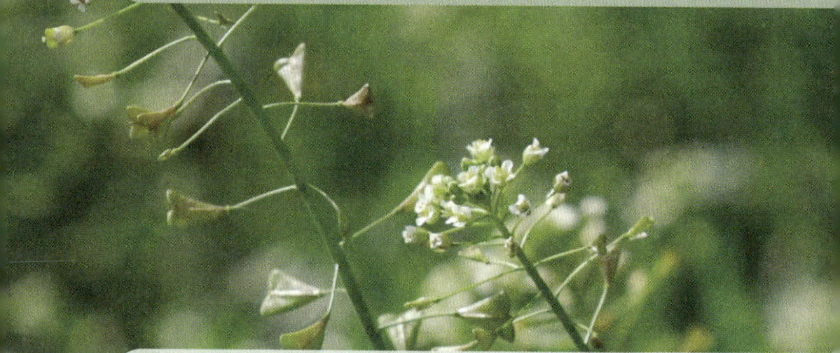

Steckbrief

Botanischer Name: *Capsella bursa-pastoris*

Weitere Namen: Blutwurz, Bauernsenf, Gänsekresse, Herzkraut

Familie: Kreuzblütengewächse

Sammelzeit: April bis September

Blütenfarbe: weiß

Blattform: schrotsägenartig

Fundorte: Wiesen, Wegesränder, Äcker, Gärten

Inhaltsstoffe: ätherisches Öl, Cholin, Flavonoide, Gerbstoffe, Histamin, Kalium, Kalzium, Senfölglykoside, Terpene, Vitamin C und K

Eigenschaften: adstringierend, blutdruckregulierend, blutstillend, entzündungshemmend, harntreibend, schmerzstillend

Anwendungsgebiete: Menstruationsbeschwerden, Gebärmutterblutungen, Herz-Kreislauf-Probleme, Bluthochdruck, niedriger Blutdruck, Hämorrhoiden, Rheuma, Gicht

Verwechslungsgefahr: mit dem Acker-Hellerkraut – ungiftig

Giftigkeit: ungiftig

Erkennungstipps und Merkmale

Das Hirtentäschel bildet eine runde Blattrosette am Boden, ähnlich dem Löwenzahn, aus welcher der Stiel mittig in Höhen zwischen 10–50 Zentimeter emporwächst. Die Blätter sind behaart und sehen denen des Löwenzahns sehr ähnlich. Ihre Pfahlwurzel kann sage und schreibe 90 Zentimeter tief in die Erde ragen. Die Blätter am Stängel sind kurz und umschließen diesen am Ursprung. Meist verzweigt sich die Pflanze und bildet viele kleine weiße Blüten aus. Besonders auffällig sind die bereits erwähnten herzförmigen Samenstände, die aus den befruchteten Blüten hervorgehen.

Ich bin das Hirtentäschel. ◆ Meinen außergewöhnlichen Namen verdanke ich meinen Samenschoten, die in der Form den ehemaligen Taschen von Hirten ähneln. ◆ Auch wenn ich von meinem Erscheinungsbild her eher unauffällig bin, so trage ich eine Menge an Potenzial in mir. ◆ So bin ich seit Jahrhunderten bei den Hebammen wohl bekannt, da ich mich sehr gut darauf verstehe, Blutungen zu stoppen. ◆ Ich helfe zudem bei Herz-Kreislauf-Problemen wie bspw. Bluthochdruck. ◆ Meine bezaubernden Samenschoten sehen nicht ohne Grund aus wie ein Herz.

Zart und unscheinbar ziert es nährstoffreiche Wiesen, Gärten und Wegesränder. Mit seinen kleinen weißen Blüten und seinem schlanken Körperbau kann man es leicht mal übersehen. Und doch ist das Hirtentäschel eine wirkungsstarke Heilpflanze, die schon vielen Menschen, besonders Frauen gute Dienste erwiesen hat. Den Namen verdankt sie ihren kleinen herzförmigen Samenschötchen, die den früheren Taschen der Hirten vom Aussehen nahekommen. Als Vertreterin der Kreuzblütengewächse weist sie einen scharfen Geschmack auf und lässt sich somit auch als Gewürz in der Küche verwenden.

Vorsicht!

Die Pflanze kann Wehen auslösen!

Haupteinsatzgebiete

Das Haupteinsatzgebiet dieses Pflänzchens ist das Stocken von Blutungen. So wurde und wird Hirtentäschel bspw. bei starken Menstruationsblutungen, bei Nasen-, Magen-, Darm- oder anderen Blutungen eingesetzt. Auch bei Hämorrhoiden oder blutenden Wunden

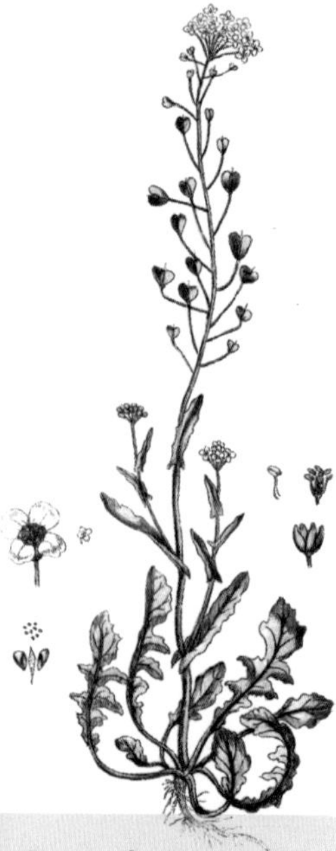

kann Hirtentäschel helfen. Schließlich erzielte man auch wunderbare Ergebnisse bei hohem sowie bei niedrigem Blutdruck. Vor allem bei Hebammen ist das Kraut bekannt, da es im Wochenbett hervorragende Dienste leistet.

Anwendungsmöglichkeiten

So wie bei fast allen Kräutern ist die gängigste Methode, Hirtentäschel als Tee aufzubrühen. Als Faustregel gilt: stets 1 TL getrocknetes Kraut auf 250 ml heißes Wasser geben und ca. 5 Minuten ziehen lassen. Allerdings kann man mit dem Hirtentäschel auch wunderbar Sitzbäder machen, um beispielsweise nach der Geburt oder bei starker Menstruation den Heilungsprozess zu unterstützen. Ein Umschlag auf der Haut wäre eine weitere Option zur äußeren Anwendung. Dazu entweder das Tuch im ausgekochten Sud tränken oder das gedämpfte Kraut mit in den Umschlag geben. Eine letzte Möglichkeit wäre die Tinktur, die sowohl innerlich wie auch äußerlich angewandt werden kann. Die Samen schmecken leicht scharf!

Brauchtum und Mythologie

In alten Bauernregeln heißt es: »Wo das Täschel wächst, da stirbt keiner leicht.« In der Signaturenlehre wird die Pflanze mit ihren Schötchen klarerweise dem Herzen zugeordnet. Es darf im Normalfall nicht im Kräutersträußchen zu Maria Himmelfahrt fehlen und war einst bei den Soldaten im Ersten Weltkrieg eine prima Erste-Hilfe-Maßnahme. Geräuchert bringt Hirtentäschel Ruhe und Entspannung. Zudem soll es die Hellsichtigkeit fördern!

Holunder

»Ich wache an der Schwelle zwischen den Welten.«

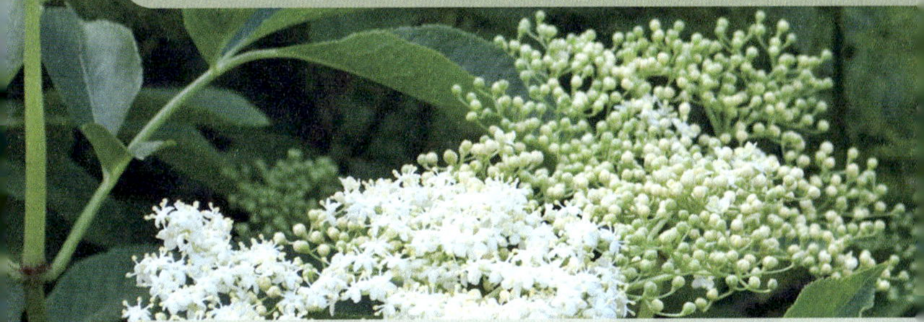

Steckbrief

Botanischer Name: *Sambucus nigra*

Weitere Namen: Holler, Holder, Fliederbaum, Hollerbusch, Schwitzbeere, schwarzer Flieder

Familie: Moschuskrautgewächse

Sammelzeit:
Blüten: von Mai bis Juni;
Beeren: von August bis September

Blüten: weiß, in großen, flachen Dolden

Blattform: gefiedert, lanzettlich gezähnt

Fundorte: Waldränder, Gärten, Hecken, alte Hofstellen, nährstoffreiche Böden

Inhaltsstoffe: Flavonoide, ätherisches Öl, Sambunigrin (in rohen Beeren), Gerbstoffe, Vitamin C, Schleimstoffe, Anthocyane

Eigenschaften: schweißtreibend, fiebersenkend, entzündungshemmend, antioxidativ, schleimlösend, immunstärkend, blutreinigend

Anwendungsgebiete: Erkältung, Fieber, Husten, Grippe, Rheuma, Hautausschläge, Frühjahrsmüdigkeit

Verwechslungsgefahr: mit dem Zwerg-Holunder *(Sambucus ebulus)*, der unangenehm riecht, aber sehr selten ist – giftig

Giftigkeit: Unreife und rohe Beeren wirken leicht giftig durch Sambunigrin – Erhitzen macht die Substanz unschädlich!

Erkennungstipps und Merkmale

Der Holunder ist ein mehrstämmiger Strauch oder kleiner Baum, der bis zu 7 Meter hoch werden kann. Charakteristisch sind die großen, tellerförmigen weißen Blütendolden mit intensiv süßlichem Duft. Die Blätter sind gegenständig angeordnet, gefiedert und scharf gesägt. Später bilden sich die schwarzvioletten Beeren in schweren Trauben. Zerreibt man die Rinde, verströmt sie einen markanten Geruch.

Ich bin der Holunder. • Ich bin uralt, vielleicht älter als die Erde selbst. • Dort, wo ich herkomme, gibt es keine Zeit. • Ich wachse gern nah am Menschen, an Höfen und Wegen, und doch wohne ich insgeheim an der geheimen Schwelle zwischen Sichtbarem und Unsichtbarem. • Meine Blüten leuchten wie das Licht des Himmels, meine Beeren tragen die Tiefe der Nacht. • Ich schütze Haus und Hof, stärke das Blut, reinige die Atemwege und öffne zugleich den Blick in die andere Welt. • Wer sich mir anvertraut, erfährt Heilung und Segen, doch nur, wenn er die Wesen der Natur respektiert.

Der Name »Sambucus« leitet sich höchstwahrscheinlich vom griechischen Wort »sambyke« ab, das eine kleine Harfe oder Leier bezeichnet. Denn aus dem markhaltigen Holz des Holunders schnitt man Röhrchen, die als Pfeifen oder Flöten dienten. Schon in der Antike war der Holunder also mit Musik und Klang verbunden. Man sah den Holunder als Baum, der die innere Harmonie wiederherstellen kann: So wie seine Flöten den Atem des Menschen in Melodie verwandeln, so soll der Baum selbst die Seele zum Schwingen bringen. Deshalb sagt man: »Wer am Holunder verweilt, hört die Lieder der Anderswelt.«

Haupteinsatzgebiete

Die Blüten helfen bei Erkältungen, Fieber und verschleimten Atemwegen, indem sie schweißtreibend und schleimlösend wirken. Die Beeren, reich an Vitamin C und Anthocyanen, stärken das Immunsystem, wirken antiviral und entzündungshemmend. Auch äußerlich kann der Holunder angewendet werden: Blütenwasser, als mildes Hautpflegemittel genutzt, lindert Reizungen, die Rinde, als Abführ- und Ausleitungsmittel, hilft bei Verdauungswidrigkeiten.

Anwendungsmöglichkeiten

Die Blüten des Holunders werden traditionell als Tee bei Erkältungen, Fieber und Grippe eingesetzt, um das Schwitzen anzuregen. Besonders beliebt ist Holunderblütensirup, der nicht nur erfrischt, sondern auch das Immunsystem stärkt und als Sommergetränk geschätzt wird. Aus den Beeren bereitet man Mus oder Saft, die gegen Husten und Erkältungen wirken und allgemein kräftigen. Eine regionale Spezialität ist die Holundersuppe, auch Fliederbeersuppe genannt, die seit jeher als stärkende Speise gilt. Äußerlich kommen die Blüten in Form von Blütenwasser oder Umschlägen zum Einsatz – sowohl zur Pflege von Haut und Augen als auch zur Linderung entzündlicher Beschwerden.

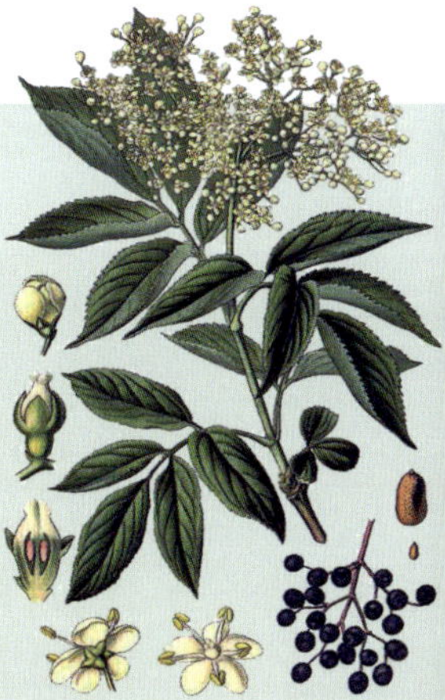

Brauchtum und Mythologie

Zu dieser Pflanze ließe sich allein ein ganzes Buch schreiben, so üppig und weitreichend sind die Bräuche und Sagen rund um den Holunder. Er gilt als einer der heiligsten Bäume Europas. Bei den Germanen war er Freya/Holda geweiht, der Göttin von Liebe, Geburt und Tod. Man glaubte, dass die Seelen durch den Holunderbaum reisen, weshalb er häufig in Hausnähe gepflanzt wurde. Es hieß: »Vor dem Holler zieh den Hut!« – wer ihn fällte, lud Unglück ins Haus. Er gilt als Schwellenbaum: ein Tor zwischen Leben und Tod, der Diesseits und Jenseits verbindet. Noch heute finden sich in Sagen Hinweise, dass Hausgeister, Schutzwesen oder sogar die Seelen der Ahnen im Holunder wohnen.

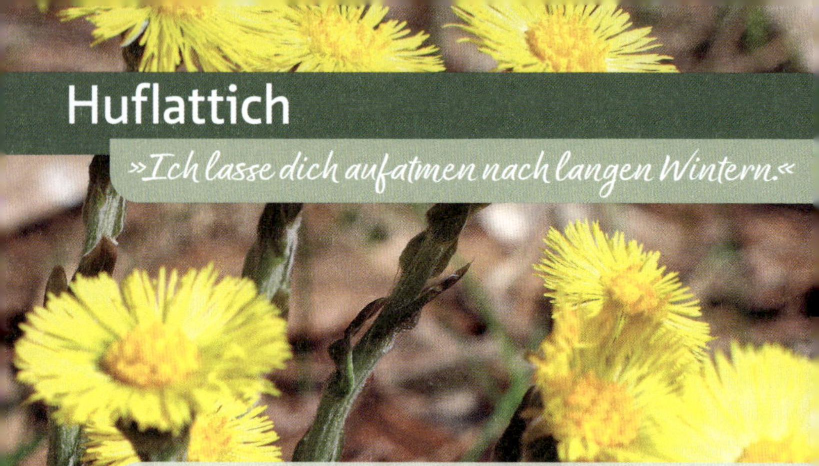

Huflattich

»Ich lasse dich aufatmen nach langen Wintern.«

Steckbrief

Botanischer Name: *Tussilago farfara*

Weitere Namen: Hustenblatt, Brustlattich, Eselslattich, Marchblume, Bachblume, Fohlenhuf

Familie: Korbblütler

Sammelzeit:
Blüten: Februar bis April
Blätter: Mai bis Juli

Blütenfarbe: leuchtend gelb

Blattform: herz- bis hufförmig, groß, weichfilzig auf der Unterseite

Fundorte: Schuttplätze, Wegränder, Böschungen, Lehm- und Tonböden, Bahndämme

Inhaltsstoffe: Schleimstoffe, Gerbstoffe, Inulin, Mineralstoffe (besonders Zink, Kalium, Calcium), Pyrrolizidinalkaloide (in geringen Mengen)

Eigenschaften: auswurffördernd, reizmildernd, entzündungshemmend, hustenstillend, wundheilungsfördernd

Anwendungsgebiete: Husten, Heiserkeit, Bronchitis, Rachenentzündungen, Katarrhe; äußerlich bei schlecht heilenden Wunden, Geschwüren, Hautproblemen

Verwechslungsgefahr: mit dem Löwenzahn (erscheint später, hat aber gleichzeitig Blüten und Blätter – beim Huflattich kommen die Blätter erst nach der Blüte)

Giftigkeit: leicht giftig wegen der Pyrrolizidinalkaloide → Vorsicht bei innerlicher Langzeitanwendung!

Erkennungstipps und Merkmale

Der Huflattich fällt auf, weil seine gelben Blüten schon im späten Winter bis Frühjahr auf unscheinbaren Stielen und kahlen Böden erscheinen, noch bevor ein einziges Blatt gewachsen ist. Die Blütenköpfe ähneln denen des Löwenzahns, sind jedoch kleiner und sitzen einzeln auf schuppigen, gliedrigen Stängeln. Erst nach der Blüte erscheinen die großen, herz- bis hufförmigen Blätter, die oben glatt, unten weißfilzig behaart sind. Dieser zweiphasige Wachstumszyklus – erst Blüte, dann Blatt – macht den Huflattich unverwechselbar.

Ich bin der Huflattich. ◆ Noch ehe das erste Grün die Erde schmückt, erhebe ich meine goldgelben Köpfchen aus dem kahlen Winterboden. ◆ Ich blühe, wenn alle anderen noch schlafen – bin ein Vorbote des Frühlings und ein Tröster der Atemwege. ◆ Lange Zeit galt ich als eine der bekanntesten Heilpflanzen Europas. ◆ Meine Heilerfolgsgeschichten reichen über 2000 Jahre zurück.

Hier begegnet uns eine weitere außergewöhnliche Pflanze mit sehr langer Kulturgeschichte. Der botanische Name des Huflattichs *(Tussilago)* stammt aus dem Lateinischen und deutet schon sehr klar auf seine Wirkung hin: »tussis« = »Husten« und »agere« = »vertreiben«. Tussilago ist demnach der Hustenvertreiber. Der zweite Teil des Namens *farfara* bedeutet so viel wie »mehltragend«, was sich auf seine mehlig-weiße beflaumte Blattunterseite bezieht.

Haupteinsatzgebiete

Schon seit der Antike gilt der Huflattich als bewährtes Hustenmittel. Seine Schleimstoffe legen sich wie ein Schutzfilm über die gereizten Schleimhäute von Hals, Rachen und Bronchien. Auch äußerlich kann der Huflattich bei Wunden, Hautentzündungen und Geschwüren Abhilfe schaffen.

Anwendungsmöglichkeiten

Am bekanntesten ist der Huflattichtee aus getrockneten Blättern oder Blüten, der reizmildernd und auswurffördernd wirkt. Früher wurden die getrockneten Blätter auch geraucht, um Asthma und Husten zu lindern, was Erfahrungsberichten nach auch sehr gut funktionierte. In der Volksmedizin wurden Breiumschläge aus frischen Blättern auf schlecht heilende Wunden gelegt. Heute wird Huflattich wegen der enthaltenen Pyrrolizidinalkaloide (PA) (siehe auch unter Beinwell), die in **hoher Dosierung leberschädigend** sein können, nur noch zeitlich begrenzt empfohlen.

Brauchtum und Mythologie

Der Huflattich galt in alten Zeiten als »Sängerpflanze«. So wurde er vor Auftritten von Rednern und Sängern als Tee oder Lutschpastille eingenommen, um die Stimme zu stärken. In der Signaturenlehre wurde die herzförmige Blattform als Hinweis auf seine Wirkung auf Brust und Lunge gedeutet. Lange bevor Papier erfunden worden ist, galt der Huflattich aufgrund seiner weichen, filzigen Blätter als Klopapier-Surrogat. So fand man beispielsweise in ehemaligen Latrinen aus dem römischen Reich aus dem 1. bis 4. Jh. Pflanzenreste des Huflattichs. Auch heute ist der Huflattich bei Wandersleuten noch immer beliebt, wenn die Taschentücher aus sind ...

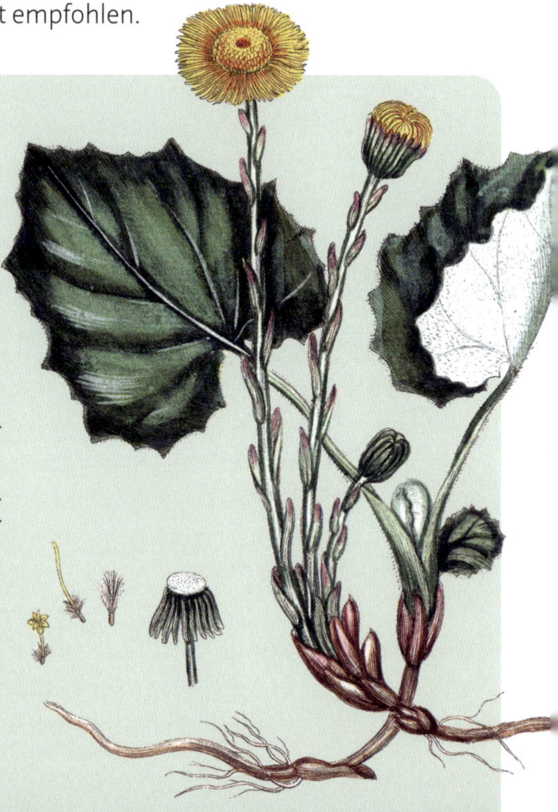

Echtes Johanniskraut

»Ich bin ein Leuchtturm in der Dunkelheit.«

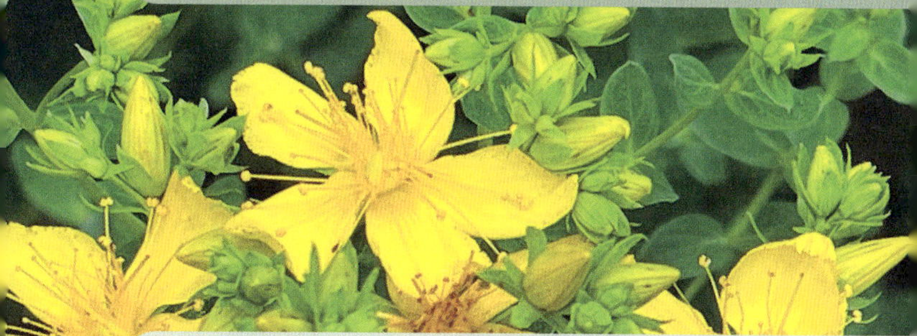

Steckbrief

Botanischer Name: *Hypericum perforatum*

Weitere Namen: Herrgottsblut, Sonnwendkraut, Tüpfel-Hartheu, Elfenblut, Hexenkraut

Familie: Johanniskrautgewächse

Sammelzeit: Juni bis August (um Johanni, 24. Juni, mit höchster Heilkraft)

Blütenfarbe: goldgelb, mit dunklen Drüsenpunkten

Blattform: eilanzettlich, durchscheinend punktiert

Fundorte: sonnige Wegränder, Wiesen, Böschungen, Waldränder

Inhaltsstoffe: Hypericin, Hyperforin, Flavonoide, Gerbstoffe, ätherisches Öl

Eigenschaften: antidepressiv, stimmungsaufhellend, entzündungshemmend, heilungsfördernd, nervenstärkend

Anwendungsgebiete: leichte bis mittlere Depressionen, Nervosität, Schlafstörungen, Hautentzündungen, Wunden, Prellungen

Verwechslungsgefahr: mit anderen Hypericum-Arten – ungiftig, nur weniger Heilkraft

Giftigkeit: Ungiftig, aber erhöht die Photosensibilität → Vorsicht bei Sonnenlicht!

Erkennungstipps und Merkmale

Das Johanniskraut ist eine aufrechte, verzweigte Staude, die bis zu 80 Zentimeter hoch werden kann. Charakteristisch sind die gegenständig angeordneten ovalen Blätter, die von zahlreichen durchscheinenden Punkten durchzogen sind. Es handelt sich um Öldrüsen, die das Blatt wie »perforiert« erscheinen lassen *(Hypericum perforatum)*. An den goldgelben, sternförmigen Blüten finden sich schwarze Punkte am Rand. Zerreibt man die Knospen, tritt ein roter Farbstoff aus: das Hypericin, das im Volksmund auch »Johanniblut« genannt wird.

Wenn die Sonne im Jahr am höchsten steht,
und die Kinder draußen spiel'n bis spät,
da öffne ich meine goldenen Sterne,
in welchen ich speicher das Licht und die Wärme.
Für die dunklen Momente, die irgendwann kommen,
wenn Klarheit schwindet, die Sicht ist verschwommen,
dann greife nach mir, denn ich bin Träger des Lichts.
Des Teufels Verfluchungen können mir nichts!

Das Johanniskraut hatte lange Zeit einen außerordentlich hohen Stellenwert bei unseren Vorfahren als sakrale Pflanze. Der botanische Name *Hypericum* kommt aus dem Altgriechischen und setzt sich aus folgenden Begriffen zusammen: »hyper« = »über, oberhalb« und »eikon« = »Bild, Erscheinung, Statue«. Demnach also »über dem Bild« oder »über der Statue«. Das rührt daher, dass man in der Antike das Johanniskraut über heilige Bilder, Hausaltäre oder Götterstatuen legte – zum Schutz vor Dämonen und bösen Geistern.

Haupteinsatzgebiete

Johanniskraut ist seit Jahrhunderten das klassische Heilkraut bei nervösen Verstimmungen, Melancholie und innerer Dunkelheit. Seine Inhaltsstoffe wie zum Beispiel Hypericin und Hyperforin wirken stimmungsaufhellend, angstlösend und nervenstärkend. Auch bei Schlafstörungen, nervöser Unruhe, Depressionen und zur allgemeinen Stabilisierung des Gemüts wird es gern eingesetzt. Äußerlich hilft Johanniskrautöl (das sogenannte Rotöl) bei Verletzungen, Prellungen, Muskel- und Nervenschmerzen sowie bei rheumatischen Beschwerden und Hautentzündungen.

Anwendungsmöglichkeiten

Innerlich wird Johanniskraut als Tee, Tinktur oder standardisierter Extrakt verwendet – Letzterer ist heute die wirksamste Form für die Behandlung von Depressionen. Als Ölmazerat (»Rotöl«) eignet es sich hervorragend für Einreibungen bei Muskel- und Gelenkbeschwerden, Prellungen und Verbrennungen leichten Grades. Auch in Salben, Bädern oder Umschlägen wird es genutzt.

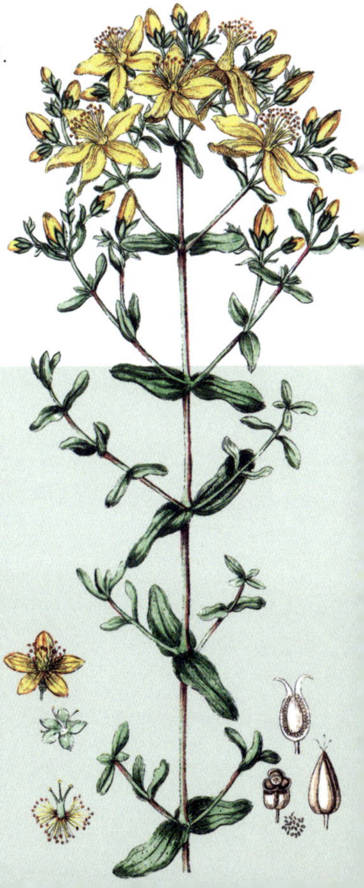

Brauchtum und Mythologie

Als Sonnenkraut hat das Johanniskraut tiefen Eingang ins Brauchtum gefunden. Besonders kraftvoll galt es, wenn es am Johannistag, um die Sommersonnenwende, gesammelt wurde. Es wurde in Ställe gehängt, um Tiere und Menschen vor Dämonen, Hexen und Blitzen zu schützen, und als Rauchkraut in den Rauhnächten genutzt, um Räume zu reinigen und dunkle Kräfte zu vertreiben. Unter dem Kopfkissen sollte es vor Albträumen bewahren, und das rötliche »Blut«, das beim Zerreiben austritt, wurde im Christentum als Symbol des Blutes Christi gedeutet. So steht Johanniskraut bis heute als Pflanze, die Licht in die Dunkelheit trägt – ein Symbol für Hoffnung, Schutz und seelische Stärke.

Echte **Kamille**

»Ich besänftige das verletzte Kind in dir.«

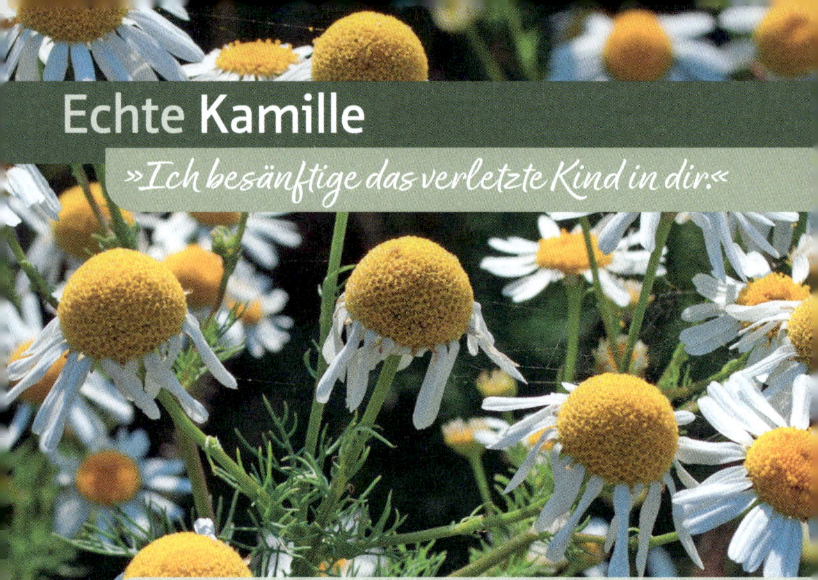

Steckbrief

Botanischer Name: *Matricaria chamomilla* bzw. *Matricaria recutita*

Weitere Namen: Mutterkraut, Kummerblume, Mägdeblume, Kuhmelle

Familie: Korbblütler

Sammelzeit: Mai bis August (Blüten in voller Blüte ernten)

Blütenfarbe: weiß (Zungenblüten) mit gelber Mitte (Röhrenblüten)

Blattform: fein gefiedert, schmal, zartgrün

Fundorte: Feldraine, Äcker, Schuttplätze, Wegränder, sonnige Standorte

Inhaltsstoffe: ätherisches Öl (Bisabolol, Matricin, Chamazulen), Flavonoide, Cumarine, Schleimstoffe

Eigenschaften: entzündungshemmend, krampflösend, wundheilungsfördernd, beruhigend, antibakteriell

Anwendungsgebiete: Magen-Darm-Beschwerden, Krämpfe, Haut- und Schleimhautentzündungen, Erkältungen, Schlafstörungen, Wundheilung

Verwechslungsgefahr: mit der Hundskamille – ungiftig – entscheidend ist der hohle Blütenboden und der typische Kamillenduft

Giftigkeit: ungiftig

Erkennungstipps und Merkmale

Die echte Kamille ist einjährig und wächst 15–50 Zentimeter hoch. Ihre Blütenköpfchen besitzen eine leuchtend gelbe Röhrenblütenscheibe, umgeben von weißen Zungenblüten, die sich mit der Zeit leicht nach unten neigen. Charakteristisch ist – im Gegensatz zur Hundskamille – der hohle Blütenboden. Die Blätter sind mehrfach fiederschnittig und sehr fein. Schon beim Zerreiben verströmt die Kamille ihren unverkennbaren aromatischen Duft.

Ich bin die Kamille. ◆ Seit uralten Zeiten bin ich vertraut mit den Sorgen der Kinder. ◆ Meine Milde und meine Sanftmut vertreiben allen Kummer und lindern den Schmerz. ◆ Diese Qualität spiegelt sich auch in meinem lieblichen fruchtigen Duft wider, den ich wie eine tröstende Melodie verströme, und der allen Kindern, den kleinen wie den großen, die Angst nimmt und sie süß in den Schlaf wiegt.

Wie im Steckbrief zu lesen, besitzt die Kamille zwei verschiedene Namensgebungen in der Botanik. *Matricaria chamomilla* bzw. *recutita*, wobei Letzterer der offizielle ist, während *chamomilla* viel häufiger verwendet wird. Sie bedeuten Folgendes: *Matricaria* bezieht sich auf das lateinische Wort »matrix« für »Gebärmutter« oder »Mutterschoß«. *Chamomilla* ist griechisch und heißt so viel wie »Apfel auf der Erde«. Das rührt vom apfelartigen lieblichen Duft der Kamille. *Recutita* ist Latein und kann mit »ohne Hülle« übersetzt werden, was sich auf die eng anliegenden Hüllblätter um die Blüte herum bezieht – ein gutes Unterscheidungskriterium zur unwirksamen Hundskamille, deren Hüllblätter lockerer anliegen.

Haupteinsatzgebiete

Die Kamille gilt als universelle Heilpflanze für Entzündungen im Verdauungstrakt, Magenkrämpfe, Blähungen und Reizdarm. Auch bei Menstruationsbeschwerden, Erkältungen und leichten Schlafstörungen kommt sie zur Anwendung. Äußerlich ist sie bewährt bei Hautentzündungen, Ekzemen, Zahnfleischentzündungen,

Wunden und Augenreizungen. Sie ist ein ziemliches Allround-Talent!

Anwendungsmöglichkeiten

Innerlich wird die Kamille vor allem als Tee verwendet – zur Beruhigung von Magen, Nerven und Gemüt. Äußerlich wird sie in Umschlägen, Bädern, Spülungen und Inhalationen eingesetzt. Das ätherische Öl findet auch in Salben und Cremes Verwendung, insbesondere für Haut und Schleimhäute.

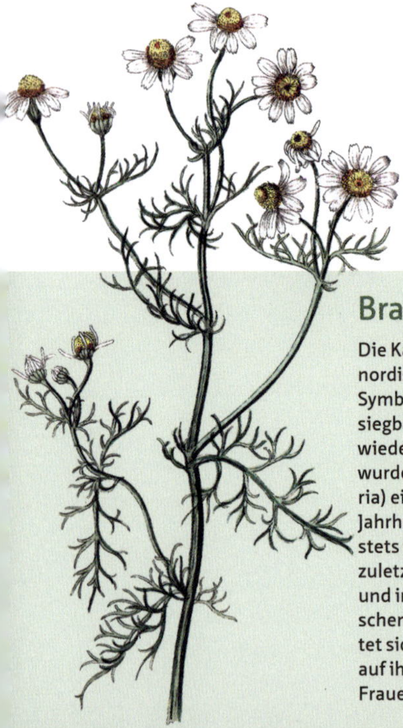

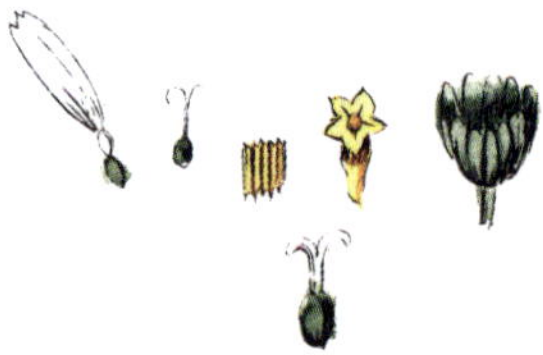

Brauchtum und Mythologie

Die Kamille war bereits bei den Germanen dem nordischen Sonnengott Baldur geweiht und als Symbol der Heiterkeit, Reinheit und Unbesiegbarkeit bekannt. Im alten Ägypten galt sie wiederum als Pflanze des Sonnengottes Ra und wurde zur Fiebersenkung (besonders bei Malaria) eingesetzt. Im Volksglauben war sie über Jahrhunderte ein universelles Hausmittel, das stets im Kräutergarten wachsen sollte – nicht zuletzt, weil sie als »Mutter aller Pflanzen« galt und in jedem Haushalt Geborgenheit und Heil schenkte. Ihr botanischer Name *Matricaria* leitet sich von »mater« = Mutter ab und verweist auf ihre schützende Rolle, insbesondere in der Frauen- und Kinderheilkunde.

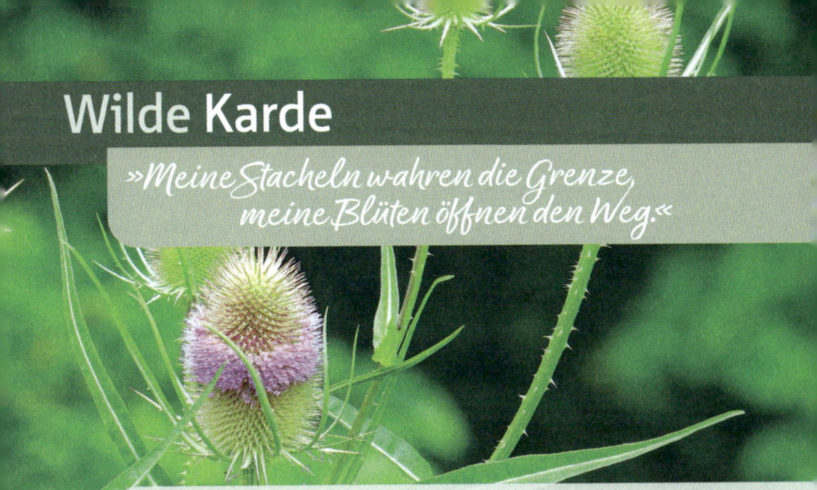

Wilde **Karde**

»Meine Stacheln wahren die Grenze, meine Blüten öffnen den Weg.«

Steckbrief

Botanischer Name: *Dipsacus fullonum* (syn. *Dipsacus sylvestris*)

Weitere Namen: Weberkarde, Zisternenpflanze, Venusbad, Igelkopf

Familie: Kardengewächse

Sammelzeit:
Wurzel: im 1. Jahr von Oktober bis November, im Frühjahr des 2. Jahres von März bis April;
Blätter: von Juli bis August

Blüten: violett bis purpur, in dichten, kugeligen Köpfchen

Blattform: lanzettlich, gezähnt, gegenüberstehend; die unteren Blätter bilden auffällige »Wasserbecken« am Stängelansatz

Fundorte: Wegränder, Böschungen, Brachflächen, sonnige Standorte, Schuttplätze

Inhaltsstoffe: Bitterstoffe, Iridoidglykoside, Saponine, Kaffeesäurederivate

Eigenschaften: hautreinigend, blutreinigend, stoffwechselanregend, stärkend

Anwendungsgebiete: Hautleiden, Ekzeme, Akne, Rheuma, Gicht, in der modernen Phytotherapie auch begleitend bei Borreliose diskutiert

Verwechslungsgefahr: mit anderen Karden-Arten *(Dipsacus laciniatus, D. pilosus)*, die aber seltener sind

Giftigkeit: ungiftig

Erkennungstipps und Merkmale

Die Wilde Karde ist unverwechselbar: hohe, stachelige Stängel, dazu längliche, gezähnte Blätter und ein großer, stacheliger Blütenkopf, der von der Mitte ausgehend nach oben und nach unten in einem violetten Kranz aufblüht. Auffällig sind zudem die gegenständigen Blätter, die am Stängelrand zusammenwachsen und kleine Wasserbecken bilden, die oftmals die letzte Ruhestätte von Insekten werden. Die Karde ist eine zweijährige Pflanze, die im ersten Jahr nur ihre Rosette und Wurzel ausbildet. Erst im zweiten Jahr wächst sie in die Höhe, wobei sie Höhen von bis zu 2 Meter erreicht.

Bei Tuchmacher und Weber, da war ich sehr beliebt,
auch wenn's diese Berufe schon lange nicht mehr gibt.
Zum Anrauen der Wolle, da war ich unabdingbar,
Die Stacheln meiner Blüten robust, fast unbezwingbar.
Doch neben meinem Wirken als große Weberin,
war ich auch noch als Heiler für Kranke ein Gewinn.
Früher bei Gicht und Rheuma und Hauterkrankungen,
heute bei Borreliose bin ich die Wahl schlechthin.
Zu guter Letzt zum Schutze und auch zur Reinigung
verband man mich mit Stärke und mit Verteidigung.

Der botanische Name *Dipsacus* kommt vom Griechischen »dipsa« = »Durst«, da sich in den Blattachsen am Stängel Regenwasser sammelt. Schon im Volksglauben galt dieses Wasser als heilkräftig, besonders für Haut und Augen. *Fullonum* bedeutet »der Walker, der Tuchreiniger«, denn die harten, stacheligen Fruchtstände der Karde wurden früher in der Tuchmacherei genutzt, um Wolle aufzurauen.

Haupteinsatzgebiete

In der Volksheilkunde wurde die Karde zur Blut- und Hautreinigung verwendet, bei Ekzemen, Furunkeln und Akne. Ihre Bitterstoffe regen den Stoffwechsel an und stärken die Abwehr. In der heutigen Pflanzenheilkunde wird sie v. a. in der Naturheilkunde als Begleitkraut bei Borreliose diskutiert – eine moderne Anwendung, die aber wissenschaftlich noch nicht abschließend belegt ist.[7]

Anwendungsmöglichkeiten

Aus Wurzel und Kraut wurden Tees, Tinkturen und Absude bereitet, die innerlich zur Unterstützung bei Rheuma und äußerlich bei Hautleiden Einsatz fanden. Heute wird besonders die Wurzel in Form von Tinkturen oder Extrakten bei Borreliose genutzt. Hierzu verwendet man die einjährige Pflanze, sprich die Karde in ihrem ersten Wachstumsjahr, da sie dort noch alle Kraft in der Wurzel gespeichert hält.

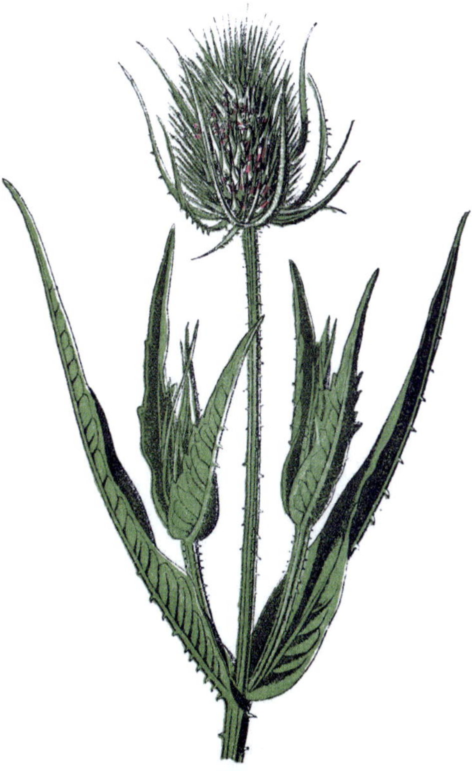

Brauchtum und Mythologie

Die Karde war Pflanze der Weber und Tuchmacher, denn ihre stacheligen Fruchtstände dienten zum Aufrauen von Wolle – daher der Name »Weberkarde«. In der Volksmagie galt das in den Blatttaschen gesammelte Regenwasser als heilkräftig und reinigend; man nannte es auch »Venusbad«. Als stachlige Pflanze stand sie zugleich für Abwehr und Schutz – aufgestellt am Haus sollte sie Unheil und böse Geister fernhalten. In der Signaturenlehre wird der wandernde Blütenring der Karde mit der Wanderröte nach einem Zeckenbiss – rote, wandernde Kreise auf der Haut um den Biss herum – in Verbindung gebracht, einem möglichen Anzeichen einer Borreliose-Erkrankung.

Klettenlabkraut

»Ich löse, was haftet.«

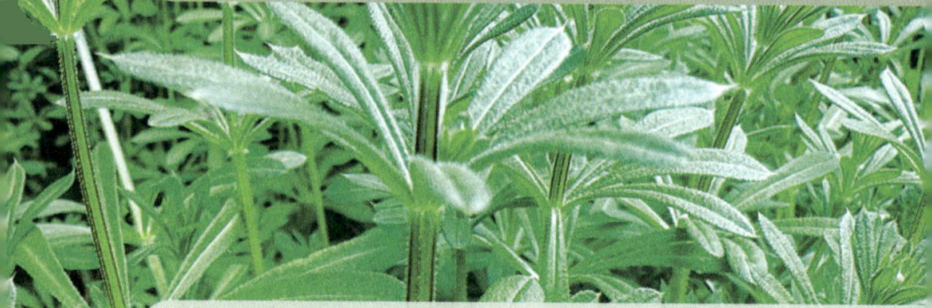

Steckbrief

Botanischer Name: *Galium aparine*

Weitere Namen: Klebkraut, Klabergras, Klebgras, Klimme, Hafta, Wundkraut, Zaunkleber

Familie: Rötegewächse

Sammelzeit: während der Blüte von Mai bis Oktober

Blütenfarbe: weiß

Blattform: quirlständig lanzettlich

Fundorte: Weg- und Waldränder, Äcker, Wiesen, Gärten

Inhaltsstoffe: Cumarine, ätherisches Öl, Kieselsäure, Gerbstoffe, Glykoside, Saponine

Eigenschaften: antibakteriell, entgiftend, harntreibend, fiebersenkend

Anwendungsgebiete: Hautirritationen, Ekzeme, Lymphstau, Frühjahrskuren, Nierenleiden, Blasen- und Harnwegsentzündungen

Verwechslungsgefahr: mit anderen Labkraut-Arten (z. B. Wiesenlabkraut, Waldmeister) – ungiftig

Giftigkeit: ungiftig

Erkennungstipps und Merkmale

Das Klettenlabkraut besitzt einen vierkantigen Stängel und eine sehr rauhe Oberfläche, die – wie bereits angesprochen – von seinen vielen kleinen Widerhaken herrührt. Auf der Zunge fühlt es sich ein bisschen wie Schmirgelpapier an. Daher empfiehlt es sich beim Konsum frischer Blätter, diese direkt mit den Backenzähnen zu zerkauen, statt sie – wie üblich – erst einmal mit der Zunge abzutasten. Der Geschmack ist sehr frisch und salatartig. Die lanzettlichen Blätter sind quirlständig um den Stängel angeordnet, d. h. strahlenförmig vom Stiel geradlinig nach außen strahlend. Diese Blattstruktur haben übrigens alle Labkräuter gemeinsam. Das Klettkraut wächst zwischen 50 bis 150 Zentimeter hoch und bildet am Hauptstängel Achsen, aus denen Seitentriebe herauswachsen. Mit seinen kleinen unscheinbaren weißen Blüten wirkt es eher bescheiden und zurückhaltend. Eine Verwechslungsgefahr besteht lediglich mit anderen ungiftigen Labkräutern.

Ich bin das Klettenlabkraut. ◆ Wer mich kennt, weiß, wie anhänglich ich sein kann. ◆ Mein Körper ist über und über mit feinen Widerhaken gesäumt, die sich an allem und jedem festklammern, der mit mir in Berührung kommt. ◆ Das dient mir zum einen zur Ausbreitung, zum anderen spiegelt es meine besondere Qualität als Heilpflanze wider. ◆ Denn ich löse, was an dir klebt oder ins Stocken geraten ist, körperlich wie auch geistig.

Auch diese Pflanze stellt keine Seltenheit dar unter den heimischen Wildkräutern. Doch zu meinen, diese Pflanze wäre nichts Besonderes, da sie ja überall zu finden ist, wäre ein falsches Urteil. Das Klettenlabkraut gehört tatsächlich mit zu den kraftvollsten Mitteln zur Reinigung von Körper und Geist. Es ist verwandt mit der Kaffeepflanze, die ebenfalls aus der Familie der Rötegewächse stammt. Diese Pflanzenfamilie versteht sich offenbar gut darauf, die Lebenskräfte im Menschen zu wecken!

Haupteinsatzgebiete

Besonders in der Anregung und Unterstützung des Lymphflusses ist das Klettenlabkraut brillant. So wird es seit jeher bei einem schwachem Immunsystem, zu Frühjahrskuren und teils auch in der alternativen Krebstherapie zum Entgiften eingesetzt. Auch in der Behandlung von Hautkrankheiten wie Ekzemen, Ausschlägen und Akne wirkt es hervorragend. Ebenso unterstützt es die Nieren- und den Harnwegsapparat bei der Ausscheidung von »festgehaltenen« Stoffen. Es gehört zur Gruppe der sogenannten Berufkräuter, was aufzeigt, dass es auch auf seelisch-geistiger Ebene bei der Reinigung hilft. Mehr dazu bei Brauchtum und Mythologie.

Anwendungsmöglichkeiten

Das Klettenlabkraut entfaltet die größte Heilwirkung, wenn es als Frischsaft eingenommen wird. Wer keine Presse besitzt, kann alternativ auch einen Smoothie im Mixer zubereiten. Der Frischsaft wirkt stark entgiftend. Weiterhin ist auch das getrocknete Kraut als Tee aufgegossen eine mögliche Einnahmeform. 2–3 Tassen täglich über 14 Tage wären eine gängige Rezeptur für eine Frühjahrskur. Der ausgekochte Sud kann auch in Form von Umschlägen auf die Haut gegeben werden, sollten hier Beschwerden vorliegen.

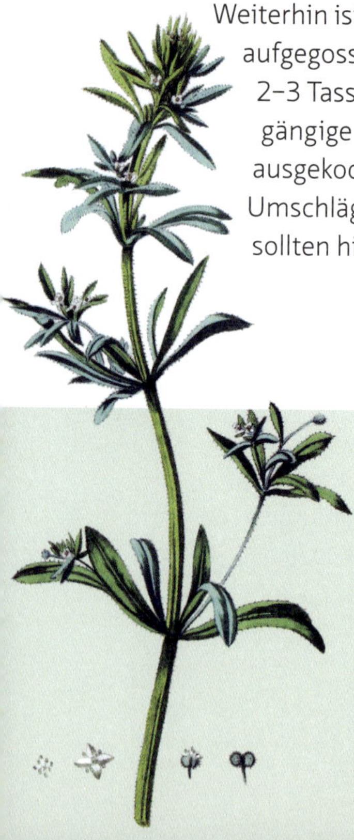

Brauchtum und Mythologie

»Klettkraut, ich winde dich, Schätzchen, ich finde dich. Wenn du willst der Meine sein, tritt vor meinen Augenschein.« Mit diesen Worten wanden die Jungfrauen im Mittelalter bis ins 19. Jh. einen Kranz aus dem Klettenlabkraut, um es sich zur Walpurgisnacht in die Haare zu flechten. Viele Kräuter wurden in solchen Liebeszaubern verwendet. Darüber hinaus nutzte man den Sud des Klettkrauts zur Waschung, zur Klärung der Aura, wenn jemand schlechte Energien mit sich trug. Man sagte auch, der oder diejenige sei berufen gewesen. Daher der Name »Berufkräuter«.

Knoblauchsrauke

»Ich bringe die Würze ins Leben zurück.«

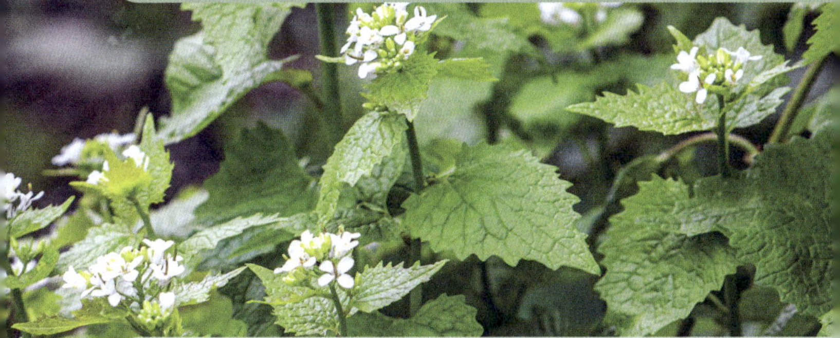

Steckbrief

Botanischer Name: *Alliaria petiolata*

Weitere Namen: Lauchkraut, Knoblauchskraut, Lauchhederich

Familie: Kreuzblütler

Sammelzeit: April bis Juni

Blüten: klein, weiß, vierzählig, in lockeren Trauben

Blattform: herz- bis nierenförmig, grob gezähnt, beim Zerreiben knoblauchartiger Geruch

Fundorte: Waldränder, Hecken, Schuttplätze, halbschattige Plätze

Inhaltsstoffe: Senfölglykoside, ätherisches Öl, Vitamin C, Mineralstoffe

Eigenschaften: antibakteriell, schleimlösend, verdauungsfördernd, harntreibend

Anwendungsgebiete: Würz- und Heilkraut; innerlich bei Husten, Verdauungsbeschwerden, Blutreinigung; äußerlich bei Wunden und Insektenstichen

Verwechslungsgefahr: mit anderen Kreuzblütlern im Rosettenstadium (z. B. Hirtentäschel oder der hochgiftige Schierling), jedoch unverwechselbar durch den deutlichen Knoblauchgeruch

Giftigkeit: Ungiftig, essbar; bei übermäßigem Verzehr leichte Reizungen von Magen und Darm möglich aufgrund der Senföle

Erkennungstipps und Merkmale

Die Knoblauchsrauke verrät sich am ehesten durch den Geruch: Zerreibt man ein Blatt zwischen den Fingern, entfaltet sich sofort das typische Aroma von Knoblauch oder Lauch. Die Blätter sind erst rund und werden weiter oben am Stiel herzförmig mit gekerbtem Rand. Ihre weißen Kreuzblüten stehen in lockeren Trauben. Nach der Blüte bilden sich auffallend schmale, längliche Samenschoten.

Ich bin die Knoblauchsrauke. ◆ Als Frühlingskind bringe ich nach langen Wintern wieder Schwung und Kraft in deine Glieder. ◆ Zwar sind meine Blätter herzförmig, doch zerreibst du sie, zeige ich dir mein wahres Gesicht. ◆ Ein würziger, lauchartiger Duft steigt in die Nase und regt den Appetit an. ◆ Ich bin Würzkraut und Heilkraut zugleich, uralte Weggefährtin des Menschen, nahrhaft und zuverlässig, wenn Atemwege und Verdauung nach Unterstützung rufen. ◆ Mit mir hat der Winterschlaf ein schnelles Ende!

Diese Pflanze erfreut sich bei vielen Pflanzenkundigen großer Beliebtheit, andere wiederum empfinden ihren Geschmack als etwas aufdringlich. Sie ist in jedem Fall eine gute Alternative zum Bärlauch, ist geschmacklich eher Richtung Lauch angesiedelt. Daher auch die Namen »Lauchkraut« oder »Lauchhederich«. Der botanische Name der Knoblauchsrauke *(Alliaria petiolata)* ist wenig speaktulär und bedeutet so viel wie »nach knoblauchriechende gestielte Pflanze«.

Haupteinsatzgebiete

Die Knoblauchsrauke wird traditionell bei Erkältungen, Husten und Bronchialbeschwerden eingesetzt, da sie eine schleimlösende und antibakterielle Wirkung besitzt. Auch die Verdauung profitiert von ihr, denn sie regt den Appetit an und fördert den Stoffwechsel. Äußerlich legte man in der Volksmedizin frische Blätter auf Wunden oder verwendete sie gegen Insektenstiche. Darüber hinaus gilt sie seit Langem als wichtiges Frühlingskraut, das nach dem langen Winter zur »Blutreinigung« dient und den Körper mit frischen Vitaminen und Mineralien stärkt.

Anwendungsmöglichkeiten

Die Knoblauchsrauke kann innerlich als Tee oder frisch kulinarisch genutzt werden – besonders ihre jungen Blätter und Triebspitzen sind weich und schmackhaft. Sie eignet sich als pikante Beigabe zu Kräutersuppen, Frischkäse, Kräuterbutter, -salzen und Salaten. Äußerlich wurden zerquetschte Blätter direkt auf Wunden aufgelegt oder als Breiumschläge zubereitet.

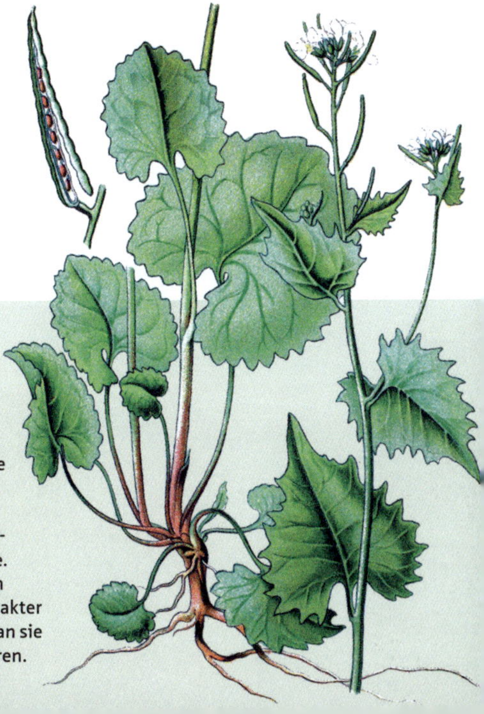

Brauchtum und Mythologie

Die Knoblauchsrauke galt einst ebenfalls als Schutzpflanze gegen Hexerei und böse Geister, ähnlich wie Knoblauch selbst. Im Mittelalter fand sie sich in Klostergärten als vielseitige Heil- und Nahrungspflanze. In der Volksmagie wurde ihr ein reinigender, abwehrender Charakter zugeschrieben, und so legte man sie gern auf Schwellen oder vor Türen.

Große Königskerze

»Ich lehre dich Standhaft- und Aufrichtigkeit.«

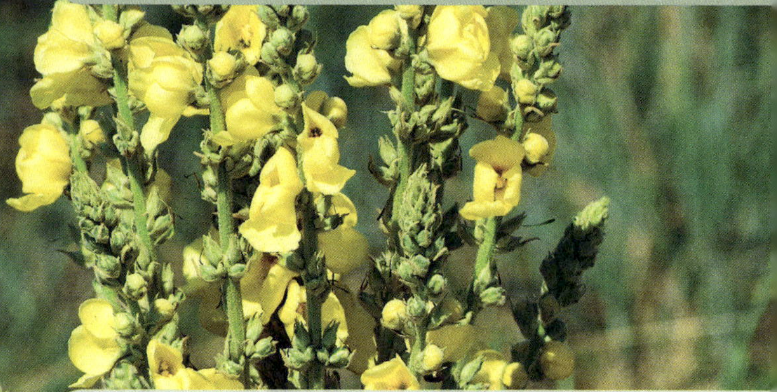

Steckbrief

Botanischer Name: *Verbascum thapsus*

Weitere Namen: Wollblume, Fackelkraut, Himmelsbrand, Marienkerze

Familie: Braunwurzgewächse

Sammelzeit: Juni bis August

Blüten: gelb, fünfzählig, in dichten, kerzenartigen Ähren

Blattform: lanzettlich, groß, weich und wollig behaart, rosettenartig am Boden, später am Stängel sitzend

Fundorte: sonnige Böschungen, Wegränder, Schuttplätze, trockene Wiesen

Inhaltsstoffe: Schleimstoffe, Saponine, Flavonoide, ätherisches Öl

Eigenschaften: auswurffördernd, entzündungshemmend, reizlindernd, schweißtreibend

Anwendungsgebiete: Atemwegserkrankungen (Husten, Bronchitis, Heiserkeit), Hautreizungen, Wunden, Ohrenschmerzen

Verwechslungsgefahr: mit anderen *Verbascum*-Arten – ebenfalls heilkräftig, jedoch unterschiedlich stark wirksam

Giftigkeit: ungiftig

Erkennungstipps und Merkmale

Die Königskerze ist durch ihre Größe und ihren kerzenartigen Blütenstand unverwechselbar. Die bis zu 2 Meter, in Ausnahmefällen sogar 3 Meter hohen Stängel tragen dicht gedrängte goldgelbe Blüten, die sich nach und nach von unten nach oben öffnen. Ihre weichen, filzig behaarten Blätter sind graugrün und fühlen sich wie Samt an. Besonders auffällig ist die kräftige, straffe Mittelachse, die wie eine lebendige Fackel aus der Landschaft herausragt.

Aufrecht und stolz, wie eine Fackel am Wegrand,
steh ich da und wach sorgsam über Felder und Land.
Mein Blüten öffn' ich in der Morgensonne,
gelbgold leuchtend verströme ich wärmende Wonne.
Im Pflanzenreich bin ich mit Königin,
seit Jahrhunderten ist das mein Lebenssinn.
Als Heilerin löse ich Enge im Brustraum,
meine Blätter sind filzig behaart voller Flaum.
Wenn Schatten dich niederzudrücken versuchen,
greif nach mir und wir werden stets Siege verbuchen.
Des Nachts tanzen Elfen im Mondesscheinlicht,
um mein Zepter aus Blüten, bis der Morgen anbricht.

Die Herkunft des Gattungsnamens *Verbascum* ist nicht eindeutig geklärt. Vermutlich leitet es sich vom lateinischen Wort »barbascum« ab, was von »barba« = »Bart« kommt, was wiederum ein Hinweis auf die stark behaarten, wolligen Blätter der Königskerze sein könnte. Manche Forscher sagen, *verbascum* käme vom lateinischen Begriff »verbena«, ein Titel, der für viele damalige Heilkräuter, die zeremoniell in religiösen Riten Einsatz fanden, verwendet wurde. Der Name der Art, *thapsus,* bezieht sich vermutlich auf eine räumliche Region in Sizilien oder Nordafrika, wo die Pflanze üppig vertreten ist bzw. war.

Haupteinsatzgebiete

Die Königskerze ist ein altes Husten- und Lungenheilmittel. Ihre Schleimstoffe legen sich wie ein Schutzfilm über die gereizten Schleimhäute, lindern Reizungen und erleichtern das Abhusten von Schleim. Traditionell wird sie bei trockenem Husten, Bronchitis, Keuchhusten und Heiserkeit eingesetzt. Ihre entzündungshemmenden Eigenschaften helfen auch bei Hals- und Rachenentzündungen. Äußerlich wird sie bei Hautreizungen, leichten Verbrennungen und Wunden genutzt und mit Öl ausgezogen gilt sie seit Jahrhunderten als Hausmittel bei Ohrenschmerzen.

Anwendungsmöglichkeiten

Innerlich wird die Königskerze vor allem als Tee aus den Blüten genutzt, oft in Hustenteemischungen. Ihre milden Wirkstoffe eignen sich auch für Kinder und ältere Menschen. Ein Blütenöl (»Königskerzenöl«) wird bei Ohrenschmerzen in die Ohrmuschel geträufelt oder äußerlich angewendet. Als Badezusatz, der aus Blüten, Blättern und Wurzeln besteht, hilft sie bei Erkältungen und Muskelverspannungen.

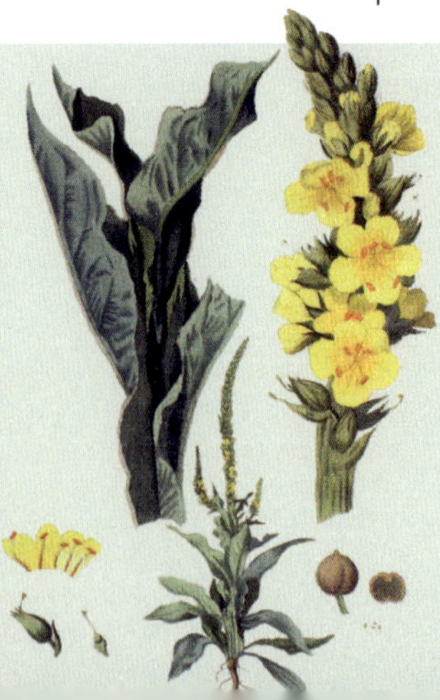

Brauchtum und Mythologie

Die Königskerze galt seit jeher als Licht- und Schutzpflanze. Schon die Germanen nutzten sie als »Fackel«, indem sie die getrockneten Stängel in Harz oder Pech tauchten und entzündeten. In der Volksmagie wurde sie gegen böse Geister, Dämonen und Hexerei verbrannt. Sie galt auch als Wetterpflanze – ihre aufrechte Gestalt sollte Gewitter abwehren und Haus und Hof schützen. Im Christentum wurde sie zur »Marienkerze« und spielte in Prozessionen eine Rolle. In der Signaturenlehre deutet ihre aufrechte, kerzenartige Gestalt auf ihre Bestimmung hin: Licht und Atem zu bringen, den Menschen zu erheben und ihm Kraft zu verleihen.

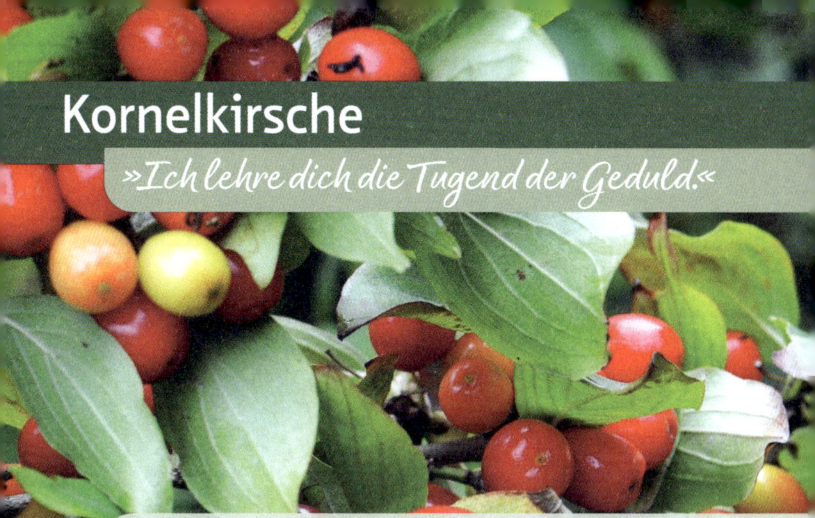

Kornelkirsche

»Ich lehre dich die Tugend der Geduld.«

Steckbrief

Botanischer Name: *Cornus mas*

Weitere Namen: Dirndlstrauch, Herlitze, Dirlitze, Hornstrauch, Gelber Hartriegel

Familie: Hartriegelgewächse

Sammelzeit: Früchte ab August bis Oktober

Blüten: goldgelb, klein, in kugeligen Dolden, erscheinen sehr früh (Februar bis März)

Blattform: eiförmig bis elliptisch, ganzrandig, gegenüberstehend, kräftig grün

Früchte: länglich, kirschähnlich, zuerst grün, später dunkelrot

Fundorte: lichte Wälder, Hecken, sonnige und warme Hänge, kalkhaltige Böden

Inhaltsstoffe: Gerbstoffe, Vitamin C, Anthocyane, organische Säuren, Pektin

Eigenschaften: adstringierend, entzündungshemmend, fiebersenkend, vitaminreich

Anwendungsgebiete: Magen-Darm-Beschwerden, Fieber, Stärkungsmittel, Vitaminquelle

Verwechslungsgefahr: mit anderen Hartriegelarten, diese gelten als ungenießbar, sind aber nicht toxisch

Giftigkeit: ungiftig; Früchte nur im reifen Zustand genießbar, unreif sehr sauer und adstringierend

Erkennungstipps und Merkmale

Die Kornelkirsche wächst als Strauch oder Baum mit bis zu einer Höhe von 8 Meter. Sie ist besonders leicht, ähnlich der Schlehe, an ihrer frühen Blütezeit zu erkennen: Schon im Spätwinter, noch vor dem Blattaustrieb, überzieht sie Hecken und Sträucher mit goldgelben Blütendolden. Ihre länglichen, kirschroten Früchte reifen sehr spät und hängen oft noch, wenn das Laub schon gefallen ist. Der Strauch wächst sehr dicht und verzweigt, die Rinde alter Bäume zeigt charakteristische, rissige Platten.

Ich bin die Kornelkirsche. ◆ Schon sehr früh im Jahr, wenn die Natur noch grau und kahl erscheint, leuchte ich in hellem Gelb auf. ◆ Lange bevor die Obstbäume blühen, öffne ich meine Blüten und kündige den Frühling an. ◆ Doch mit meinen Früchten lasse ich mir Zeit – erst wenn der Sommer vergeht, schenke ich dir mein tiefrotes, süßes Fleisch, das nur der zu kosten bekommt, der sich in Geduld übt. ◆ Ich bin ein Baum der Ausdauer, ein stiller Begleiter der Menschen seit Jahrtausenden – in Speise, in Medizin und Brauchtum.

Der botanische Name *(Cornus mas)* stammt aus dem Lateinischen und setzt sich zusammen aus »cornus« = »Horn« und »mas« = »männlich, kräftig«. Beide Wörter sind Anspielungen auf das besonders harte Holz der Kornelkirsche, welches gern zur Fertigung von Spezialteilen verwendet worden ist.

Haupteinsatzgebiete

Die Kornelkirsche wird in der Volksmedizin vor allem als Stärkungsmittel genutzt. Ihre Früchte sind reich an Vitamin C und werden frisch gegessen oder zu Mus, Marmelade und Saft verarbeitet – besonders hilfreich bei Erkältungen und geschwächter Abwehr. Durch ihre adstringierende Wirkung helfen sie auch bei Durchfall und Magen-Darm-Beschwerden. Rinde und Blätter können äußerlich angewendet werden bei entzündeten Hautstellen.

Anwendungsmöglichkeiten

Die Kornelkirsche bietet vielfältige Anwendungsmöglichkeiten. Ihre Früchte lassen sich vollreif roh genießen oder zu Marmelade, Kompott, Saft, Likör und sogar Trockenfrüchten verarbeiten. Medizinisch nutzt man sie in Form von Sirup oder Tee, die traditionell bei Fieber und Verdauungsstörungen Linderung verschaffen. Auch äußerlich finden Absude aus Rinde oder Blättern Verwendung, etwa zur Behandlung von Hautentzündungen. Darüber hinaus schätzte man seit jeher ihr besonders hartes Holz, das für Werkzeugstiele, Speere und feine Drechselarbeiten genutzt wurde.

Tipp: Nur reife Kirschen sammeln! Die Früchte müssen dunkelrot sein, sehr weich und von allein vom Baum fallen. Andernfalls sind sie sehr sauer und voller Gerbstoffe. Entweder sie werden direkt vom Boden gesammelt oder man nimmt einen umgedrehten Regenschirm, schüttelt am Baum und fängt so die herabfallenden reifen Kornelkirschen!

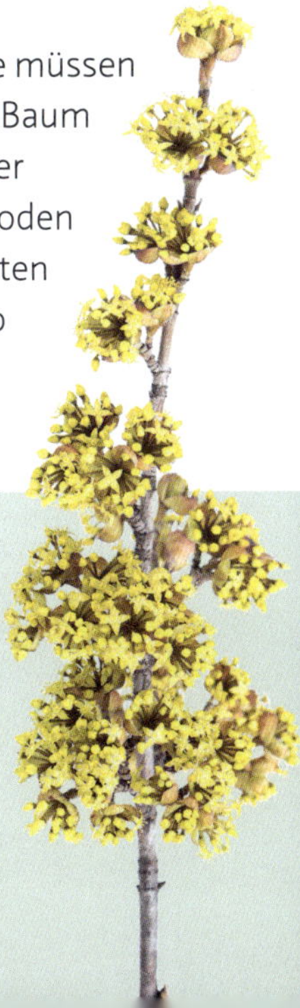

Brauchtum und Mythologie

Die Kornelkirsche gilt seit der Antike als heiliger Strauch der Beständigkeit. In Griechenland und Rom war ihr extrem hartes Holz begehrt – Odysseus soll seinen Bogen aus Kornelholz besessen haben. Bei den Römern wurden ihre Früchte als Delikatesse in Essig eingelegt. Im Volksglauben Mitteleuropas war sie ein Frühjahrsbote, der das Leben nach dem Winter neu erweckt. In manchen Regionen pflanzte man Kornelkirsch-Sträucher an Hofeingängen, da sie als Haus- und Schutzbaum fungierten. Ihre Früchte galten als Symbol für Geduld: »Gut Ding will Weile haben.« Erst nach monatelanger Reife zeigen sie ihre Süße.

Linde

»Ich öffne dich für die Liebe der Gemeinschaft.«

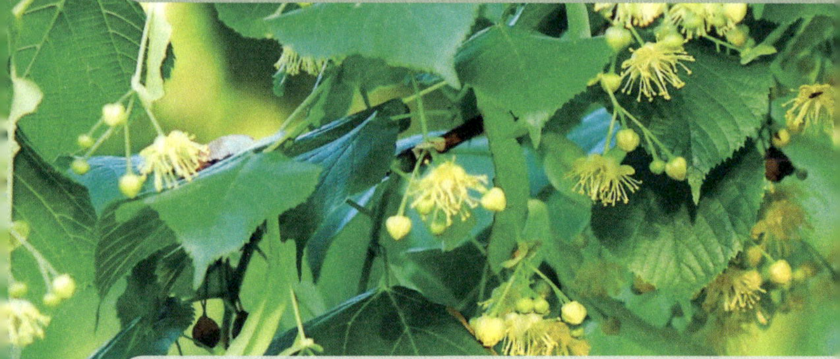

Steckbrief

Botanischer Name: *Tilia cordata* (Winterlinde), *Tilia platyphyllos* (Sommerlinde)

Weitere Namen: Dorflinde, Gerichtslinde, Tanzlinde, Herzbaum

Familie: Malvengewächse

Sammelzeit: Blätter: von Mai bis Juli; Blüten: von Juni bis Juli; Samen: von Juli bis August

Blüten: klein, gelblich-weiß, duftend, in Trugdolden, Blütezeit Juni bis Juli

Blattform: herzförmig, gezähnt, charakteristisch für die Symbolik der Liebe

Fundorte: Dorfplätze, Gärten, Alleen, Wälder in Europa und Asien

Inhaltsstoffe: Flavonoide, Schleimstoffe, ätherisches Öl, Gerbstoffe

Eigenschaften: beruhigend, schweißtreibend, entzündungshemmend, krampflösend

Anwendungsgebiete: bei Erkältungen, Husten, Fieber, nervöser Unruhe, Schlafstörungen, Herzängsten

Verwechslungsgefahr: kaum gegeben, die herzförmigen Blätter mit schiefem Blattgrund sind charakteristisch

Giftigkeit: ungiftig, traditionell als Heil- und Genussmittel geschätzt

Erkennungstipps und Merkmale

Die Linde ist durch ihre große, ausladende Krone unverwechselbar. Herzförmige Blätter, die weich und fein gezähnt sind, kennzeichnen sie. Ihre Blüten verströmen im Sommer einen süßen, betörenden Duft, der weithin wahrnehmbar ist und zahlreiche Bienen anlockt. Wer sein Auto während der Blütezeit unter ihr parkt, der kann sich über eine verklebte Windschutzscheibe »freuen«. Sie erreicht Größen zwischen 20–40 Meter.

Ich bin die Linde. ◆ Unter meinem Blätterdach fanden sich seit jeher die Menschen zusammen – zu Rat, Gericht und Tanz. ◆ Ich bin eine Hüterin der Gemeinschaft, ein Baum des Friedens und der Herzenswärme. ◆ Meine Blüten schenken heilsamen Duft, meine Krone birgt Schutz, mein Wesen lädt dich ein, dich zu öffnen und Geborgenheit zu spüren. ◆ Wer mir lauscht, findet Trost und Sanftmut – ich bin ein Baum des Herzens, der dich lehrt, loszulassen und dich getragen zu wissen.

Die Linde hat es als einziger »klassischer« Baum in dieses Buch geschafft, und das hat natürlich seine Bewandtnis. Die Linde »lindert«, sie hat so eine weiche Ausstrahlung und eine so enge, uralte Verbindung zum Menschen. So tragen viele Orte »Linde« in ihrem Namen, wie z. B. Lindau, Linden, Lindlar, Lindern. Denn früher waren Dorflinden zentrale Treffpunkte. Ihr botanischer Name *(Tilia)* leitet sich vermutlich vom Griechischen »ptilon« = »Flügel« ab, in Anspielung auf das auffällige Tragblatt, das die Samen wie kleine Flügelchen durch die Luft trägt. Der Beiname *cordata* bedeutet »herzförmig« und weist auf die charakteristischen Blätter hin.

Haupteinsatzgebiete

Die Lindenblüte ist ein klassisches Heilmittel bei Erkältungen und grippalen Infekten. Als Tee wirkt sie schweißtreibend, beruhigend und krampflösend. Sie lindert Husten, Fieber und unterstützt einen erholsamen Schlaf. Auch bei nervöser Unruhe, Herzängsten und stressbedingten Beschwerden findet sie Anwendung.

Äußerlich wurde sie für Waschungen bei Hautentzündungen genutzt.

Anwendungsmöglichkeiten

Die Linde lässt sich vielseitig anwenden: Ein Tee aus den getrockneten Blüten wirkt wohltuend bei Erkältungen, Unruhe oder Schlafproblemen. Bäder und Umschläge entfalten eine beruhigende und heilungsfördernde Wirkung bei Hautreizungen oder nervöser Anspannung. In der Volksmedizin wurden Lindenblüten vor allem als »Schwitztee« bei Fieber geschätzt, um die Selbstheilungskräfte zu mobilisieren und den Krankheitsverlauf zu verkürzen. Sie macht sich aber auch hervorragend im Salat. Die jungen Blätter sind wie alle Malvengewächse sehr mild im Geschmack und lassen sich daher auch kulinarisch prima verwenden!

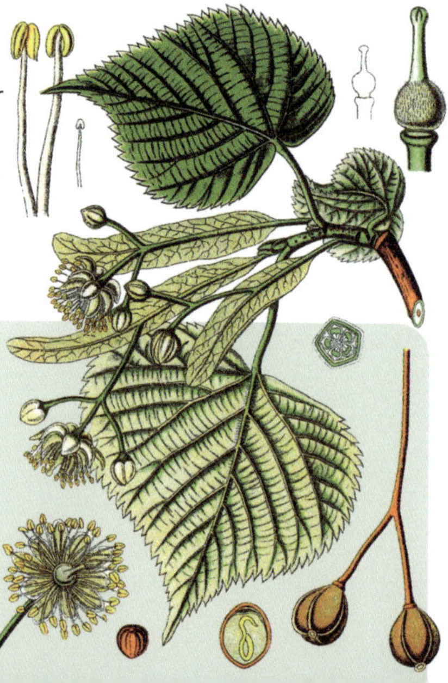

Brauchtum und Mythologie

Die Linde ist seit alten Zeiten ein heiliger Baum der Germanen und Slawen, Symbol der Liebe, Weiblichkeit und Gemeinschaft. Unter Linden wurden Feste gefeiert, Gericht gehalten und Tänze aufgeführt. Sie galt als Sitz guter Geister, als Friedensbaum und als Schutzbaum des Dorfes.

Löwenzahn

»Ich sprenge alte Ketten und zeige dir, dass wahre Kraft nur aus der Tiefe kommt.«

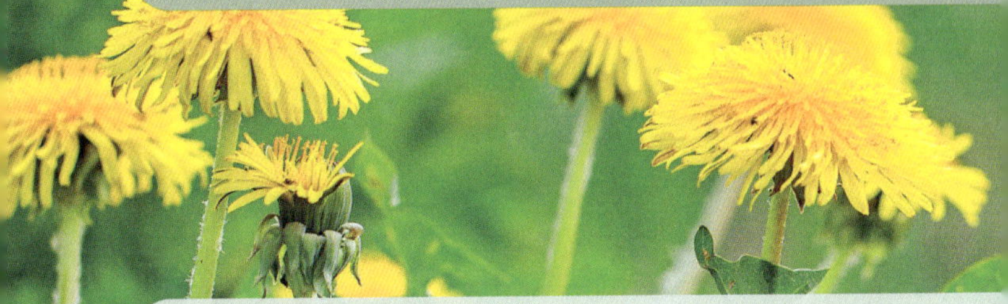

Steckbrief

Botanischer Name: *Taraxacum officinale*

Weitere Namen: Pusteblume, Bettseicher, Bettbrunzer, Kuhblume, Milchblume, Schmalzblümli

Familie: Korbblütler

Sammelzeit: März bis Oktober

Blüten: leuchtend gelb, Korbblüten, blühen von März bis Oktober, später kugelige Pusteblume mit Fallschirmchen (Achänen mit Pappus)

Blattform: grundständige Rosette, tief gezähnt, saftig grün

Fundorte: Wiesen, Gärten, Wege, Mauerritzen – fast weltweit verbreitet

Inhaltsstoffe: Bitterstoffe (Taraxacin), Inulin, Flavonoide, Kalium, Vitamin A, C, K

Eigenschaften: harntreibend, stoffwechselanregend, leberstärkend, verdauungsfördernd, blutreinigend

Anwendungsgebiete: Verdauungsprobleme, Leber- und Gallebeschwerden, Frühjahrskuren, Rheuma, Hautprobleme

Verwechslungsgefahr: mit dem Ferkelkraut, dem Hainsalat und dem Herbstlöwenzahn – alle ungiftig, aber weniger heilkräftig

Giftigkeit: ungiftig, in allen Teilen essbar

Erkennungstipps und Merkmale

Der Löwenzahn bildet eine Rosette aus tief eingeschnittenen, gezähnten Blättern (daher der deutsche Name »Löwenzahn«). Er wächst zwischen 10–40 Zentimeter hoch und besitzt einen hohlen Stiel. Sein bevorzugtes Terrain sind humusreiche, stickstoffhaltige Böden mit viel Sonneneinstrahlung. Die Blüten sind goldgelbe Körbchen, die sich zur Mittagszeit öffnen und abends wieder schließen. Nach der Blüte verwandeln sich die Köpfe in die bekannte Pusteblume: kugelige Schirmchen, die der Wind forträgt. Typisch ist auch der weiße Milchsaft in allen Pflanzenteilen.

Ich bin der Löwenzahn. ◆ Manche nennen mich Unkraut, doch in Wahrheit bin ich eine der großen Heilerpflanzen unserer Erde. ◆ Mit meinen goldgelben Sonnenblüten öffne ich dein Herz und wecke Lebensfreude. ◆ Meine Blätter, scharf gezähnt wie ein Löwengebiss, stärken deinen Körper und reinigen dein Blut. ◆ Meine Wurzeln dringen tief in die Erde, tanken Kraft aus dem Verborgenen und verschenken diese Energie an jeden, der sie benötigt. ◆ Ich helfe dir, Altes loszulassen und mit frischem Mut voranzuschreiten!

Der botanische Name *Taraxacum officinale* trägt bereits die Heilbotschaft des Löwenzahns in sich. Taraxacum leitet sich vermutlich aus dem Griechischen »taraxis« (Entzündung, Augenkrankheit) und »akeomai« (heilen) ab und bedeutet sinngemäß also so viel wie »Entzündungsheiler«. Der zweite Teil, *officinale,* weist auf den offiziellen Rang der Pflanze in der Klostermedizin hin: »offizinell« (arzneilich) bedeutet, dass der Löwenzahn von alters her in den Apotheken und Klostergärten als anerkannte Heilpflanze geführt wurde.

Haupteinsatzgebiete

Der Löwenzahn gilt als eine der bedeutendsten Frühjahrskur-Pflanzen. Er fördert die Verdauung, regt die Galle- und Leberfunktion an und wird traditionell bei Rheuma, Hautproblemen und Stoffwechselstörungen eingesetzt. Als Tee oder Presssaft wirkt er blutreinigend, harntreibend und stärkend. Auch die Blätter sind reich an Vitaminen und Mineralstoffen – eine wertvolle Wildsalat-Pflanze.

Anwendungsmöglichkeiten

Die Anwendungsmöglichkeiten des Löwenzahns sind äußerst vielseitig: Ein Tee aus den Wurzeln oder Blättern wird zur Unterstützung von Leber und Galle sowie bei Verdauungswidrigkeiten getrunken. Die jungen Blätter eignen sich hervorragend als Frischkost im Salat, im Smoothie oder als herzhafter Spinatersatz. Die geröstete Wurzel diente lange Zeit als aromatischer Kaffeeersatz, besonders geschätzt bei Leberleiden. Äußerlich wird der weiße Milchsaft direkt auf die Haut getropft, um Warzen zu behandeln. In der Volksmedizin galt der Löwenzahn zudem als wichtiges Frühlingskraut für eine reinigende Kur, die den Stoffwechsel anregt und das Blut erneuert.

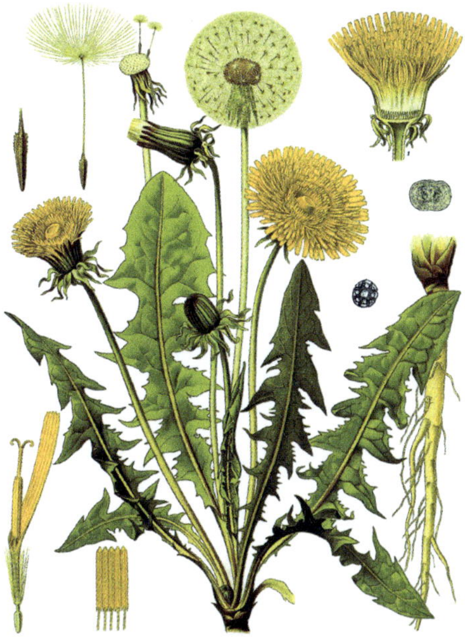

Brauchtum und Mythologie

Der Löwenzahn war schon im Mittelalter ein Sinnbild für Lebenskraft und Erneuerung. Seine goldene Blüte stand für die Sonne, die Pusteblume für das Loslassen, für Wünsche und die Seele, die in die Welt getragen werden. In der Signaturenlehre weist seine tiefe Pfahlwurzel auf Standhaftigkeit hin und die Kraft, fest im Leben zu stehen, während seine Schirmchen an Hingabe, Freiheit und die Kunst des Wandels erinnern.

Mädesüß

»Ich versöhne den Schmerz mit kühlender Süße.«

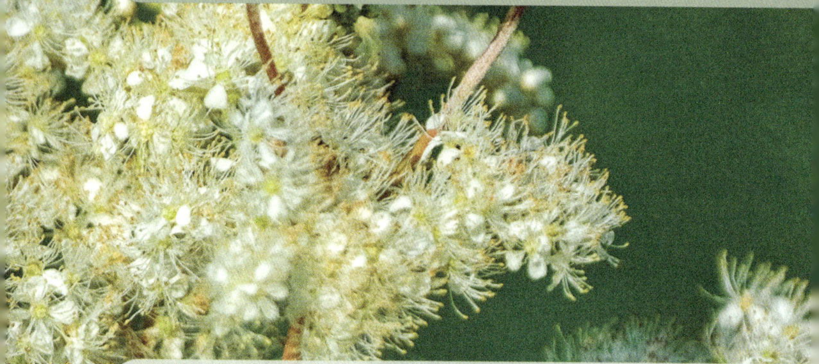

Steckbrief

Botanischer Name: *Filipendula ulmaria*

Weitere Namen: Wiesenkönigin, Spierstaude, Immenkraut, Geißbart, Wiesengeißbart

Familie: Rosengewächse

Sammelzeit: Juni bis August

Blüten: cremeweiß, klein, in dichten, rispenartigen Trugdolden, auffallend duftend

Blattform: wechselständig, unpaarig gefiedert, mit großen eiförmigen Endblättern, unterseits grau behaart

Fundorte: feuchte Wiesen, Bach- und Flussufer, Gräben, Auenwälder

Inhaltsstoffe: Salicylsäure-Verbindungen, Flavonoide, Gerbstoffe, ätherisches Öl

Eigenschaften: schmerzlindernd, fiebersenkend, entzündungshemmend, adstringierend, harntreibend

Anwendungsgebiete: Rheuma, Gelenkbeschwerden, Fieber, Erkältungen, Kopfschmerzen, Blasen- und Nierenleiden

Verwechslungsgefahr: mit der *Filipendula vulgaris* (Kleine Wiesenknopf-Spierstaude) – ungiftig

Giftigkeit: ungiftig, gut verträglich – nicht anwenden bei Salicylat-Allergie

Erkennungstipps und Merkmale

Das Mädesüß ist durch seine üppigen, cremeweißen Blütendolden unverkennbar. Der süße, mandelartige Duft ist charakteristisch. Die Blätter sind auffällig gefiedert, oft klitzekleine Blättchen entlang des Stiels, aber mit großen Endblättern, die an Ulmenblätter erinnern. Der Stiel ist meist rötlich gefärbt. Die Pflanze bevorzugt feuchte Standorte und wächst oft in großen Beständen.

Ich bin das Mädesüß. ◆ Meine Blüten duften honigsüß und schweben wie weiße Wolken über feuchten Sommerwiesen. ◆ In mir vereinen sich Süße und Heilkraft: Wo Entzündung lodert, bringe ich Kühlung. ◆ Wo Schmerz den Körper quält, lindere ich ihn sanft. ◆ Meine Blüten schwingen im Wind, als wollten sie an das Leichte erinnern – an die Harmonie, die jenseits der schweren Gedanken auf dich wartet. ◆ Ich bin eine Pflanze der Versöhnung, der Heilung und des Friedens.

Filipendula setzt sich aus dem lateinischen »filum« = »Faden« und »pendulus« = »hängend« zusammen und verweist auf die besondere Wurzelbildung: Kleine knollige Verdickungen hängen wie Perlen an feinen Fäden herab. Der Name der Art *ulmaria* bezieht sich auf die Blattform. Die Blätter des Mädesüß erinnern in ihrem Umriss an jene der Ulme *(Ulmus)*, weshalb die Pflanze im wissenschaftlichen Namen mit der Ulme in Verbindung gebracht wird.

Haupteinsatzgebiete

Das Mädesüß gilt als »pflanzliches Aspirin«: Seine Salicylverbindungen lindern Schmerzen und wirken fiebersenkend, ohne den Magen so stark zu reizen wie synthetische Präparate. Es wird traditionell bei Kopfschmerzen, Rheuma, Gelenkleiden und Erkältungen eingesetzt. Auch bei Harnwegsinfekten leistet es durch seine harntreibende und entzündungshemmende Wirkung gute Dienste. Früher wurde es außerdem als Aromapflanze für Met und Bier genutzt, was auch zu seinem deutschen Namen »Mädesüß« beigetragen haben könnte.

Anwendungsmöglichkeiten

Mädesüß kann als Tee aus Blüten und Blättern zubereitet werden, besonders bei fieberhaften Erkältungen, Kopf- oder Gelenkschmerzen. Tinkturen und Extrakte werden in der Pflanzenheilkunde häufig genutzt. In der Volksmedizin verwendete man es auch äußerlich in Waschungen oder Bädern gegen entzündete Haut und Gliederschmerzen.

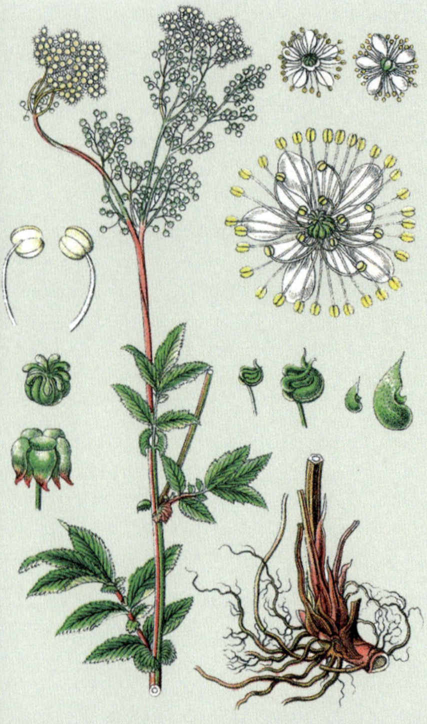

Brauchtum und Mythologie

Im Volksglauben galt Mädesüß als Pflanze der Freude und Harmonie. Es war der germanischen Göttin Freya geweiht, Symbol der Liebe und Sinnlichkeit. Keltische Druiden haben diese Pflanze den Göttern geweiht aufgrund iher großartigen Heilkräfte. Im Mittelalter fand sie Eingang in Hochzeitsbräuche: Mädesüß-Blüten schmückten festliche Räume, um Glück und Süße in die Ehe zu bringen. Sein süßer Duft galt zudem als reinigend und schützend.

Mariendistel

»Ich bin die Patronin deiner Leber.«

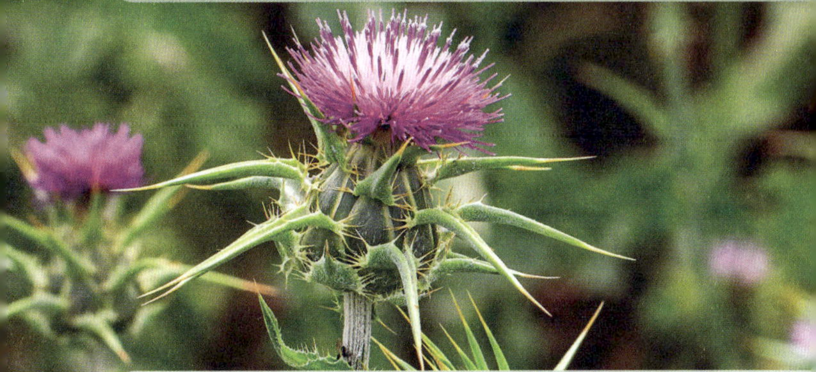

Steckbrief

Botanischer Name: *Silybum marianum*

Weitere Namen: Krone Christi, Stechkraut, Frauendistel, Magendistel, St. Marienkraut

Familie: Korbblütler

Sammelzeit:
Blätter: April bis Juni;
Blüten: Juni bis August;
Samen/Früchte: August bis Oktober (Hauptsammelgut)

Blütenfarbe: purpurrot bis violett

Blattform: groß, länglich bis elliptisch, glänzend grün mit weißen Adern und kräftigen Dornen

Fundorte: trockene Wiesen, Wegränder, Weinberge, Schuttplätze; ursprünglich Mittelmeerraum, heute weltweit verbreitet

Inhaltsstoffe: Silymarin-Komplex (Flavonolignane), Bitterstoffe, Eiweiß, Öl

Eigenschaften: leberschützend, regenerierend, antioxidativ, entgiftend, galleanregend

Anwendungsgebiete: Leber- und Gallenleiden, Entgiftung, Verdauungsschwäche, Rekonvaleszenz nach Alkohol- oder Medikamentenschäden

Verwechslungsgefahr: mit anderen Disteln, aber die weiß gezeichneten Blätter sind einzigartig

Giftigkeit: ungiftig

Erkennungstipps und Merkmale

Die Mariendistel ist unverkennbar: Ihre großen, stacheligen Blätter tragen auffällige weißlich marmorierte Zeichnungen. Der Blütenkopf ist kugelig, purpurfarben und von kräftigen Hüllblättern mit langen, gebogenen Dornen umgeben. Eine majestätische Erscheinung, die gleichermaßen Schutz und Schönheit ausstrahlt.

Ich bin die Mariendistel. • Meine kräftigen, stacheligen Blätter erzählen von Wehrhaftigkeit, doch in meinen Adern fließt Sanftmut und Heilung. • Mit meinem weißen Milchsaft, der vom heiligen Busen Marias auf mich getropft sein mag, trage ich das Siegel der göttlichen Mutter. • Ich stehe den Schwachen bei und schenke der Leber, dem Tor zwischen Himmel und Erde im menschlichen Körper, die Kraft zur Regeneration. • Wo Bitterkeit sich in dir festsetzt, bringe ich Vergebung und Klarheit. • Meine Dornen lehren dich, Grenzen zu ziehen, und meine Blüte dennoch ein Herz voller Güte zu bewahren.

Der botanische Name der Mariendistel ist reich an Geschichte und Symbolik. *Silybum* ist ein bereits in der Antike gebrauchter Name für Disteln, der schon von Dioskurides – dem berühmten griechischen Arzt und Pharmakologen – erwähnt wurde. Damit knüpft die Pflanze an eine sehr alte Tradition an, in der Disteln nicht nur als schützende, sondern auch als heilkräftige Pflanzen gesehen wurden. *Artepitheton marianum* (Name der Art) verweist auf eine christliche Legende: Es heißt, dass die weißen Adern und Flecken auf den Blättern der Mariendistel von Tropfen der Muttermilch der Jungfrau Maria herrühren, die auf die Pflanze gefallen seien, als sie das Christuskind stillte. So wurde die Distel zur »heiligen Pflanze Marias« erhoben, deren Kräfte reinigend, schützend und stärkend wirken sollen.

Haupteinsatzgebiete

Die Mariendistel ist die klassische Heilpflanze für die Leber. Ihr Wirkstoffkomplex Silymarin schützt die

Leberzellen, fördert deren Neubildung und wirkt stark antioxidativ. Sie wird bei Leberentzündungen, Fettleber, Leberzirrhose oder nach Gift- und Medikamentenschäden eingesetzt. Auch die Galle profitiert, da ihre Sekretion angeregt wird. Im weiteren Sinn wirkt die Pflanze klärend, stärkend und unterstützend für alle Entgiftungsprozesse des Körpers.

Anwendungsmöglichkeiten

Mariendistelsamen werden in Kapselform, als Tee oder in Tinkturen eingenommen. Am wirksamsten sind standardisierte Extrakte mit Silymarin. Tee aus zerstoßenen Samen eignet sich zur Unterstützung von Leber und Galle, muss jedoch längere Zeit eingenommen werden, da sich die Wirkung langsam entfaltet. Traditionell wurden die jungen Blätter – von den Stacheln befreit – auch als Gemüse gegessen.

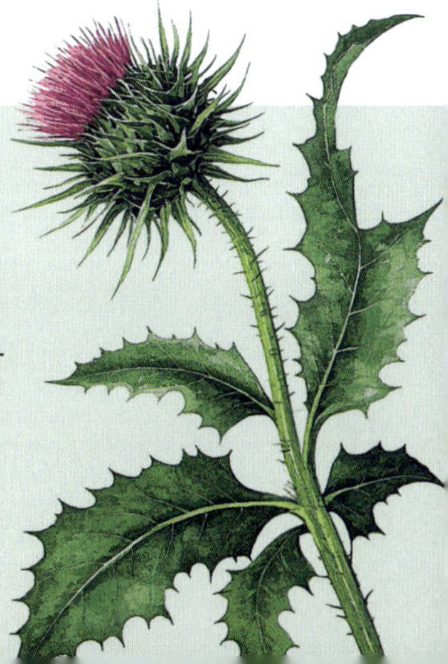

Brauchtum und Mythologie

Die Mariendistel wird spätestens seit dem Mittelalter mit der Jungfrau Maria verbunden. Ihre weiß geäderten Blätter galten als Zeichen himmlischen Segens und Schutzes. Sie wurde als »Schutzpflanze der Mütter« verehrt, weil sie mit Fruchtbarkeit, Milchfluss und der regenerativen Kraft der Leber assoziiert war. Symbolisch steht sie für die Verbindung von Wehrhaftigkeit (Dornen) und Fürsorge (Heilkraft). In der Signaturenlehre deutet man ihre Stacheligkeit als Hinweis auf Schutzfunktionen und die marmorierten Blätter als Sinnbild für »gezeichnete« oder belastete Lebern, die durch die Pflanze Heilung erfahren.

Meisterwurz

»Ich gebe dir die Kraft, dich selbst zu meistern.«

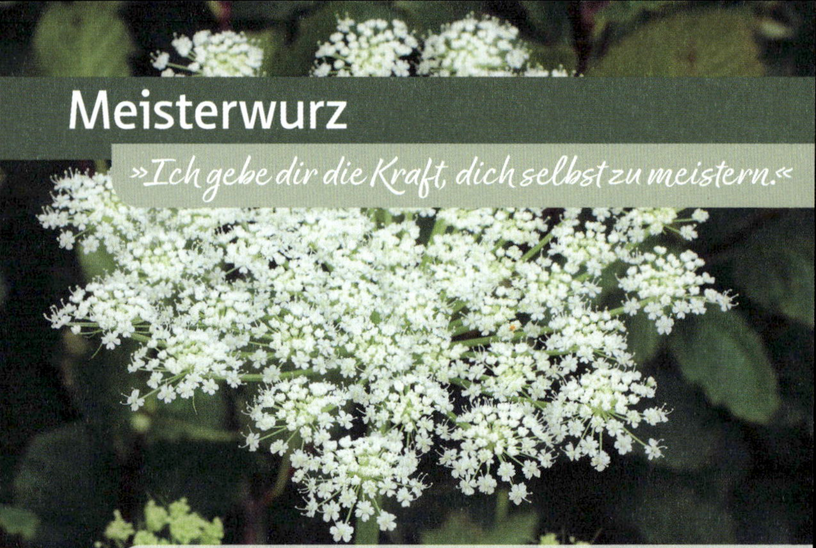

Steckbrief

Botanischer Name: *Peucedanum ostruthium*

Weitere Namen: Imperatoria, Kaiserwurzel, Darm-, Natter-, Bären-, Mutter-, Gichtwurz

Familie: Doldenblütler

Sammelzeit: Juni bis August

Blüten: weiße Doldenblüten

Blattform: groß, rundlich, stark gezähnt, sattgrün

Fundorte: feuchte Bergwiesen, Bachufer, Alpen und Voralpen (besonders Tirol, Bayern, Schweiz)

Inhaltsstoffe: Ätherisches Öl, Bitterstoffe, Cumarine, Harze

Eigenschaften: appetitanregend, auswurffördernd, verdauungsfördernd, schleimlösend, entzündungshemmend, stärkend, antibakteriell, entgiftend

Anwendungsgebiete: Atemwegserkrankungen, Magen- und Verdauungsbeschwerden, Appetitlosigkeit, Schwächezustände, Erkältungen, Infekte, Rheuma

Verwechslungsgefahr: siehe Seite 133

Giftigkeit: ungiftig bei mäßigem Verzehr; hoch dosiert können Cumarine Kopfweh oder Schwindel auslösen

Erkennungstipps und Merkmale

Die Meisterwurz wächst kräftig und stattlich bis zu 120 Zentimeter hoch ab einer Höhe von 800 Metern, bevorzugt auf feuchten, humusreichen Böden. Ihre markanten, handförmig geteilten Blättern stehen auf langen Stielen. Die weißen Blütendolden erscheinen im Hochsommer und erinnern an andere klassische Doldenblütler, sind jedoch vergleichsweise großflächig und leicht gewölbt. Charakteristisch ist die dicke, aromatisch duftende Wurzel – sie ist das eigentliche Heilorgan und riecht würzig-bitter.

Ich bin die Meisterwurz, eine Pflanze der Berge und Höhen. • In mir trage ich das Wissen und die Weisheit um die innere Stärke und Selbstermächtigung. • Wo Krankheit oder Schwäche den Menschen niederdrücken, schenke ich Rückhalt und vermittle Mut, Klarheit und Widerstandskraft. • Seit Jahrhunderten gelte ich als Allheilmittel der Alpen, als Schutzkraut und als Wurzel der inneren Aufrichtung. • Mit mir lernst du, den Meister in dir selbst zu finden.

Diese Pflanze ist ein weiterer großer Schatz der Natur. Nicht ohne Grund trägt sie eine stattliche Menge an Namen, die ihren hohen medizinischen, gesellschaftlichen wie kulturellen Stellenwert zum Ausdruck bringen. Der Gattungsname *Peucedanum* ist griechisch und bedeutet »kiefernartige Pflanze«, was sich auf den intensiven harzigen Geruch der Wurzel bezieht. Ostruthium ist sowohl griechisch als auch lateinisch und heißt so viel wie »Bitterwurz« oder »stark riechende Wurzel«.

Vorsicht!

Verwechslungsgefahr mit giftigen Doldenblütlern (z. B. Schierling) – daher mit Vorsicht pflücken!

Haupteinsatzgebiete

Die Meisterwurz gilt in der Volksheilkunde als eine der wichtigsten Heilpflanzen gegen Schwächezustände. Sie wird bei Atemwegserkrankungen wie Bronchitis und Husten eingesetzt, ebenso bei Magen-Darm-Beschwerden, Blähungen und Appetitlosigkeit. Durch ihre Bitterstoffe stärkt sie die Verdauung, während ihr ätherisches Öl entzündungshemmend wirkt. Als Stärkungsmittel galt sie besonders in Zeiten der Rekonvaleszenz nach langen

Krankheiten. Auch bei Rheuma, Gicht und zur »Blutreinigung« wurde sie genutzt.

Anwendungsmöglichkeiten

Traditionell wird die Wurzel gekaut oder als Tee zubereitet, um Verdauung und Atmung zu stärken. In der Volksmedizin werden alkoholische Auszüge (»Meisterwurzgeist«) zur inneren Kräftigung hergestellt. Äußerlich nutzt man die Pflanze in Salben und Bädern zur Linderung von Gelenkschmerzen und Hautentzündungen. Im Alpenraum gilt sie seit Langem als »Bauern-Ginseng« – eine universelle Stärkungspflanze.

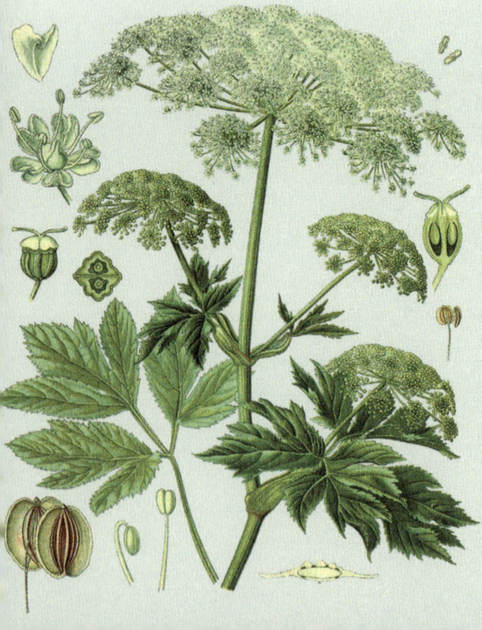

Brauchtum und Mythologie

Die Meisterwurz war seit dem Mittelalter hoch angesehen. Paracelsus empfahl sie als Allheilmittel gegen Pest, Seuchen und »böse Geister«. In Tirol wurde sie ins Viehfutter gemischt, um die Tiere zu stärken und zu schützen. Bauern trugen Stücke der Wurzel als Amulett, das Unheil und Hexerei abwehren sollte. Ihr Name »Imperatoria« (Herrscherin, Meisterin) weist darauf hin, dass sie nicht nur als Heilpflanze, sondern auch als spirituelle Kraft galt: Sie sollte den Menschen helfen, »Herr ihrer selbst« zu werden – in Gesundheit, Mut und innerer Stärke.

Doldiger **Milchstern** (Star of Bethlehem)

»Ich öffne Herzen, die keinen Trost finden.«

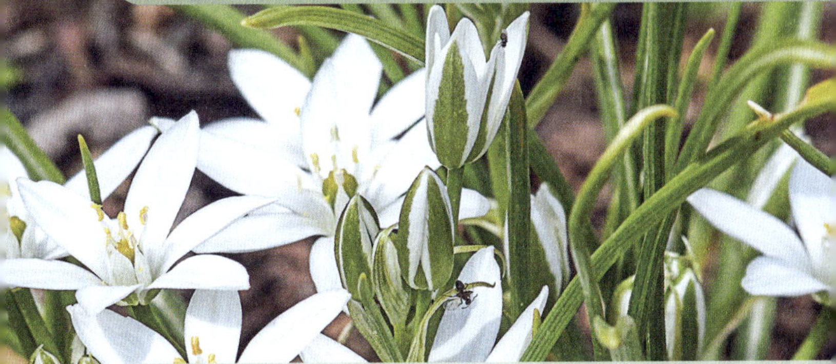

Steckbrief

Botanischer Name: *Ornithogalum umbellatum*

Weitere Namen: Stern von Bethlehem, Gärtnerschreck

Familie: Spargelgewächse

Sammelzeit: Blütezeit April bis Mai

Blütenfarbe: weiß mit grünem Mittelstreif auf der Rückseite

Blattform: schmal linealisch

Fundorte: lichte Wälder, Wiesen, Gärten

Inhaltsstoffe: Saponine, Herzglykoside (u. a. Convallatoxin-ähnliche Verbindungen)

Eigenschaften: schocklösend, traumaheilend (keine wissenschaftliche Grundlage)

Anwendungsgebiete: keine phytotherapeutische Anwendung in der modernen Naturheilkunde – rein energetisch in der Bachblütentherapie

Verwechslungsgefahr: mit Bärlauch oder Maiglöckchen (Vorsicht!)

Giftigkeit: als Frischpflanze leicht giftig (v. a. die Zwiebel)

Erkennungstipps und Merkmale

Der Milchstern wächst meist in kleinen Gruppen und zeigt sich im Frühjahr mit strahlend weißen sternförmigen Blüten, die in Dolden stehen – daher der Name. Jede einzelne Blüte hat sechs Blütenblätter, auf deren Rückseite sich ein grüner Mittelstreif zieht. Ebenso weisen die schmalen, grasähnlichen Blätter, die bereits vor der Blüte erscheinen, einen weißen Streifen auf, der mittig über das Blatt verläuft. Die Pflanze ist ausdauernd, wächst aus einer Zwiebel und kann sich in Gärten rasch ausbreiten, weshalb sie auch den Namen »Gärtnerschreck« trägt.

Zart, fast zerbrechlich, wie Porzellan erscheine ich im Frühling auf lichten Auen mit meinen bezaubernden weißen Blüten. ◆ In mir wohnt ein Trost, den Worte nicht auszudrücken vermögen. ◆ Ich öffne das Tor zu alten Wunden, zu lang vergessenem Schmerz, der sich tief ins Gewebe der Seele gegraben hat, um ihn liebevoll in meinem reinen Lichte zu heilen.

Der Name *Ornithogalum umbellatum* stammt aus dem Griechischen und heißt übersetzt so viel wie »kleinschirmige Vogelmilch«. Sowohl der Schirm als auch die Vogelmilch beziehen sich auf die Blüte in ihrer Form und Farbe. Der Vogel könnte eine Andeutung an die Reinheit und die Leichtigkeit sein, die die Pflanze verkörpert. Obwohl der Milchstern nicht für den direkten Verzehr geeignet ist, so besitzt er als Bachblüte (siehe weiter unten) dennoch eine außergewöhnliche Heilkraft bei Schock- und Traumazuständen.

Haupteinsatzgebiete

Früher wurde ein Extrakt aus der Wurzel volksmedizinisch als haarwuchsförderndes Mittel verwendet. Zudem auch bei Hautproblemen äußerlich als Umschlag. In der modernen Pflanzenheilkunde wird der Milchstern nicht mehr eingesetzt, da seine Inhaltsstoffe als **leicht giftig** gelten. Jedoch ist er als Bachblüte Nr. 29 weitverbreitet. Dort wird er bei seelischem Schock, seelischer Erstarrung, tiefem Kummer oder Traumata gegeben – ob alt oder neu. Er wirkt tröstend, klärend, stabilisierend.

Anwendungsmöglichkeiten

In der Bachblütentherapie wird der Doldige Milchstern in Form von Tropfen eingenommen, meist als Einzelblüte oder in Kombination mit anderen Essenzen. Bei körperlichen Beschwerden oder als Teekraut findet er keine Anwendung, da das frische Kraut Herzglykoside, ähnlich denen des Fingerhuts, enthält. In der Signaturenlehre wird er aufgrund seiner klaren, strahlenden Sternform als Lichtbringer für die Seele gedeutet.

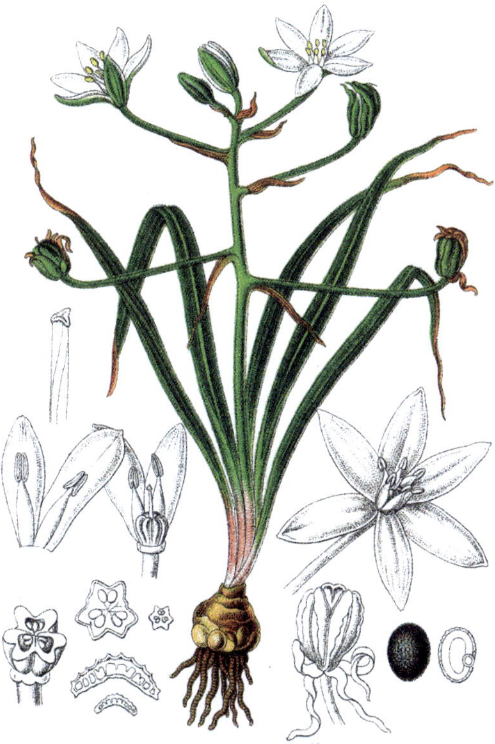

Brauchtum und Mythologie

Der Name »Stern von Bethlehem« erinnert an das biblische Lichtzeichen über der Krippe – und tatsächlich galt die Pflanze im Volksglauben als Pflanze des Trostes und der geistigen Rückverbindung, lange bevor Dr. Edward Bach sie als Bachblüte deklarierte. Sie wurde früher gelegentlich als Schutzpflanze im Hausgarten gezogen, teils zur Zierde, teils als geheim gehütetes Mittel gegen tiefen Kummer. Ihre Blütezeit im Frühjahr lässt sie als Pflanze der Wiederauferstehung und inneren Rückkehr ins Leben erscheinen.

Mistel

»Ich bin Mittlerin zwischen den Welten.«

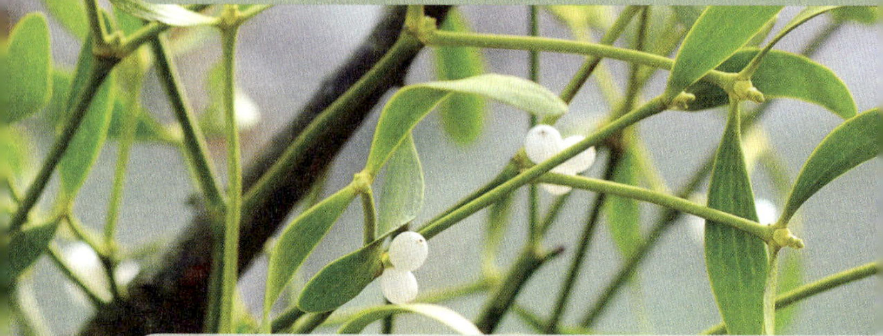

Steckbrief

Botanischer Name: *Viscum album*

Weitere Namen: Hexenkraut, Hexennest, Wintergrün, Kinster, Druidenkraut

Familie: Sandelholzgewächse

Sammelzeit: März bis April

Blüten: gelblich-grün, unscheinbar

Blattform: ledrig, immergrün, lanzettlich bis spatelförmig

Früchte: weiße, klebrige Beeren (giftig für den Menschen, Nahrung für Vögel)

Fundorte: als Halbschmarotzer auf Laub- und Obstbäumen, seltener auf Nadelbäumen

Inhaltsstoffe: Lektine, Viscotoxine, Flavonoide, Polysaccharide

Eigenschaften: immunstimulierend, tumorhemmend (anthroposophische Medizin), kreislaufregulierend, krampflösend

Anwendungsgebiete: Krebstherapie (adjuvant, also helfend, unterstützend), Bluthochdruck, Stoffwechselstörungen, Krämpfe, Menstruationsbeschwerden

Verwechslungsgefahr: kaum vorhanden, die Mistel ist durch die kugelige Wuchsform und weißen Beeren charakteristisch

Giftigkeit: mäßig giftig; die Beeren können Erbrechen und Kreislaufprobleme auslösen, deshalb innere Anwendung nur in standardisierten Präparaten

Erkennungstipps und Merkmale

Die Mistel bildet kugelige, immergrüne Büsche, die wie Nester hoch oben in den Kronen der Bäume thronen. Ihre gegenständigen Blätter sind fest, ledrig und hellgrün. Im Winter, wenn die Bäume kahl sind, sind Misteln am leichtesten zu erkennen. Die weißen Beeren hängen in kleinen Trauben und besitzen ein klebriges Fruchtfleisch, das vor allem Vögel wie die Misteldrossel verbreiten.

Ich bin die Mistel, eine geheimnisvolle Pflanze, denn ich wurzle nicht im Erdreich, sondern wachse hoch oben in den Kronen der Bäume. • So lebe ich unabhängig und doch verbunden, wie ein Mittler zwischen Himmel und Erde. • Bereits die Druiden ehrten mich als heilige Pflanze. Meine weißen Beeren leuchten wie Perlen im Winter, wenn alles andere in der Natur ruht. • Ich schenke Lebenskraft, wo Schwäche herrscht, und lehre den Menschen das Gleichgewicht zwischen Tod und Leben, zwischen Krankheit und Heilung.

Der Gattungsname *Viscum* bedeutet im Lateinischen »Vogelleim« und verweist auf den klebrigen Saft der Beeren, der früher als Leim für den Vogelfang genutzt wurde. *Album* bedeutet »weiß« und beschreibt die leuchtenden Beeren, die besonders im kahlen Winter auffallen. Zwar eignet sich die Mistel nicht zum direkten Verzehr, wird aber aufgrund ihrer positiven Wirkung bei Krebs dennoch in diesem Buch vorgestellt.

Haupteinsatzgebiete

Die Mistel hat in der modernen Phytotherapie eine herausragende Stellung in der komplementären Krebstherapie gewonnen. Präparate aus der Pflanze wirken immunmodulierend, unterstützen das Allgemeinbefinden und können Nebenwirkungen von Chemo- oder Strahlentherapie lindern. In der traditionellen Volksmedizin wurde sie gegen Bluthochdruck, Schwindel, Epilepsie und Menstruationsprobleme verwendet. Ihre krampflösende und beruhigende Wirkung machte sie zu einer Begleiterin bei nervösen Beschwerden.

Anwendungsmöglichkeiten

Die Mistel wird heute vor allem in Form von standardisierten Extrakten (z. B. Injektionen in der anthroposophischen Medizin) eingesetzt. Tee aus Mistelblättern fand in der Volksheilkunde Verwendung bei Bluthochdruck und Kreislaufstörungen. Wegen der Giftigkeit der Beeren sollte von unsachgemäßer innerer Anwendung abgesehen werden. Äußerlich kann die Mistel in Salben oder Umschlägen bei Gelenkbeschwerden genutzt werden.

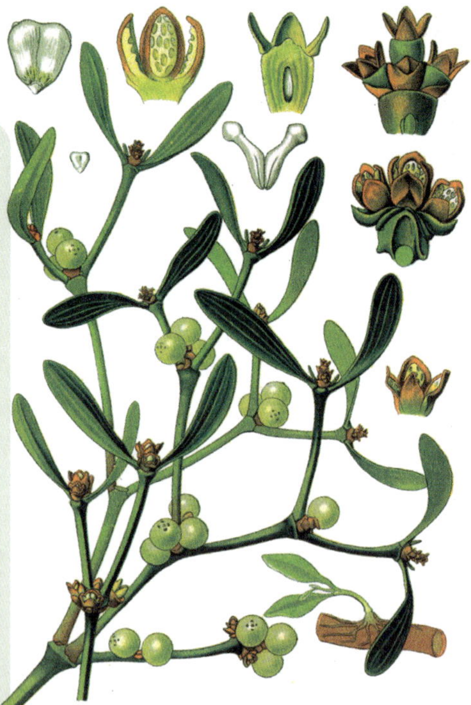

Brauchtum und Mythologie

Die Mistel war schon in der Antike und im keltischen Druidentum eine hoch verehrte Pflanze. Plinius der Ältere beschreibt, wie die Druiden sie mit einer goldenen Sichel schnitten und als Heil- und Zauberkraut nutzten. Sie galt als Symbol für Fruchtbarkeit, Unsterblichkeit und Schutz. In der nordischen Mythologie spielte die Mistel eine tragische Rolle: Aus ihrem Holz wurde der Pfeil gefertigt, mit dem Baldur, der lichtvolle Gott, getötet wurde. Bis heute hat sich der Brauch erhalten, sich unter einem Mistelzweig zu küssen – ein Relikt der Vorstellung, dass sie Liebe und Versöhnung stiftet.

Wilde Möhre

»Ich schenke Fruchtbarkeit wie auch Verhütung.«

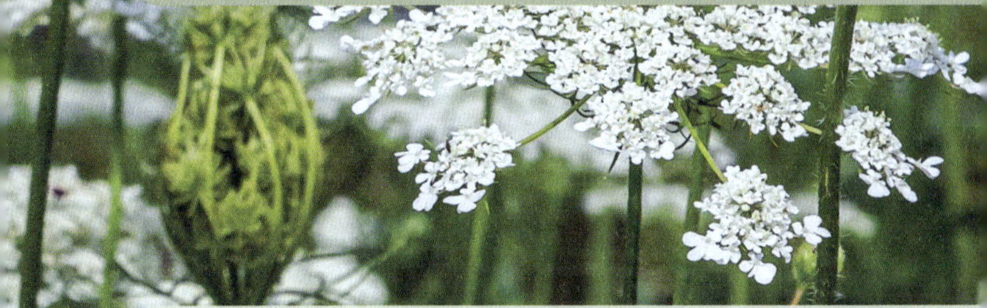

Steckbrief

Botanischer Name: *Daucus carota subsp. carota*

Weitere Namen: Wilde Karotte, Möhrewurz, Vogelnest, Biswurz

Familie: Doldenblütler

Sammelzeit: Juni bis September (Blätter und Blüten); **Wurzel:** September bis Oktober (des 1. Jahres) oder März bis April (des 2. Jahres), bevor der Stängel austreibt

Blüten: weiß, manchmal mit purpurfarbener Einzelblüte in der Mitte

Blattform: fein gefiedert, doppelt bis dreifach gefiedert, zart wie Spitze

Fundorte: trockene Wiesen, Wegränder, Böschungen, Schuttplätze

Inhaltsstoffe: ätherisches Öl, Carotinoide, Bitterstoffe, Flavonoide, Mineralstoffe (Kalium, Calcium, Magnesium)

Eigenschaften: verdauungsfördernd, harntreibend, entgiftend, hautheilend, nährend

Anwendungsgebiete: Verdauungsbeschwerden, Blasen- und Nierenleiden, Hautprobleme, Vitaminmangel, Frühjahrskuren

Verwechslungsgefahr: mit giftigen Doldenblütlern wie Schierling *(Conium maculatum)* oder Hundspetersilie *(Aethusa cynapium)* – Vorsicht bei Wildsammlung!

Giftigkeit: ungiftig – aber nur verzehren, wenn sicher bestimmt

Erkennungstipps und Merkmale

Die Wilde Möhre hat sehr ausgeprägte Hüllblätter und große weiße Dolden, die sich nach der Blütezeit wie ein Vogelnest zusammenziehen. Ihre Blätter sind fein gefiedert, und sie erzielt Höhen von 30 bis zu 120 Zentimeter. Oft erscheint in ihrer Mitte eine purpurne Blüte, die Insekten wie ein Magnet anzieht. Die rau behaarten Stängel unterscheiden sie von gefährlichen Doppelgängern, und zerreibt man die Wurzel, verströmt sie typischen Möhrenduft. Vorsicht ist dennoch geboten, da Verwechslungen mit giftigen Doldenblütlern vorkommen können.

Ich bin die Wilde Möhre, Ur-Ahnin der Karotte, nährende Mutter für viele Kinder der Erde. ◆ Meine Dolden schweben wie zarte Sterne über den Wiesen, verwoben wie ein feines Spitzennetz, zu dessen Zauber nur die Natur fähig ist. ◆ Die Menschen sahen in mir Frauenkraut, Nahrungsquelle, Verhütungsmittel, Beschützerin und Heilerin. ◆ Mein dunkles Auge inmitten der Blüten, auch bekannt als Blutstropfen der Erde, steckt voller Geheimnisse. ◆ Mein Wesen trägt eine gewisse Ambivalenz, doch ich bringe alles in mir in Balance. ◆ Daher meine Botschaft: Finde die Gemeinsamkeiten in den Gegensätzen.

Der botanische Name *Daucus* stammt aus dem Griechischen und bedeutet »kräftig, würzig«, während *carota* auf das indogermanische *kar* zurückgeht, das übersetzt »Horn, Wurzel« heißt. Die Pflanze wurde schon in der Antike geschätzt, und aus ihr entwickelte sich die Kulturmöhre, die heute eines der wichtigsten Gemüse der Welt darstellt.

Haupteinsatzgebiete

Die Wilde Möhre galt schon bei Griechen und Römern als Frauenkraut. Ihre Samen wurden zur Förderung der Menstruation, zur Stärkung nach der Geburt und sogar zur Verhütung eingesetzt. Ihre Wurzel diente als nährende Vitaminquelle, während die Blätter und Samen als Verdauungs- und Blutreinigungskraut genutzt wurden. In der Volksmedizin half sie bei Hautproblemen, Ekzemen und Furunkeln, ihre Bitterstoffe stärken den Stoffwechsel und die Abwehr.

Anwendungsmöglichkeiten

Die jungen Wurzeln lassen sich roh oder gekocht wie kleine Karotten essen, sie sind sehr vitaminreich und aromatisch. Aus den Samen kann man Tee oder Tinkturen bereiten, die bei Blähungen und zur Anregung der Nierentätigkeit helfen. Die Blätter können in Salaten oder Smoothies genutzt werden, äußerlich helfen Umschläge und Waschungen bei Hautleiden.

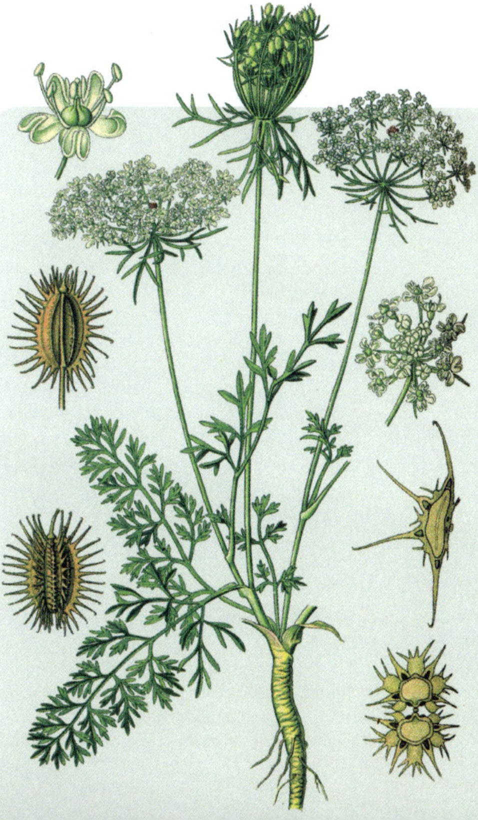

Brauchtum und Mythologie

Im Volksglauben galt die Wilde Möhre als Schutzpflanze. Ihre Blütendolden wurden über Türen gehängt, um böse Geister abzuwehren. Die purpurne Blüte in der Mitte sah man als Blutstropfen der Erde, Symbol für die Kraft des Lebens und seine Endlichkeit zugleich. Ihre nestförmig geschlossenen Dolden standen für Geborgenheit, Schutz und Fruchtbarkeit. Schon in der Antike wurde sie mit Artemis, der Göttin der Geburt und Schwelle, verbunden, während ihre ambivalente Rolle als Frauenkraut auch der dunklen Hekate zugeschrieben wurde, die als Hüterin der Übergänge verehrt wurde.

Nachtkerze

»Ich schenke Licht in der Dunkelheit.«

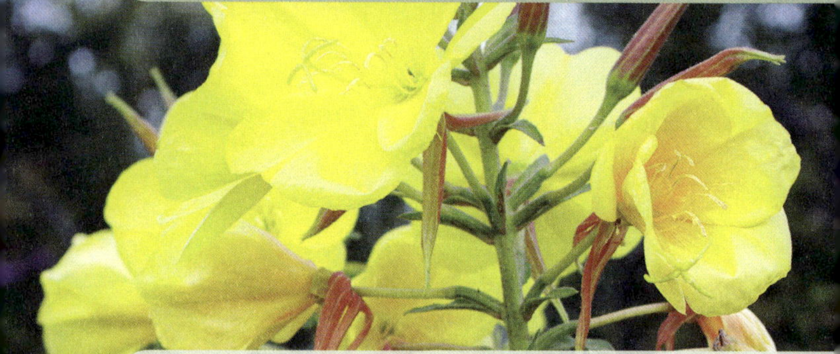

Steckbrief

Botanischer Name: *Oenothera biennis*

Weitere Namen: Gemeine Nachtkerze, Schinkenwurzel, Rapontika, Königskerzenwurzel

Familie: Nachtkerzengewächse

Sammelzeit: Juni bis September, Blüten öffnen sich in der Abenddämmerung

Blüten: leuchtend gelb, groß, duftend

Blattform: länglich-lanzettlich, im ersten Jahr grundständige Rosette

Fundorte: Wegränder, Schuttplätze, Kiesgruben, Bahndämme, trockene, sandige oder steinige Böden

Inhaltsstoffe: Gamma-Linolensäure (GLA), Linolsäure, Schleimstoffe, Gerbstoffe, Flavonoide

Eigenschaften: hormonregulierend, hautheilend, entzündungshemmend, nervenstärkend

Anwendungsgebiete: Hautprobleme (Neurodermitis, Schuppenflechte), PMS und Zyklusstörungen, Wechseljahresbeschwerden, nervöse Unruhe, Rheuma

Verwechslungsgefahr: mit anderen *Oenothera*-Arten – alle ungiftig

Giftigkeit: ungiftig

Erkennungstipps und Merkmale

Die Nachtkerze fällt besonders durch ihre großen hellgelben Blüten auf, die sich innerhalb weniger Minuten bei Sonnenuntergang öffnen – ein faszinierendes Schauspiel. Der Blütenkelch rollt sich zurück, und sofort lockt ihr süßer Duft Nachtfalter und andere Insekten. Ihre Blätter sind länglich-lanzettlich, und sie wächst gern auf sandig-steinigen Böden. Im ersten Jahr erkennt man sie leicht an der kräftigen Rosette, deren Wurzel essbar und rötlich gefärbt ist (»Schinkenwurzel«).

Ich bin die Nachtkerze. ◆ Wenn der Tag sich neigt und die Sonne sinkt, öffne ich meine großen goldgelben Blüten – wie kleine Sterne, die den Abendhimmel widerspiegeln. Meine Botschaft ist das Strahlen in der Dunkelheit und das Erwachen im Verborgenen. ◆ Ich lehre Geduld und innere Sammlung, denn erst wenn die Welt stiller wird, offenbare ich mein wahres Wesen. ◆ Mein Öl nährt, heilt und bringt Licht in Körper und Geist. ◆ Ich begleite die Menschen durch Zeiten der Wandlung und helfe, das Innere neu zu ordnen.

Oenothera setzt sich vermutlich aus den griechischen Worten »oinos« = »Wein« und »thera« = »Jagd, Fang« zusammen. Eine Deutung lautet »die Weinlockende«, da man glaubte, ihr Duft könne den Weingenuss verstärken. *Biennis* bedeutet »zweijährig« und beschreibt den Lebenszyklus der Pflanze: Im ersten Jahr bildet sie eine Blattrosette, im zweiten erhebt sich der hohe Blütenstängel.

Haupteinsatzgebiete

Die Nachtkerze hat sich besonders durch ihr Öl einen Namen gemacht: Nachtkerzenöl ist reich an Gamma-Linolensäure und wird in der modernen Naturheilkunde bei Hautleiden wie Neurodermitis oder Schuppenflechte eingesetzt. Auch Frauenbeschwerden, etwa PMS oder Wechseljahresbeschwerden, lassen sich mit ihr regulieren, da sie harmonisierend auf den Hormonhaushalt wirkt. In der Volksmedizin wurde die Wurzel als stärkende Gemüsewurzel gekocht oder geröstet. Ihre Blüten und Blätter finden auch äußerlich bei Hautentzündungen und Ekzemen Verwendung.

Anwendungsmöglichkeiten

Die Samen der Nachtkerze liefern das wertvolle Öl, das innerlich als Kapsel oder äußerlich in Salben und Cremes genutzt wird. Die jungen Blätter können wie Spinat zubereitet werden, die Wurzel als Gemüse oder Röstwurzel. Tee aus Blättern und/oder Wurzel wurde traditionell bei Husten und Magenbeschwerden eingesetzt. In der Küche kann man die Blüten als essbare Dekoration verwenden, ihr feiner Duft macht sie zudem zu einem besonderen Erlebnis.

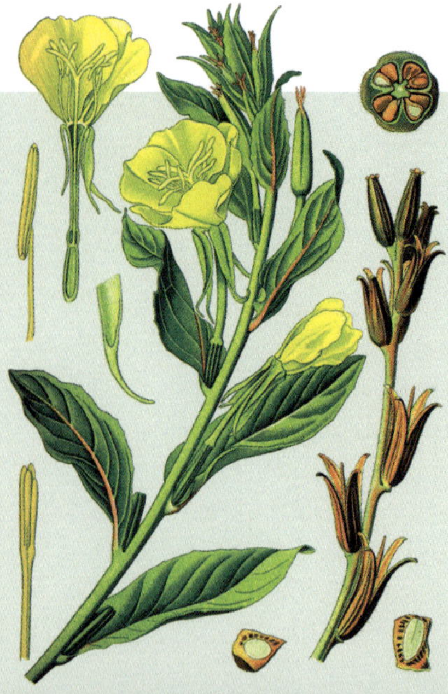

Brauchtum und Mythologie

Die Nachtkerze war in Europa ursprünglich nicht heimisch, sondern kam im 17. Jahrhundert aus Nordamerika. Die Indianer schätzten sie als Nahrungs- und Heilpflanze, besonders gegen Haut- und Atemwegserkrankungen. Ihr nächtliches Aufblühen machte sie im Volksglauben zu einem Symbol für Geheimnisse, Wandlung und Hoffnung in dunklen Zeiten. Man nannte sie auch »Schöne des Abends«. Ihre Fähigkeit, im Dunkeln zu erstrahlen, verband man mit Schutzkräften für Reisende und mit dem Trost in schweren Lebensphasen.

Nelkenwurz

»Mein betörender Duft weckt Mut und Klarheit!«

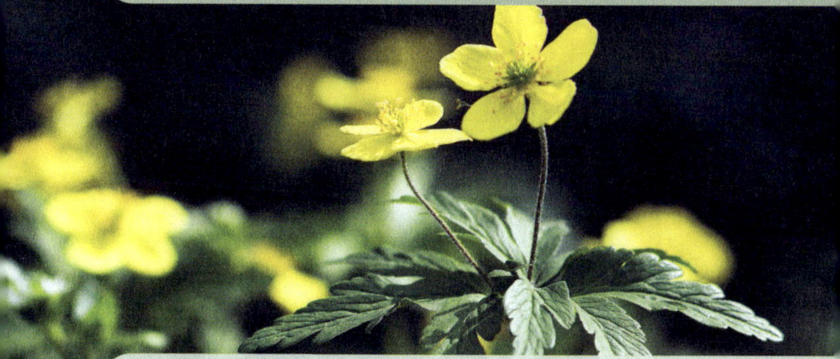

Steckbrief

Botanischer Name: *Geum urbanum*

Weitere Namen: Benediktenkraut, Benediktenwurz, Blutwurzel, Herzwurz, St. Benediktwurzel

Familie: Rosengewächse

Sammelzeit: Mai bis August

Blütenfarbe: leuchtend gelb

Blattform: grundständige Rosettenblätter gefiedert, weitere dreiteilige Blätter am Stängel

Fundorte: Wälder, Hecken, Wegränder, schattige bis halbschattige Standorte, gern nährstoffreich

Inhaltsstoffe: Gerbstoffe, Eugenol (in der Wurzel), Bitterstoffe, Flavonoide, Triterpene

Eigenschaften: adstringierend, entzündungshemmend, verdauungsfördernd, tonisierend, nervenstärkend, kraftspendend

Anwendungsgebiete: Durchfall, Magen-Darm-Beschwerden, Entzündungen im Mund- und Rachenraum, Nervenschwäche, Erschöpfung, zur Kräftigung nach Krankheiten

Verwechslungsgefahr: selten, eventuell mit anderen Geum-Arten, die aber ebenfalls ungiftig sind

Giftigkeit: ungiftig

Erkennungstipps und Merkmale

Die Nelkenwurz ist an ihren fünfzähligen gelben Blüten gut erkennbar, die denen anderer Rosengewächse ähneln. Sie wächst zwischen 30–60 Zentimeter hoch und ist fast überall in halbschattigen Arealen zu finden. Charakteristisch sind ihre ungleichmäßig gefiederten Grundblätter, die eine Rosette bilden. Ein besonderes Merkmal sind die klettartigen Früchte, die sich im Spätsommer gern im Fell von Tieren oder an der Kleidung festhaken.

Verborg'n im Erdreich, da harr ich aus,
mein Duft ist würzig, ein wahrer Schmaus.
Wo Müdigkeit dein Herz bedrückt,
und nichts mehr einen groß beglückt,
wirst du mit neuem Mut bestückt.
Im Dunkel trag ich still die Glut,
die deinem Innern Wohle tut.
Ich schenk dir Halt in schwerer Zeit,
die Aromatischste weit und breit,
mein Wurzelgeist bringt Heiterkeit.

Der botanische Name der Nelkenwurz gibt zwei Merkmale der Pflanze wieder. Der Gattungsname *Geum* stammt vom griechischen »gein« = »schmecken« oder »riechen« und verweist auf den aromatischen Wurzelduft. *Urbanum* bedeutet »städtisch« und weist darauf hin, dass die Pflanze häufig in der Nähe von Siedlungen, Gärten oder Wegen wächst. Aus Sicht der alten Kräutermänner wie -frauen bedeutet diese Nähe zum Menschen, dass wir gut daran täten, diese Pflanze häufig zu verwenden.

Haupteinsatzgebiete

Die Nelkenwurz wird seit dem Altertum als Heilpflanze geschätzt. Ihre gerbstoffreichen Wurzeln wirken zusammenziehend und helfen bei Magen-Darm-Beschwerden und Entzündungen der Schleimhäute. Aufgrund ihres hohen Eugenolgehalts wurde sie traditionell gegen Zahnschmerzen, Nervenschwäche und allgemeine Erschöpfung genutzt. In der Volksmedizin galt sie als »Herzwurz«, die neue Kraft und Mut spendet.

Anwendungsmöglichkeiten

Die Wurzel kann als Tee oder Tinktur verwendet werden, vor allem bei Magen-Darm-Beschwerden oder Schwächezuständen. Statt die Wurzel heiß aufzugießen, empfiehlt sich hier ein Kaltauszug, da das Eugenol (ätherisches Öl) hitzeempfindlich ist. Einfach 250 ml kaltes Wasser auf 1–2 TL Wurzel aufgießen und 8 Stunden stehen lassen. Auch als Gurgelmittel bei Entzündungen im Mund- und Rachenraum ist sie geeignet. Früher wurde die getrocknete Wurzel zudem als Gewürz in Bier oder Wein verwendet, um Aroma und Haltbarkeit zu verbessern.

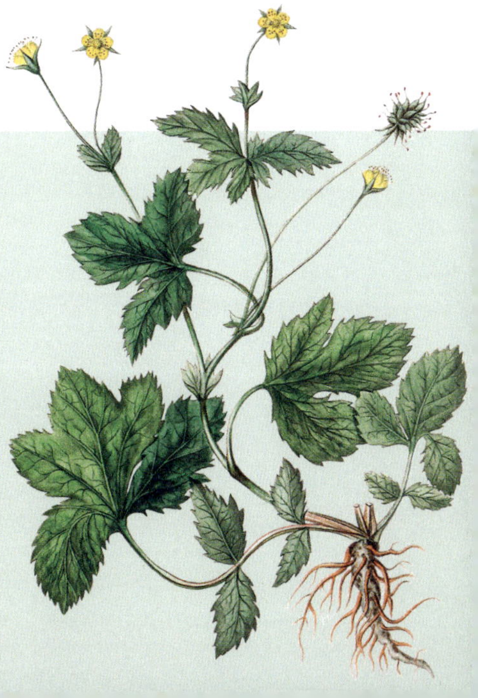

Brauchtum und Mythologie

Im Mittelalter galt die Nelkenwurz als starkes Schutzkraut gegen Dämonen und böse Geister. Ihr Name »Benediktenwurz« verweist auf den heiligen Benedikt, den Begründer des Benediktinerordens, der sie als segensreiches Heilkraut schätzte. Die Wurzel wurde in Häusern aufgehängt, um Unheil fernzuhalten, oder in Amuletten getragen, um Herz und Geist zu stärken. In der Signaturenlehre sah man in der tief verborgenen, aromatischen Wurzel ein Symbol für innere Kraft, die im Verborgenen reift und im richtigen Moment ans Licht tritt.

Odermennig

»Gemeinsam lassen wir alle (künstlichen) Masken fallen.«

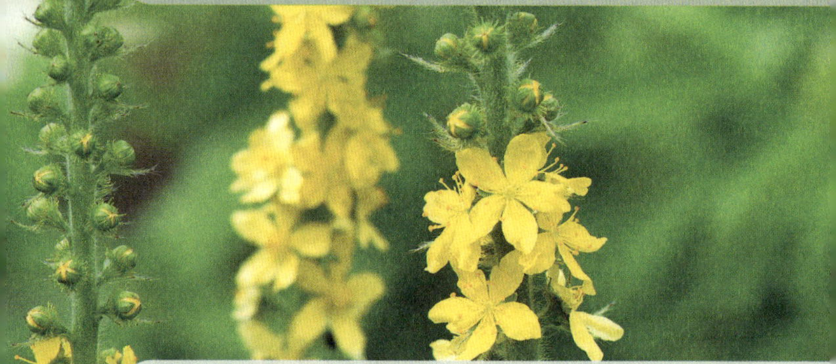

Steckbrief

Botanischer Name: *Agrimonia eupatoria*

Weitere Namen: Königskraut, Leberkraut, Klettenkraut, Oderment, Sängerkraut

Familie: Rosengewächse

Sammelzeit: Juni bis September

Blüten: goldgelb, klein, in langen Ähren angeordnet

Blattform: unpaarig gefiedert, gezähnt, weich behaart

Fundorte: Wegränder, Wiesen, lichte Wälder, sonnig-trockene Standorte

Inhaltsstoffe: Gerbstoffe, Bitterstoffe, Flavonoide, Triterpene, Kieselsäure, ätherisches Öl

Eigenschaften: adstringierend, entzündungshemmend, leberstärkend, tonisierend, schmerzstillend

Anwendungsgebiete: Leber- und Gallenleiden, Magen-Darm-Beschwerden, Durchfall, Halsschmerzen, Schleimhautentzündungen im Mund- und Rachenraum

Verwechslungsgefahr: mit anderen *Agrimonia*-Arten – alle ungiftig

Giftigkeit: ungiftig

Erkennungstipps und Merkmale

Der Odermennig wird bis zu 1 Meter hoch und liebt sonnige, trockene Standorte. Charakteristisch sind seine langen, aufrechten Blütenähren, die mit vielen kleinen gelben Blüten, die sich nach und nach von unten nach oben öffnen, bestückt sind. Die Blätter sind gefiedert, gezähnt und weich behaart. Die hakigen kleinen Früchtchen bleiben gern an Kleidung oder Tierfell hängen – so sorgt der Odermennig für seine Verbreitung.

Ich bin der Odermennig. ◆ Aufrecht und golden strecke ich mich empor, meine Gestalt spricht von Würde und innerer Stärke. ◆ Wer mit mir geht, den begleite ich mit einem klaren, lichten Wesen: So lindere ich zum einen die Schmerzen des Leibes, besonders dort, wo Stimme und Atem belastet sind, und stärke die Kraft der Kehle. ◆ Zum anderen helfe ich dir, die unechten Masken abzulegen und deine wahren Gefühle zu fühlen, die sich hinter dem falschen Lächeln verbergen.

Agrimonia ist der Gattungsname des Odermennig und gleichzeitig auch sein Titel als erste Bachblüte »Agrinomy«. Der Name leitet sich vom griechischen »argemone« ab, ein alter Pflanzenname für Kräuter, die Augenleiden lindern sollten. *Eupatoria*, der Name der Art, rühmt Mithridates Eupator, den pontischen König und berühmten Heilkundigen, der den Odermennig hochschätzte.

Haupteinsatzgebiete

Odermennig ist ein klassisches Heilkraut für Leber, Galle und Verdauung, wird aber ebenso hochgeschätzt bei Erkrankungen von Hals und Rachen. Gurgeln mit einem Kaltauszug oder Tee stärkt die Stimme, lindert Heiserkeit und macht ihn zur Pflanze der Sänger und Sprecher. Innerlich wirkt er adstringierend und entzündungshemmend, hilfreich bei Durchfällen, Schleimhautreizungen und »inneren Wunden«.

Anwendungsmöglichkeiten

Wie so oft, so kann auch der Odermennig auf vielfältige

Weise genutzt werden. Innerlich wird er vor allem als Tee verwendet – hilfreich bei Verdauungsproblemen, Leber- und Gallenleiden sowie zur Stärkung für Hals und Stimme. Besonders Sänger und Redner schätzten ihn, da er Heiserkeit linderte und die »Goldkehle« bewahrte. Ein Kaltauszug eignet sich gut für Spülungen und Gurgeln, da die Gerbstoffe so sanft gelöst werden. Äußerlich finden Umschläge oder Waschungen Anwendung bei Hautentzündungen, Ekzemen und schlecht heilenden Wunden.

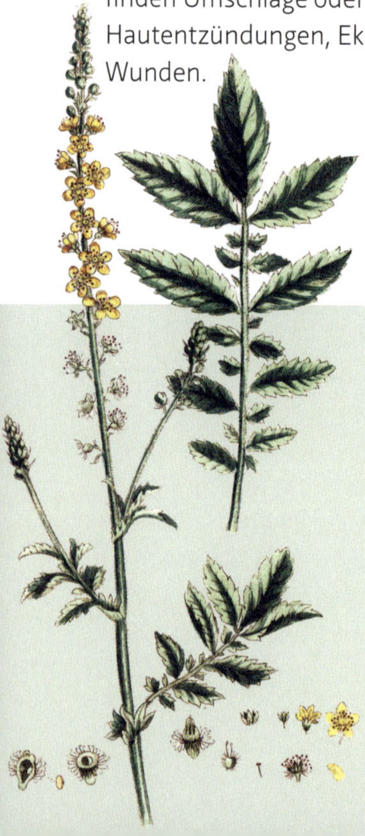

Brauchtum und Mythologie

Im Volksglauben galt der Odermennig als Schutzkraut, das innere Stärke und Würde bewahren sollte – daher der Name »Königskraut«. Sein aufrechter Wuchs und die goldgelben Blüten wurden als Sinnbild für seelische Aufrichtung gedeutet. Als »Sängerkraut« wurde er besonders geschätzt, weil er die Stimme klärt und die »Goldkehle« der Sänger bewahrt. Zudem hat er als erste Bachblüte Eingang in die moderne Seelenheilkunde gefunden: Er hilft jenen, die ihre Sorgen hinter einem fröhlichen Lächeln verbergen, und schenkt ihnen Authentizität, Frieden und innere Aufrichtigkeit.

Rainfarn

»Ich bin das Kraut der Unsterblichkeit.«

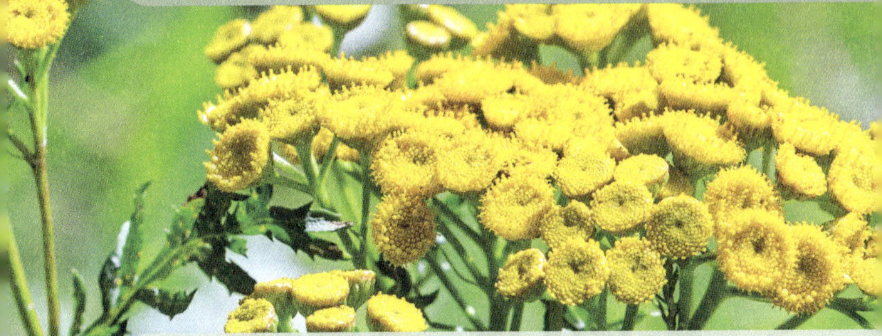

Steckbrief

Botanischer Name: *Tanacetum vulgare*

Weitere Namen: Wurmkraut, Rainkraut, Güldenknöpfle, Bitterkraut

Familie: Korbblütler

Sammelzeit: Juli bis September

Blüten: goldgelb, scheibenförmig, ohne Zungenblüten, in dichten Doldenständen

Blattform: fiederteilig, dunkelgrün, scharf gezähnt, aromatisch duftend

Fundorte: Wegränder, Dämme, Böschungen, Brachflächen, gern auf stickstoffreichen Böden

Inhaltsstoffe: Thujon (ätherisches Öl), Bitterstoffe, Gerbstoffe, Flavonoide, Sesquiterpenlactone

Eigenschaften: wurmtreibend, verdauungsfördernd, krampflösend, antiseptisch, in hohen Dosen toxisch

Anwendungsgebiete: traditionell bei Wurmbefall, Magen-Darm-Beschwerden, Fieber und äußerlich gegen Läuse und Flöhe

Verwechslungsgefahr: mit anderen Korbblütlern, etwa dem giftigen Jakobskreuzkraut (erkennbar an Zungenblüten, die dem Rainfarn fehlen)

Giftigkeit: in höheren Dosen giftig durch Thujon; heute kaum noch innerlich angewandt, eher äußerlich oder homöopathisch

Erkennungstipps und Merkmale

Rainfarn wächst zwischen 60–150 Zentimeter hoch und bevorzugt sonnige Standorte mit stickstoffhaltigen Böden. Er ist leicht an seinen leuchtend goldgelben, knopfartigen Blütenköpfchen, die keine Strahlenblüten – wie beispielsweise die weißen Blütenblätter des Gänseblümchens – besitzen, erkennbar. Die gefiederten, scharf gezähnten Blätter erinnern an Farn, verströmen aber beim Zerreiben einen starken, aromatisch-bitteren Duft.

Ich bin der Rainfarn. ◆ Mein Duft ist streng, mein Wesen unbeugsam. ◆ Wie goldene Schilde stehen meine Blüten dicht an dicht, ein Heer von kleinen Wächtern gegen Krankheit, Ungeziefer und böse Mächte. ◆ Einst tanzte ich mit der grünen Fee und begleitete die Menschen in tiefe Bereiche ihres Bewusstseins. ◆ In mir wirkt die Kraft der Unsterblichkeit: Ich reinige, ich wehre ab und wiedererwecke archaische Kräfte in dir!

Der Name Rainfarn ist im Grunde genommen selbsterklärend. »Rain« heißt so viel wie der »Feldrand, der Feldrain«. Und auch wenn er offiziell kein Farn ist, so erinnern seine Blätter doch stark an die eines Farngewächses. Bezüglich seines botanischen Namens: *Tanacetum* kommt vom griechischen »athanasia« = »Unsterblichkeit«, da die getrockneten Blüten sehr lange haltbar sind. *Vulgare* bedeutet »gewöhnlich, weitverbreitet«.

Haupteinsatzgebiete

Früher galt der Rainfarn als klassisches »Wurmkraut« und wurde gegen Spul- und Fadenwürmer eingesetzt. Auch zur Verdauungshilfe und als Fiebermittel fand er Anwendung. Wegen des enthaltenen leicht giftigen Thujons ist die innere Anwendung heute nicht mehr empfohlen; aufgrund seiner langen Geschichte und seiner Bedeutung als Räucherpflanze hat der Rainfarn dennoch einen Platz in diesem Buch bekommen. Äußerlich wurde er traditionell gegen Parasiten wie Läuse, Flöhe und Milben genutzt. In der Volksmedizin galt er zudem als Pflanze, die das Blut reinigt und bei

Menstruationsbeschwerden hilfreich sein konnte – auch hiervon wird heute aus Sicherheitsgründen kaum noch Gebrauch gemacht.

Anwendungsmöglichkeiten

Heutzutage beschränkt sich der Gebrauch meist auf äußerliche Anwendungen, etwa in Form von Umschlägen oder als Bestandteil in Kräuterbädern. Auch als Räucherkraut wird der Rainfarn geschätzt, da er mit seinem starken Duft negative Energien vertreiben soll, die Atmosphäre entspannt und sehr archaische Kräfte in uns weckt. In der Homöopathie kommt er in stark verdünnter Form gegen Verdauungsbeschwerden oder Menstruationsprobleme zum Einsatz.

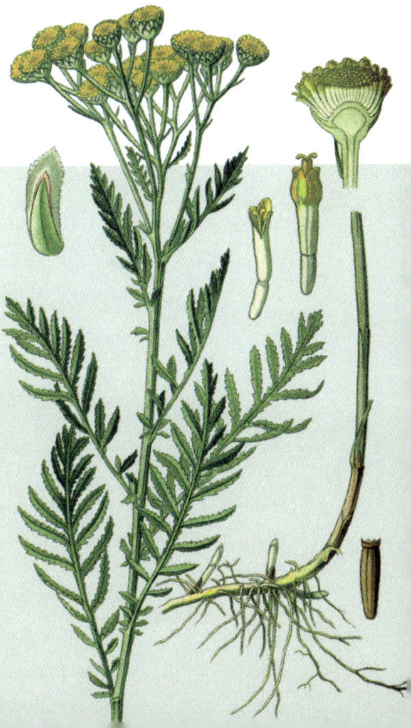

Brauchtum und Mythologie

Der Rainfarn war schon in der Antike bekannt für seine schützenden Kräfte. Man legte ihn in Kleiderschränke gegen Motten oder trug ihn als Amulett gegen »böse Geister« am Körper. Früher war er Bestandteil des hochprozentigen Absinths, der sogenannten »grünen Fee«. Aufgrund der Toxizität des Thujons ist dies aber nicht mehr der Fall. Im Mittelalter streute man Rainfarn auf die Fußböden von Kirchen, auf dass er zur Abwehr gegen Krankheiten und Dämonen beim Darüber-Laufen seinen reinigenden Duft verströmte. Seine lange Haltbarkeit brachte ihm überdies die Signaturen von Beständigkeit und Unsterblichkeit ein.

Rainkohl

»Ich bin ein Segen für stillende Mütter.«

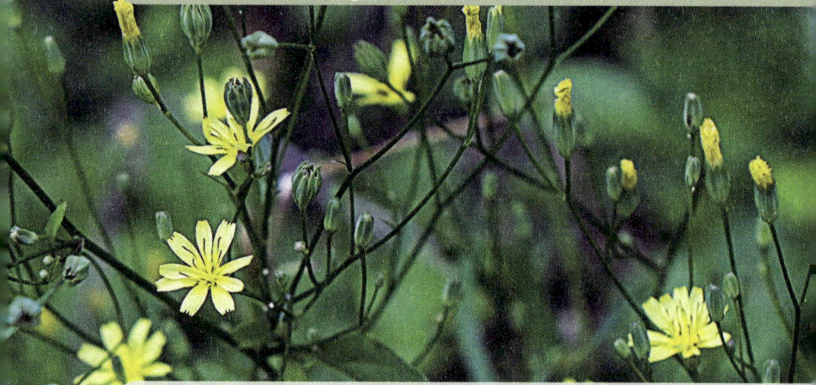

Steckbrief

Botanischer Name: *Lapsana communis*

Weitere Namen: Rainblume, Ackerblümli, Ferkelkraut, Ackerkohl, Nipplewort (engl.)

Familie: Korbblütler

Sammelzeit: Juni bis Oktober

Blüten: leuchtend gelb, zungenförmig

Blattform: grundständig rosettig, unten eiförmig bis länglich mit großem Endfiederblatt, oben lanzettlich, gezähnt

Fundorte: Wegränder, Rainflächen, Gärten, Äcker, Brachland

Inhaltsstoffe: Bitterstoffe, Harze, Inulin, wenig ätherisches Öl, Mineralstoffe

Eigenschaften: kühlend, leicht adstringierend, reinigend, nährend, milchfördernd

Anwendungsgebiete: Hautausschläge, Brustentzündungen, Appetitlosigkeit, Verdauungsbeschwerden, Leber-Galle-Schwäche, Milchförderung bei Stillenden

Verwechslungsgefahr: mit jungen Löwenzahn- oder Ferkelkraut-Arten – ungiftig

Giftigkeit: ungiftig

Erkennungstipps und Merkmale

Rainkohl ist eine sehr pflegeleichte und unkomplizierte Pflanze, die fast überall wächst. Das Wort »Rain« bedeutet so viel wie »Randfläche«. Der Rainkohl wächst zwischen 30–100 Zentimeter hoch und ist sehr gut an seinen kleinen hellgelben Blütenkörbchen zu erkennen, die sich mittags oft schon wieder schließen. Seine unteren Blätter bilden eine Rosette, die oberen umfassen den Stängel. Bricht man den Stängel, tritt ein milchiger Saft aus.

Ich bin der Rainkohl. ◆ Obwohl ich sehr weit verbreitet bin, kennen mich doch die wenigsten. ◆ Und doch begleite ich den Menschen bereits seit Jahrhunderten – sowohl als Nahrung wie auch zur Heilung. ◆ Meine goldgelben Blütenköpfchen sind klein, aber zahlreich, wie kleine Sterne am Wegrand. ◆ Besonders zu Zeiten von Hungersnöten und bei stockendem Milchfluss erlangte ich Bekanntheit. ◆ Mein Wesen ist schlicht, dienend, bescheiden – und genau darin liegt meine Stärke.

Der botanische Name *Lapsana* stammt aus dem Altgriechischen, seine genaue Bedeutung ist nicht ganz klar. Manche Deutungen leiten ihn vom griechischen Wort »lapsanō« (»ich verzehre, ich esse«) oder von »lapsanos« (»Kohl, Salatkraut«) ab. Nachdem er auch später insbesondere als Wildgemüse benutzt wurde, wäre das sehr passend. Der Name der Art *Communis* bedeutet »gemein, gewöhnlich« und weist auf die weite Verbreitung der Pflanze hin.

Haupteinsatzgebiete

Traditionell nutzte man den Rainkohl als Nahrungsquelle in schlechten Zeiten. Volksmedizinisch kam er zur Linderung von Hautentzündungen und besonders für wunde Brustwarzen zum Einsatz. Ebenso regt er den Milchfluss stillender Mütter an und war so eine Maßnahme bei Milchstau. In der Volksmedizin galt er zudem als mildes Stärkungsmittel für Frauen nach der Geburt. Auch innerlich half er bei Verdauungsbeschwerden, Appetitlosigkeit und schwacher Leber- oder Gallentätigkeit.

Anwendungsmöglichkeiten

Die jungen Blätter eignen sich als Wildgemüse – im Salat, Smoothie oder gekocht wie Spinat. Ein Tee oder Aufguss kann bei Magen-, Leber- oder Verdauungsproblemen genutzt werden. Äußerlich werden frische, zerquetschte Blätter oder Umschläge bei Brustentzündungen oder Hautausschlägen aufgelegt.

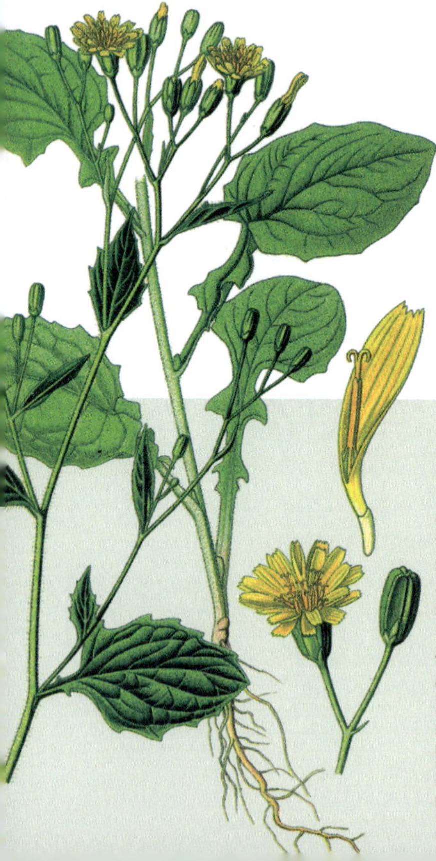

Brauchtum und Mythologie

Als »Armeleutekraut« hatte der Rainkohl vor allem eine praktische Bedeutung: Er nährte, wenn anderes fehlte, und schenkte sanfte Heilung. Sein englischer Name »Nipplewort« verrät seine wichtigste Rolle in der Volksheilkunde: den Frauen in der Zeit des Stillens beizustehen. In der Signaturenlehre sah man in den kleinen, knopfartigen Blüten ein Bild der Brustwarze – ein Hinweis auf seine besondere Heilaufgabe.

Rossminze

»Ich erfrische Geist und Atem.«

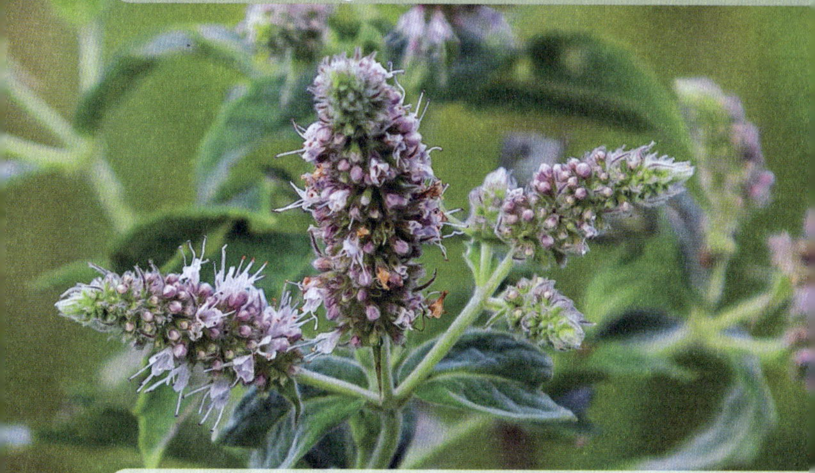

Steckbrief

Botanischer Name: *Mentha longifolia*

Weitere Namen: Pferdeminze, wilde Minze

Familie: Lippenblütler

Sammelzeit: Juli bis September

Blüten: blasslila bis rosaviolett, in langen Ähren

Blattform: länglich-lanzettlich, gezähnt, filzig behaart, kräftig duftend

Fundorte: Böschungen, Ufer, Wiesenränder, Auen, auch trockene Hänge

Inhaltsstoffe: ätherisches Öl, Flavonoide, Gerbstoffe, Bitterstoffe

Eigenschaften: verdauungsfördernd, krampflösend, leicht beruhigend, erfrischend

Anwendungsgebiete: Magen-Darm-Beschwerden, Blähungen, nervöse Unruhe, Atemwegsleiden

Giftigkeit: in großen Mengen leicht reizend, aber allgemein essbar

Erkennungstipps und Merkmale

Die Rossminze bildet hohe, buschige Horste und trägt auffällige, längliche Blätter, die beim Zerreiben sofort stark duften. Im Sommer schmückt sie sich mit langen, dichten Blütenähren, deren zarte violette Farbe weithin leuchtet und Insekten anzieht. Ihre Behaarung ist ein gutes Unterscheidungsmerkmal zu anderen Minzen, ebenso die kräftige Wuchshöhe von bis zu 120 Zentimeter.

Ich bin die Rossminze. ◆ Undomestiziert und ursprünglich wachse ich wild und frei entlang der Bachläufe, in Gräben und auf fetten Wiesen. ◆ Meine Gestalt ist wesentlich wuchtiger als die meiner Schwestern, der Pfeffer-, Acker- oder Flussminze, uvm. ◆ Und gleichermaßen sind auch mein Duft wie auch Geschmack markanter und herber als bei anderen Minzen. ◆ Meine Historie als Heil- und Schwellenpflanze geht bis weit in die Antike zurück. ◆ So diente ich lang als Begleiterin für die Verstorbenen wie auch als heilende Erfrischung für Körper und Geist der Lebenden.

Es gibt etwa 25 Minzarten. Dadurch, dass die Minzen aber sehr kreuzungsfreudig untereinander sind, gibt es unzählige Hybride wie die Pfeffer-, Ananas-, Schokominze, usw. Der Gattungsname *mentha* stammt aus der griechischen Mythologie. Dort wurde die Nymphe Minthe in eine Minze verwandelt, nachdem Hades sich in sie verguckt hatte und Persephone eifersüchtig wurde. Der Artname *longifolia* bedeutet »langblättrig« und beschreibt treffend ihr charakteristisches Aussehen.

Haupteinsatzgebiete

Schon seit Jahrhunderten nutzt man die Rossminze gegen Magenbeschwerden, Blähungen und Koliken. Ihr Öl ist weniger mentholhaltig als das der Pfefferminze, dafür wärmer und herber. In manchen Gegenden wurde sie auch zur Linderung von Erkältungen und Husten verwendet, da sie schleimlösend wirkt. Ihre beruhigende Wirkung auf das Nervensystem ist ein weiteres Einsatzgebiet.

Anwendungsmöglichkeiten

Die Blätter können frisch oder getrocknet als Tee aufgegossen werden, der bei Verdauungsbeschwerden hilft und zugleich erfrischt. In der Küche verleiht sie Speisen und Getränken ein kräftiges, würziges Aroma – weniger süßlich als die Pfefferminze, aber dafür markanter. Auch äußerlich wurden Umschläge oder Einreibungen mit Rossminze gegen rheumatische Beschwerden oder zur Kühlung gemacht.

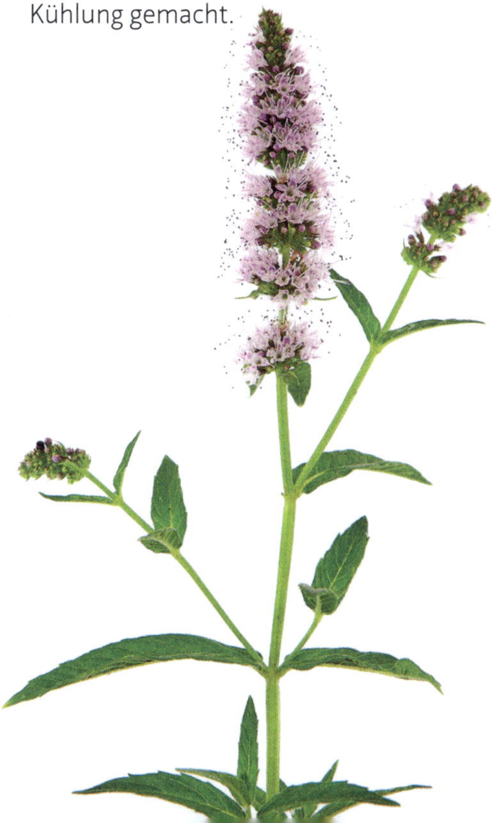

Brauchtum und Mythologie

Die Minzen waren in der Antike der Unterweltgöttin Persephone und auch Hades geweiht, denn in ihnen sah man Pflanzen der Reinigung und des Übergangs. So tragen die Minzen seit jeher die doppelte Symbolik von Anziehung und Abwehr, von Leben und Vergänglichkeit. Im Volksglauben wurde die Rossminze als Kraut zur Reinigung von Haus und Hof genutzt, ihr kräftiger Duft galt als Schutz gegen schlechte Einflüsse. In manchen Regionen legte man ihre Blätter in Ställe, um das Vieh gesund zu erhalten, oder trug sie bei sich, um böse Geister fernzuhalten.

Rotklee

»Ich schenke Milderung im Wandel der Zeiten.«

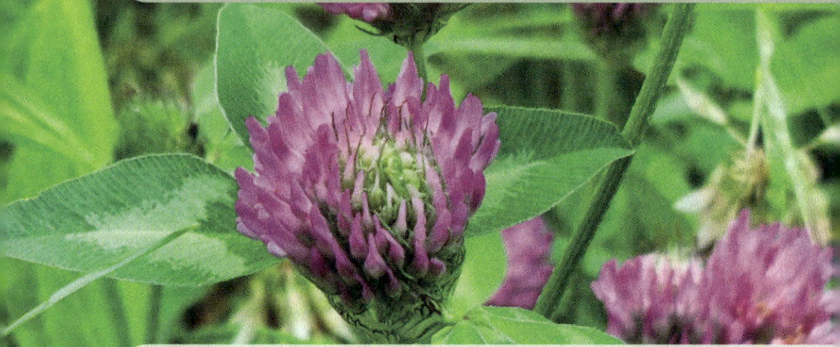

Steckbrief

Botanischer Name: *Trifolium pratense*

Weitere Namen: Wiesenklee, Rotköpfig, Honigklee, Futterklee

Familie: Hülsenfrüchtler

Sammelzeit: Mai bis September

Blütenfarbe: purpurrot bis violett

Blattform: dreizählig gefiedert, mit typischem hellen »V«-Fleck

Fundorte: Wiesen, Wegränder, Feldraine, Fettwiesen

Inhaltsstoffe: Isoflavone (Phytoöstrogene), Gerbstoffe, ätherisches Öl, Glykoside, Vitamine (C, E), Mineralstoffe (Calcium, Magnesium, Kalium)

Eigenschaften: blutreinigend, hormonregulierend, entzündungshemmend, schleimlösend, mineralstoffreich

Anwendungsgebiete: Wechseljahresbeschwerden, Osteoporoseprophylaxe, Hautausschläge, Husten, Verdauungsbeschwerden, Appetitlosigkeit, Frühjahrskuren

Verwechslungsgefahr: mit anderen Kleearten – alle ungefährlich

Giftigkeit: ungiftig

Erkennungstipps und Merkmale

Der Rotklee – mit seinen auffällig purpurroten/violettfarbenen Blütenköpfen, die sich aus ährigen Einzelblüten zusammensetzen – ist eine wahre Oase für Bienen und Hummeln. Er wächst bis zu 50 Zentimeter hoch, ist meist jedoch mit einer Größe von 10–20 Zentimeter anzutreffen. Auffällig sind zudem seine dreiteiligen Blätter (wer Glück hat auch mal vierblättrig), die mit einem charakteristischen, hellen »V«-förmigen Fleck gesäumt sind. Er bildet tiefe Wurzeln – bis zu 2 Meter – und reichert den Boden durch eine Symbiose mit Knöllchenbakterien mit Stickstoff an.

Meine roten Köpfchen, ganz zierlich und fein,
lass ich prachtvoll erstrahlen auf Wiese und Hain.
Von Mai bis September kannst finden du mich,
bei Hitze, bei Schwäche kuriere ich dich.
Der Tanz der Hormone kann oftmals ermüden,
im Wechsel der Jahre könn' die Sinne dich trüben.

Mit mir an der Seite brauchst nicht mehr verzagen
Hormonelle Beschwerden werd ich bald verjagen.
Und auch wenn das Blut der Reinigung bedarf,
oder wenn du gar leidest an unruhigem Schlaf,
Isoflavone bringen die Gesundheit zurück,
ja, nicht nur vierblättrig bring' ich dir viel Glück!

Die botanische Namensgebung ist im Falle des Rotklees wirklich sehr profan. *Trifolium pratense* bedeutet »dreiblättriges Wiesenkraut«. Hier ein kleiner Funfact: Jedes fünftausendste Kleeblatt ist vierblättrig. Es gibt aber auch sechsblättrigen oder sogar achtblättrigen Klee. Warum der Klee das macht, ist aber noch unklar.

Haupteinsatzgebiete

Seit Jahrhunderten ist der Rotklee ein wichtiges Blutreinigungs- und Frauenheilmittel. Die enthaltenen Isoflavone wirken wie vergleichsweise schwächeres pflanzliches Östrogen und lindern Beschwerden während der Wechseljahre, wie Hitzewallungen, Schlafstörungen und sogar Gedächtnis-Ausfälle. Zudem stärkt er die Knochen und kann Osteoporose vorbeugen. Äußerlich hilft ein Absud bei Hautausschlägen, Ekzemen oder schlecht heilenden Wunden. In der Volksmedizin gilt er als kräftigendes Mittel für Blut und Körper, häufig in Frühjahrskuren.

Anwendungsmöglichkeiten

Die Blüten können frisch im Salat oder getrocknet als Tee genutzt werden. Rotkleetee wirkt wohltuend bei Husten, Erkältungen, Verdauungsproblemen und vielen Frauenleiden. Eine Tinktur oder standardisierter Extrakt wird heute vor allem bei Wechseljahresbeschwerden eingesetzt. In der Küche lässt sich Rotklee auch als eiweißreiches Wildgemüse oder als Sprossen verwenden. Die wunderschönen Blüten sind eine wunderbare Dekorationsmöglichkeit, denn das Auge isst ja bekanntlich mit!

Brauchtum und Mythologie

Als Heilpflanze war Rotklee stets Symbol für Fruchtbarkeit, Lebenskraft und Glück. In Irland werden die lustigen, glückverheißenden Kobolde (Leprechauns) immerfort mit Kleeblättern dargestellt. In der keltischen Mythologie – so heißt es – entstand der Klee überall dort, wo die Füße der Göttin Ceridwen den Boden berührten, während sie als junges Mädchen über die Wiesen sprang. In der Signaturenlehre gilt die rote Blütenfarbe als Hinweis auf seine blutstärkende und reinigende Kraft.

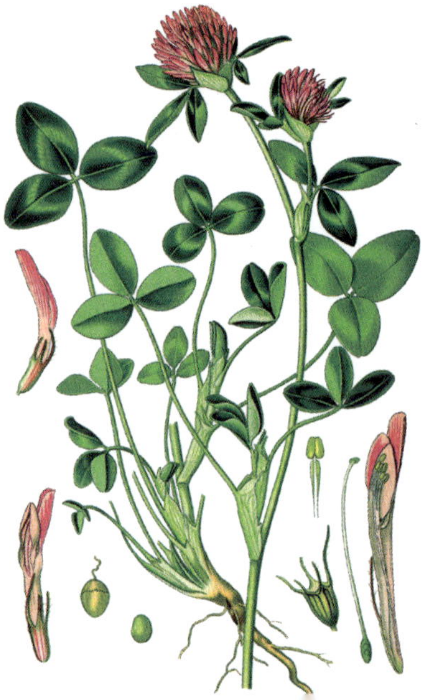

Ruprechtskraut

»Ich zeige auf, was keiner riechen will.«

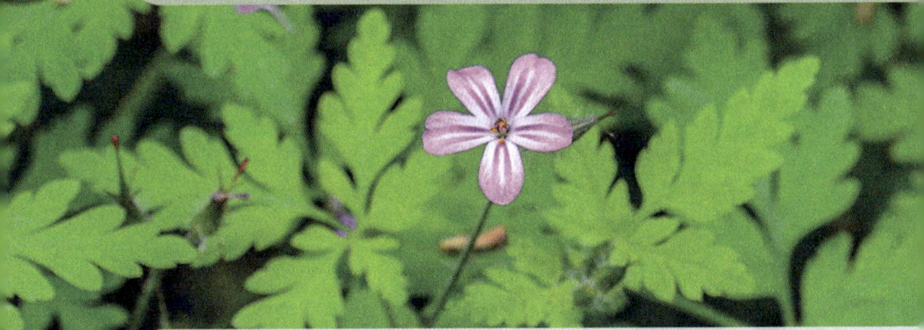

Steckbrief

Botanischer Name: *Geranium robertianum*

Weitere Namen: Stinkender Storchschnabel, Gottesgnadenkraut, St. Roberts-Kraut

Familie: Storchschnabelgewächse

Sammelzeit: Mai bis Oktober

Blüten: rosa bis purpurrot, fünfzählig

Blattform: tief fiederspaltig, zart, stark aromatisch riechend

Fundorte: halbschattige Plätze, Mauerritzen, Waldränder, feuchte Böden, Schutthalden

Inhaltsstoffe: Gerbstoffe, Bitterstoffe, ätherisches Öl, Flavonoide, Mineralien

Eigenschaften: adstringierend, blutstillend, wundheilungsfördernd, entzündungshemmend, stärkend

Anwendungsgebiete: äußerlich bei Wunden, Entzündungen, Hautproblemen, Nasenbluten; innerlich in der Volksmedizin bei Magen- und Darmbeschwerden, Schwächezuständen, Traumata

Verwechslungsgefahr: mit anderen Storchschnabelarten – alle ungefährlich

Giftigkeit: ungiftig

Erkennungstipps und Merkmale

Ruprechtskraut ist zart, aber dennoch auffällig im Erscheinungsbild mit seinem rötlich überhauchten Stängel. Es wächst an den unmöglichsten Orten: aus Mauerritzen, auf Grabsteinen oder Schuttplätzen – ein wahrer Künstler der Genügsamkeit. Zerreibt man die fiederspaltigen Blätter, entfaltet sich ein scharfer, streng-aromatischer Geruch, den viele als unangenehm bezeichnen. Aus diesem Grund trägt die Pflanze u. a. auch den Namen »stinkender Storchschnabel«. Seine Wuchshöhe liegt bei 20–50 Zentimeter. Die kleinen, leuchtend rosa Blüten mit fünf Blütenblättern sitzen paarweise an langen Stielen. Im Herbst verfärben sich Blätter und Stängel oft rötlich.

Ich bin das Ruprechtskraut. ◆ Meine zarten rosafarbenen Blüten tragen ein unschuldiges heiliges Licht in sich, während meine rötlichen Stängel vom Blut sprechen, das ich zu stillen vermag. ◆ Mein Geruch mag streng sein, fast abweisend, doch genau darin liegt meine Gabe: Ich zeige auf in dir, was keiner riechen will, was stinkt und modert, auf dass es in Heilung kommt. ◆ Seit Jahrhunderten begleite ich die Menschen – als Schutzkraut, als Heilmittel für Wunden, Blutungen und bei innerer Schwere. ◆ Namentlich mehreren Heiligen geweiht, trage ich ein hohes Licht in mir.

Der botanische Name *Geranium* leitet sich vom griechischen Wort »geranos« ab, was »Kranich« bedeutet. Das bezieht sich auf die schnabelartige Form der Fruchtstände, die an den langen Schnabel eines Kranichs erinnern – daher auch die volkstümliche Bezeichnung »Storchschnabel«. Der Artname *robertianum* verweist auf den heiligen Robert von Molesme († 1111), den Gründer des Zisterzienserordens, der die Pflanze als Heilmittel geschätzt haben soll. Aus diesem Grund war sie in der Volksmedizin auch als »St. Roberts-Kraut« bekannt.

Haupteinsatzgebiete

Ruprechtskraut wird seit alters her als Wund- und Blutstillkraut verwendet. Umschläge und Auflagen fördern die Heilung, stillen Blutungen und helfen bei Hauterkrankungen. Innerlich gilt es als Stärkungsmittel bei Schwächezuständen und zur Unterstützung der Verdauung. Der starke Geruch führte auch dazu, dass es als abwehrende Pflanze gegen böse Geister und

Krankheiten angesehen wurde. In der neuzeitlichen Pflanzenheilkunde wird die Pflanze zudem in der Traumaheilung eingesetzt.

Anwendungsmöglichkeiten

Traditionell wurden frische Blätter zerquetscht und direkt auf Wunden gelegt oder bei Nasenbluten in die Nase gesteckt. Ein Tee oder Absud diente innerlich zur Stärkung und gegen Magen-Darm-Beschwerden. Hildegard von Bingen sagte: Auf dem Butterbrot vertreibe es Melancholie. In der Volksmedizin nutzte man Ruprechtskraut auch zur »Blutreinigung«. Als Tinktur oder Tee angewandt, kann es begleitend in der Traumatherapie eingesetzt werden.

Brauchtum und Mythologie

Das Kraut ist sowohl dem heiligen Robert als auch dem heiligen Ruprecht, Bischof von Salzburg und Apostel der Baiern, geweiht, der auch als Schutzpatron der Kranken galt. Im Volksglauben legte man es zum Schutz ins Haus oder trug es als Amulett, um böse Mächte fernzuhalten. Der beißende Geruch galt als Kraft, die »Dämonen vertreibt«. In der Signaturenlehre sah man im roten Stängel und den blutstillenden Eigenschaften einen Hinweis auf seine Aufgabe im Blutkreislauf.

Die Tatsache, dass die Pflanze an Orten wächst, die eigentlich eher ungeeignet zum Gedeihen sind, ist ein Indiz dafür, dass sie auch in uns Störfelder aufzeigt und in Heilung bringt.

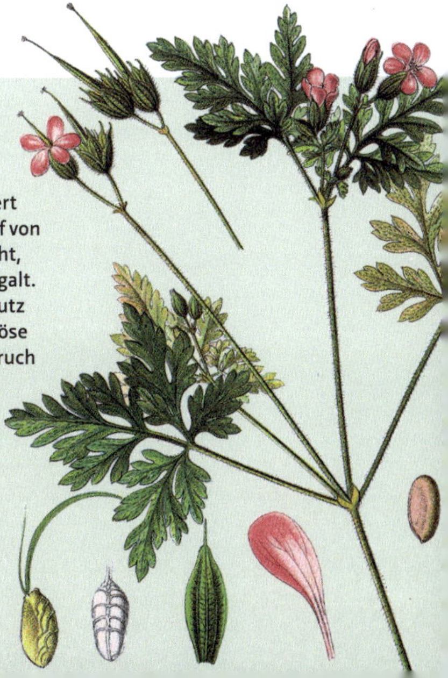

Wiesen-Salbei

»Ich öffne die Kehle mit Farbe und Klang.«

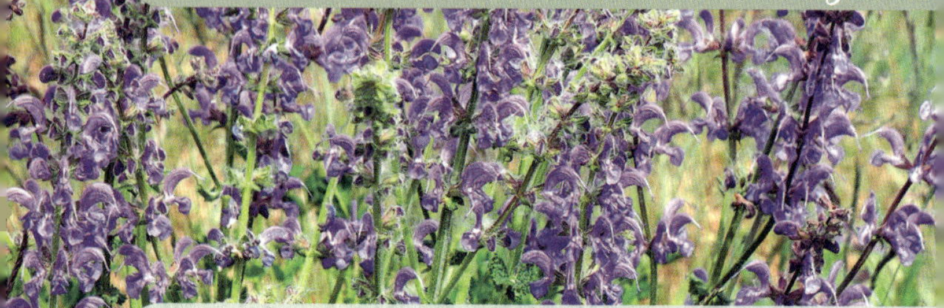

Steckbrief

Botanischer Name: *Salvia pratensis*

Weitere Namen: Wiesen-Sage, Wilder Salbei

Familie: Lippenblütler

Sammelzeit: Mai bis Juli (teils bis September)

Blütenfarbe: violettblau bis purpur, selten rosa oder weiß

Blattform: lanzettlich, runzlig, behaart, grundständig in Rosetten

Fundorte: magere Wiesen, trockene Wegränder, sonnige Hänge

Inhaltsstoffe: ätherisches Öl, Gerbstoffe, Flavonoide, Bitterstoffe, Harz

Eigenschaften: entzündungshemmend, antibakteriell, zusammenziehend, schweißhemmend, verdauungsfördernd

Anwendungsgebiete: Halsentzündungen, Heiserkeit, übermäßiges Schwitzen, Verdauungsbeschwerden, Frauenleiden

Verwechslungsgefahr: evtl. mit anderen Salbeiarten und Lippenblütlern wie dem Ziest, aber unterscheidbar durch die großen violetten Blütenkelche und die krepppapierartigen Blätter

Giftigkeit: ungiftig in üblichen Mengen; hoher Thujon-Gehalt in ätherischen Ölen kann in großen Mengen toxisch wirken (siehe Rainfarn, Seite 153); stillende Mütter sollten achtsam sein, denn Salbei hemmt die Milchbildung

Erkennungstipps und Merkmale

Der Wiesen-Salbei ist eine markante Erscheinung: aufrechte, vierkantige Stängel, die große, violettblaue Blütenquirle tragen mit einer Größe von 30–70 Zentimeter. Jede Blüte hat eine Helmform mit einer »Klippe«, die bei Bestäubung von Hummeln nach unten klappt – ein kleines Wunderwerk der Naturmechanik. Die unteren Blätter bilden eine Rosette und sind runzlig. Sie erinnern an Krepppapier zum Basteln. Die Pflanze verströmt beim Zerreiben einen würzigen Salbeiduft.

Ich bin der Wiesen-Salbei. ◆ Prachtvoll, fast schon majestätisch stehe ich da und tauche die Wiesen in ein fantastisches Farbenmeer tiefblauer Blüten, die wie kleine Kehlen aussehen. ◆ Sie singen mein Lied im Chor der Insekten, während mein Duft an warme Sommertage erinnert. ◆ Ich bringe Klarheit in Hals und Stimme, reinige Atem und Geist, stärke Herz und Verdauung. ◆ Ich lehre dich die Kunst der Zentrierung: mein aufrechter Wuchs, meine leuchtenden Blütenkelche zeugen von wahrer Lebenskraft, die aus einer klaren Ausrichtung erwächst. ◆ Wo ich blühe, ist die Wiese voller Farbe und Klang.

Tja, nomen est omen. Im Namen lässt sich oft wunderbar ablesen, wie unsere Vorfahren die Pflanze genutzt haben. So stammt der botanische Name *Salvia* vom lateinischen »salvare« = »heilen, retten«. Schon im Altertum galt Salbei als Heilkraut par excellence. *Pratensis*, das kennen wir bereits vom Rotklee, bedeutet »auf der Wiese wachsend« – so wird der Wiesen-Salbei zur »heilenden Pflanze der Wiese«.

Haupteinsatzgebiete

Wie der Gartensalbei wirkt auch der Wiesen-Salbei antiseptisch, entzündungshemmend und schweißhemmend. Er wurde besonders als Gurgelmittel bei Halsschmerzen und Heiserkeit geschätzt. Auch bei Verdauungsstörungen, Magen-Darm-Beschwerden, Frauenleiden wie Menstruationsbeschwerden und nervöser Unruhe kam er zum Einsatz. Sein Duft klärt den Geist, seine Kraft beruhigt Herz und Nerven.

Anwendungsmöglichkeiten

Die Blätter können frisch oder getrocknet als Tee oder Gurgelaufguss genutzt werden – hilfreich bei Halsentzündungen, Zahnfleischproblemen oder Verdauungsbeschwerden. Äußerlich helfen Waschungen und Bäder bei Hautreizungen und Schweißfüßen. In der Küche kann er wie Salbei zum Würzen verwendet werden, allerdings ist er aromatisch milder als der Gartensalbei.

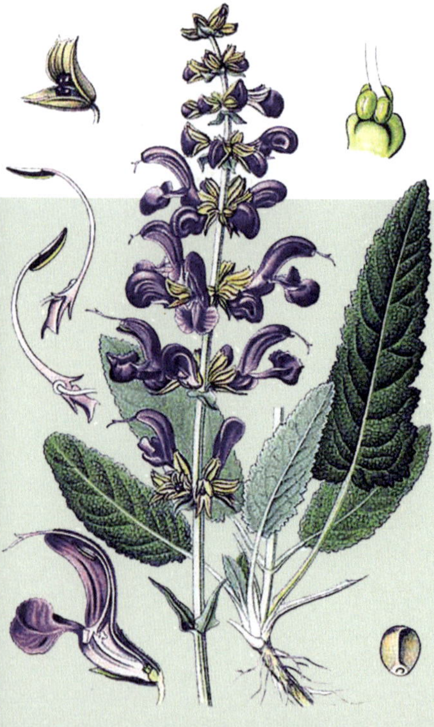

Brauchtum und Mythologie

In der Antike war Salbei eine Pflanze der Heilung und des Heiligen. Die Römer weihten ihn Jupiter und schnitten ihn nur zeremoniell in Form von Ritualen: nach einem Opfer, die Priester weiß gekleidet. Der Wiesen-Salbei galt im Volksglauben als Kraftkraut für die Stimme und das Wort: Sänger und Redner tranken seinen Tee, um Gehör und Ausdruck zu stärken. In der Signaturenlehre deuten seine klar aufgerichteten violetten Blüten auf die Kehle und den Geist – er verbindet Erde und Himmel, Stimme und Seele.

Wald-Sauerklee

»Ich bringe Frische und lehre dich, die Sprache des Waldes zu verstehen.«

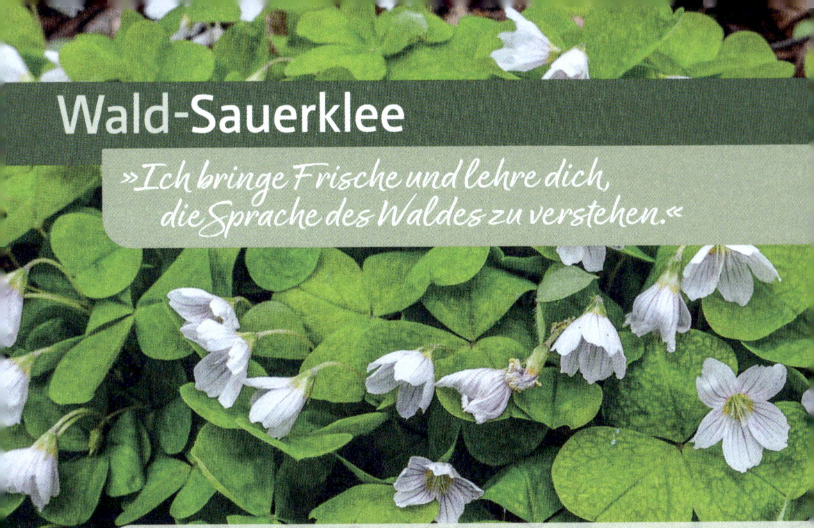

Steckbrief

Botanischer Name: *Oxalis acetosella*

Weitere Namen: Sauerklee, Kuckucksklee, Waldsauerampfer, Hasenklee, Sternschnabel

Familie: Sauerkleegewächse

Sammelzeit: März bis Oktober

Blütenfarbe: weiß, mit feinen violetten Adern

Blattform: dreizählig, herzförmig, zart, zusammenklappbar bei Nacht oder Regen

Fundorte: schattige, feuchte Laub- und Mischwälder, besonders in Buchenwäldern

Inhaltsstoffe: Oxalsäure, Vitamin C, Flavonoide, Gerbstoffe

Eigenschaften: erfrischend, fiebersenkend, blutreinigend, leicht entzündungshemmend

Anwendungsgebiete: Frühjahrskuren, Fieber, Skorbut (historisch), Appetitlosigkeit, leichte Entzündungen

Verwechslungsgefahr: mit jungem Klee (Trifolium); herzförmige Blätter und weiße Blüten sind markante Unterschiede

Giftigkeit: in kleinen Mengen essbar und erfrischend, in großen Mengen durch Oxalsäure gesundheitsbeeinträchtigend für die Nieren (> 300 g)

Erkennungstipps und Merkmale

Der Wald-Sauerklee wächst, wie der Name schon sagt, gern im Wald und wird bis zu 15 Zentimeter groß. Seine zarten, dreizähligen, herzförmigen Blätter sind charakteristische Merkmale, die das Erkennen unkompliziert machen. Sie falten sich in der Nacht oder bei Regen zusammen. Die Blüten sind weiß, zart und durchzogen von feinen violetten Adern, die wie feine Schriftzüge aussehen. Anders als der gewöhnliche Klee *(Trifolium)* hat der Sauerklee keine befleckten Blätter.

Ich bin der Wald-Sauerklee. ◆ Dort wo kaum ein Strahl der Sonne hinfällt, fühle ich mich heimisch und breite meine herzförmigen Flügel über den dunklen, feuchten Waldboden aus. ◆ Meine Blüten sind weiß und schillernd wie ein Brautkleid, durchzogen von feinen violetten Adern, als trüge ich die geheimen Insignien des Waldes in mir. ◆ Mein Naturell ist empfindsam und sensibel, so schließe ich meine Blätter bei Regen und Sturm. ◆ Wenn dir der Sinn nach einer spritzigen Erfrischung steht, dann koste bei Gelegenheit von mir. ◆ Ich bin nicht nur köstlich, sondern reinige dein Blut und fülle deine Vitamin-C-Speicher auf!

Die botanische Namensgebung des Wald-Sauerklees betont doppelt seine besondere Geschmacksnote. *Oxalis* stammt vom griechischen »oxys« = »sauer« und *acetosella* ist ein lateinisches Diminutiv von »acetum« = »Essig«, also »kleiner sauerer Essig« – eine treffende Bezeichnung für das Kraut, das erfrischt wie ein Schluck frischer Zitronenlimonade im Sommer.

Haupteinsatzgebiete

Der Wald-Sauerklee gilt lange schon als Vitaminspender nach dem Winter: Sein hoher Gehalt an Vitamin C schützte vor Skorbut. Als Frischkraut wurde er gegen Fieber und zur Stärkung bei Frühjahrskuren genutzt. Seine kühlende Wirkung macht ihn auch zu einem sanften Mittel bei Entzündungen und Hautreizungen.

Anwendungsmöglichkeiten

Die frischen Blätter können in kleinen Mengen roh

gegessen werden, z. B. im Salat oder als säuerliche Würze. Als Tee aus frischem oder getrocknetem Kraut wirkt er erfrischend, fiebersenkend und stoffwechselanregend. Äußerlich kann er in Umschlägen zur Kühlung und Linderung eingesetzt werden. Zwar enthält der Wald-Sauerklee Oxalsäure, jedoch müsste man mehrere Hundert Gramm vertilgen, dass es zu einer Gefahr der Nierenschädigung kommen kann. Insofern braucht sich da keiner Gedanken zu machen.

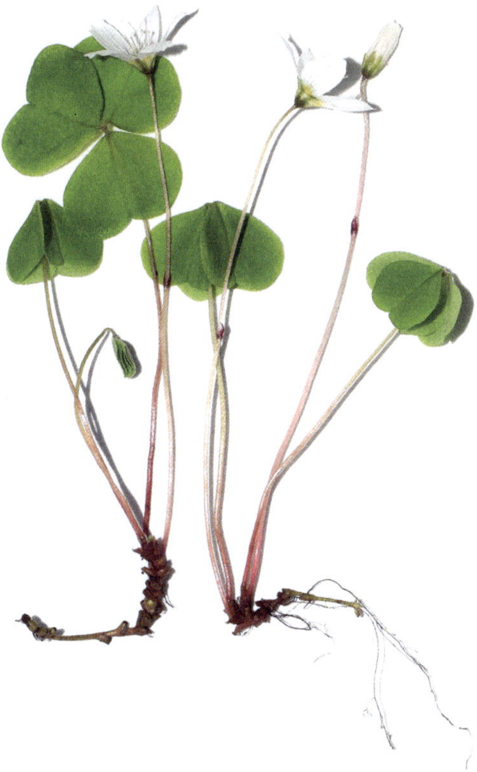

Brauchtum und Mythologie

In alten Zeiten galt der Sauerklee – ähnlich dem Günsel – als Kraut des Kuckucks, weil er zur selben Zeit blühte, wie dessen Ruf im Wald zu hören war. Man sah in seinen drei herzförmigen Blättern ein Zeichen der Dreieinigkeit – in keltischen wie in christlichen Deutungen. Seine Fähigkeit, die Blätter bei Regen zu schließen, machte ihn zum Symbol für Empfindsamkeit und Rückzug: ein Pflanzenwesen, das sich schützt und verbirgt, wenn die Welt zu rau wird. In manchen Gegenden streute man ihn in Häuser, um Glück und Klarheit zu bringen. In der Signaturenlehre verband man seine Säure mit der reinigenden Kraft, die trübe Säfte vertreibt.

Schafgarbe

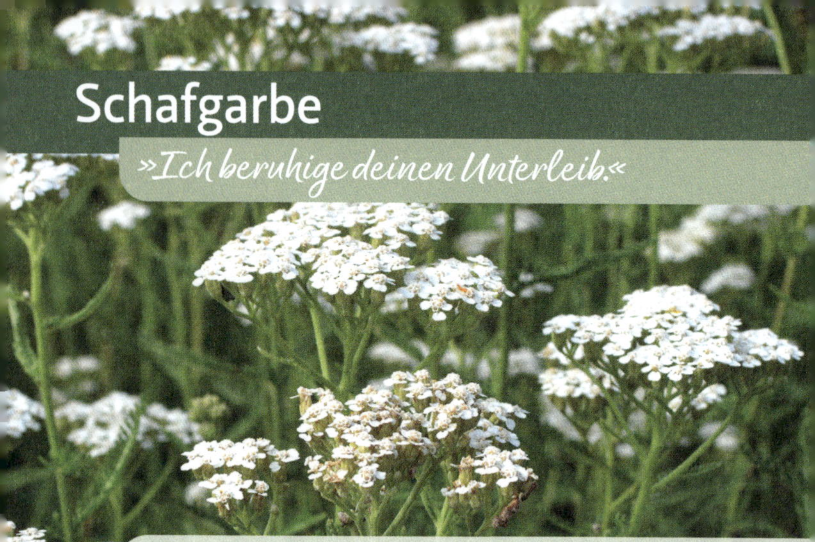

»Ich beruhige deinen Unterleib.«

Steckbrief

Botanischer Name: *Achillea millefolium*

Weitere Namen: Achilleskraut, Bauchwehkraut, Frauendank, Blutkraut, Tausendblatt

Familie: Korbblütler

Sammelzeit: Juni bis Oktober

Blütenfarbe: weiß bis zartrosa

Blattform: fiederteilig, fein zerschnitten (»tausendfach geteilt«)

Fundorte: Wiesen, Wegränder, trockene Standorte, Böschungen, Ödland

Inhaltsstoffe: ätherisches Öl (Azulen, Chamazulen), Flavonoide, Bitterstoffe, Gerbstoffe, Cumarine, Kalium

Eigenschaften: blutstillend, krampflösend, entzündungshemmend, verdauungsfördernd, regulierend, beruhigend

Anwendungsgebiete: Wunden, Blutungen, Menstruationsbeschwerden, Verdauungsprobleme, Krämpfe, Appetitlosigkeit, Bluthochdruck

Verwechslungsgefahr: mit Hundskamille oder anderen Doldenblütlern in jungen Stadien, jedoch unterscheidbar durch den typischen Geruch beim Zerreiben

Giftigkeit: ungiftig

Erkennungstipps und Merkmale

Die Schafgarbe wächst aufrecht – bis zu 60 Zentimeter hoch – mit festen, kantigen Stängeln. Sie bildet große Gruppen und bevorzugt trockene, sonnige Standorte. Ihre Blüten bestehen aus vielen kleinen, dichten, strahlend weißen bis rosafarbenen Körbchenblüten. Die Blätter sind sehr fein gefiedert und riechen aromatisch-würzig, wenn man sie zerreibt. Den Exemplaren mit rosafarbenen Blüten wird nachgesagt, dass sie besonders heilkräftig und nährstoffreich seien.

Wenn die Sonne hoch am Himmel steht,
mein weißes Kleid elegant im Winde weht,
lad ich dich ein Stück mit mir zu gehen,
und die Natur mit neuen Aug'n zu sehen.
Bin Heilerin, wenns Bäuchlein grummelt,
im Unterleib sich's Chaos tummelt,
gar tausendfach sind meine Blätter
und tausendfach half ich als Retter.
Besonders Frauen, du wirst's vermuten,
seit Angedenken still ichs Bluten,
entkrampfen, wärmen, lindern, stillen,
manchmal gelingt's auch ohne Pillen.
Wer noch der alten Schule traut,
der greif nach mir, dem guten Kraut!

Der botanische Name *Achillea* geht auf den griechischen Helden Achilles zurück, der die Pflanze der Sage nach im Trojanischen Krieg nutzte, um die Wunden seiner Soldaten zu heilen. *Millefolium* bedeutet »tausend Blätter« und beschreibt treffend die fein gefiederten Blättchen der Schafgarbe.

Haupteinsatzgebiete

Seit der Antike gilt die Schafgarbe als Wundheilerin. Sie stillt Blutungen, fördert die Regeneration und wirkt entzündungshemmend. Besonders bekannt ist sie aber auch als Frauenkraut, das den Zyklus reguliert, Menstruationskrämpfe lindert und die Gebärmutter stärkt. Tatsächlich empfahlen alle großen Kräuterkundigen von der Antike bis zur Neuzeit den Frauen die Schafgarbe! Ebenso hilfreich ist sie bei Verdauungsproblemen,

Appetitlosigkeit und Blähungen. Ihre Bitterstoffe regen Leber und Galle an, wodurch sie zu einer klassischen Heilpflanze für den Stoffwechsel wurde.

Anwendungsmöglichkeiten

Die Schafgarbe wird innerlich als Tee, Tinktur oder Presssaft genutzt – besonders bei Magen-Darm- und Frauenleiden. Äußerlich eignen sich Auflagen und Bäder bei Wunden, Hautentzündungen oder Krampfadern. Früher trug man das Kraut frisch aufgelegt auch direkt auf blutende Stellen. In Kräuterbündeln, die an Mariä Himmelfahrt geweiht wurden, durfte sie niemals fehlen.

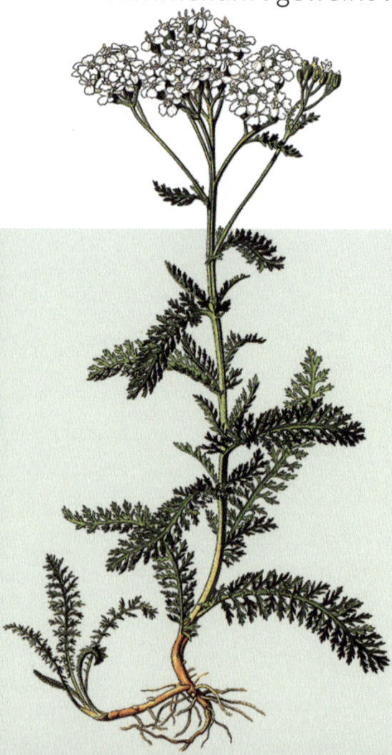

Brauchtum und Mythologie

In der Antike galt die Schafgarbe als Geschenk des Gottes Chiron an Achilles, weshalb sie »Achilleskraut« genannt wurde. Im Mittelalter fand sie sich in den Kräuterbuschen der Kirche, weil man sie für segensreich hielt. In der Signaturenlehre deutete man die fein gegliederten Blätter als Hinweis auf ihre Vielseitigkeit, ihre weißen Blüten als Symbol für Reinheit und Heilung. In Orakeln wurde sie als »Wahrsagekraut« verwendet – etwa beim chinesischen I-Ging, wo getrocknete Schafgarbenstängel zur Weissagung dienten.

Scharbockskraut

»Ich vertreibe die Müdigkeit des Winters.«

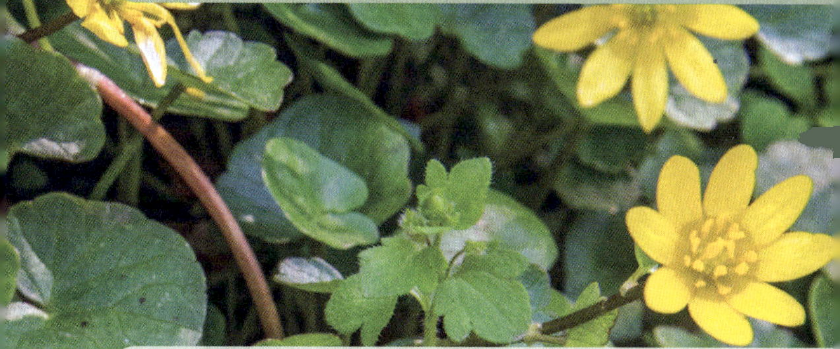

Steckbrief

Botanischer Name: *Ficaria verna* (syn. *Ranunculus ficaria)*

Weitere Namen: Feigwurz, Frühlings-Scharbockskraut, Feigling, Glitzerblümchen

Familie: Hahnenfußgewächse

Sammelzeit: März bis Mai

Blütenfarbe: goldgelb, sternförmig, glänzend

Blattform: herz- bis nierenförmig, glänzend, saftig grün

Fundorte: feuchte Wälder, Auen, Gärten, Wiesen, häufig teppichbildend

Inhaltsstoffe: Vitamin C (v. a. in jungen Blättern), Saponine, Protoanemonin (in älteren Pflanzenteilen giftig)

Eigenschaften: vitaminreich, stoffwechselanregend, antioxidativ, blutreinigend (nur im Frühstadium)

Anwendungsgebiete: Frühjahrskur, Skorbut (historisch), Stärkung bei Vitaminmangel

Verwechslungsgefahr: mit jungen Blättern von Bärlauch oder anderen Frühlingskräutern möglich, jedoch glänzende Oberfläche typisch

Giftigkeit: jung essbar (vor der Blüte), später giftig durch Protoanemonin

Erkennungstipps und Merkmale

Das Scharbockskraut wächst zwischen 5–20 Zentimeter hoch und bevorzugt halbschattige feuchte Gebiete. Es bildet dichte Teppiche glänzender, herzförmiger Blätter, die sich im Licht spiegeln. Zwischen März und Mai erscheinen seine leuchtend gelben, sternförmigen Blüten mit acht bis zwölf schmalen Blütenblättern. Auffällig sind die kleinen Knöllchen an den Wurzeln – auch Zwergenkartoffeln genannt –, die der Pflanze helfen, sich auszubreiten.

Noch ehe das letzte Eis ist getaut,
und noch keiner so recht aus der Höhle sich traut,
da lugen bereits meine Spitzen hervor,
mein sattgrünes Blattwerk wächst eifrig empor.
Wo früher die Seeleut die Zähne verloren,
Vitaminmängel allerlei Krankheit beschworen,
da schuf ich Abhilfe, mit meinem Blattgrün
ja unter den Pflanzen galt ich als tollkühn.
Doch nur vor der Blüte sollst pflücken du mich,
wenn mein glänzender Teppich noch ohne Gelbstich
ist, denn sonst kann ich dich sogar vergiften,
daher nicht, wenn ich blühe, sonst gehst du mir noch stiften.

Der botanische Name *Ficaria* bedeutet »feigenähnlich« und bezieht sich auf die kleinen Wurzelknöllchen, die wie winzige Feigen aussehen. Manchmal werden diese Feiglein auch »Zwergenkartoffeln« genannt. *Verna* heißt »zum Frühling gehörig« – das auch wiederum treffend ist, da das Scharbockskraut eine der ersten Blütenpflanzen des Jahres ist.

Haupteinsatzgebiete

Traditionell war das Scharbockskraut eine der wichtigsten Vitaminquellen nach dem Winter. Seine jungen Blätter wurden roh oder gekocht gegessen, um Skorbut – der früheren Krankheit der Seefahrer – vorzubeugen und die Abwehrkräfte zu stärken. Heute wird es nur noch selten genutzt, da zahlreiche vitaminreiche Frühlingskräuter verfügbar sind. Dennoch bleibt es Symbol für die Rückkehr von Kraft und Lebendigkeit nach dem Winter.

Anwendungsmöglichkeiten

Die jungen Blätter eignen sich frisch für Salate, Kräuterquark oder Suppen – jedoch nur vor der Blüte! Danach steigt der Gehalt an Protoanemonin, das die Pflanze giftig und scharf macht. Ohnehin wird man es beim Konsum der Blätter merken, wenn der Alkaloidgehalt steigt, denn es reizt sofort die Schleimhäute. In diesem Fall spuckt man es einfach wieder aus. Man kann zur Sicherheit den Mund noch einmal mit Wasser ausspülen. In geringen Mengen ist Protoanemonin unbedenklich für die Gesundheit. In höheren Mengen kann es zu Übelkeit, Durchfall, Erbrechen und Leberschäden führen.

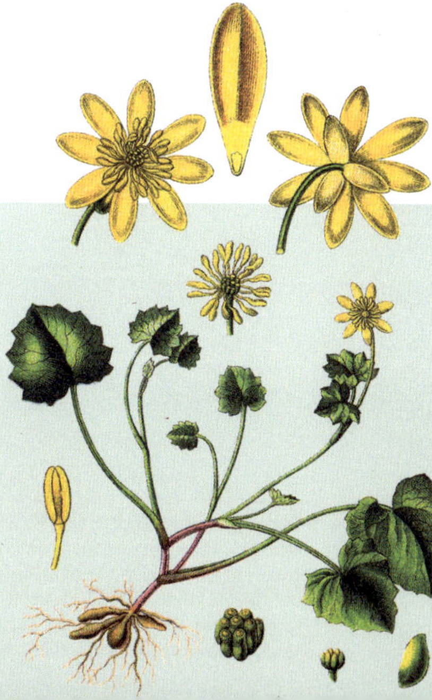

Brauchtum und Mythologie

Das Scharbockskraut galt als Frühlingsbote, der den Sieg des Lichts über die winterliche Dunkelheit verkündete. In der Volksmedizin sah man in seinen goldgelben Blüten ein Abbild der Sonne, die neue Lebenskräfte spendet. In manchen Gegenden wurde es auch als »Feigwurz« gegen Hautleiden (Feigwarzen) genutzt. Die glänzenden Blätter symbolisierten Jugend, Frische und die wiederkehrende Lebenskraft.

Wiesen-Schaumkraut

»Ich bin der pikante Frühlingsgruß der Auen.«

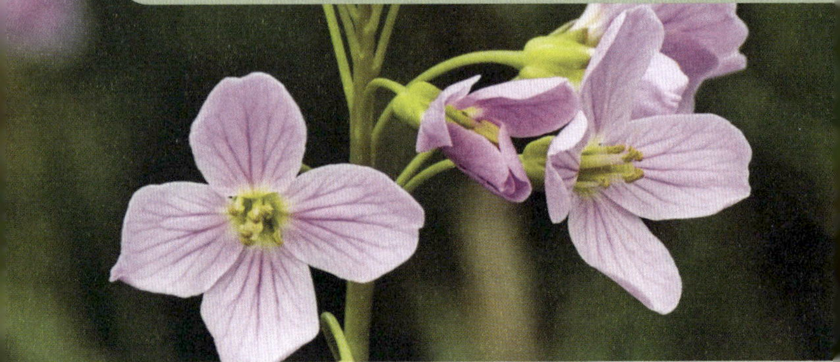

Steckbrief

Botanischer Name: *Cardamine pratensis*

Weitere Namen: Milchblume, Kuckucksblume, Maiblume

Familie: Kreuzblütengewächse

Sammelzeit: April bis Juni

Blüten: zartrosa bis weiß, vierzählig, im Schirmrispenstand

Blattform: grundständige Rosette mit rundlichen Blättern, Stängelblätter schmaler und fiederspaltig

Fundorte: feuchte Wiesen, Bach- und Grabenränder, Auwälder

Inhaltsstoffe: Senfölglykoside, Vitamin C, Bitterstoffe, Mineralien

Eigenschaften: verdauungsfördernd, blutreinigend, stoffwechselanregend, immunstärkend

Anwendungsgebiete: Frühjahrskuren, Appetitlosigkeit, leichte Verdauungsbeschwerden, Blutreinigung

Verwechslungsgefahr: mit anderen Schaumkraut-Arten *(Cardamine hirsuta, Cardamine amara)*, die aber kleiner und/oder bitterer sind

Giftigkeit: ungiftig; in größeren Mengen reizend bei schwachem Magen durch scharfe Senfölglykoside

Erkennungstipps und Merkmale

Das Wiesen-Schaumkraut zeigt sich früh im Jahr mit zarten pastellfarbenen Blütenständen, die oft ganze Wiesenflächen bedecken. Die rosettenständigen Grundblätter sind rundlich, während die oberen Blätter länglich gefiedert sind. Es wächst am liebsten auf feuchten Wiesen und erreicht Höhen zwischen 20–50 Zentimeter. Die vierzähligen Blüten (Kreuzblütler) bilden lockere Rispen, die wie Schaum über den feuchten Wiesen stehen – daher der Name.

Ich bin das Wiesen-Schaumkraut, zart und unscheinbar wie ein Atemhauch, und doch ist es mein Verdienst, wenn die Wiesen im Frühling in ein Meer aus Rosa und Weiß getaucht sind. ◆ Meine Blüten wiegen sich sanft im Wind, sodass man aus der Ferne meint, die Wiese sei von der Gischt des Meeres übergossen. ◆ Ich künde von Neubeginn, Lebendigkeit und einer jugendlich scharfen Frische. ◆ Meine Botschaft: In der Leichtigkeit wohnt die Kraft des Neubeginns.

Von weltweit etwa zweihundert Schaumkrautarten sind etwa vierzig in Europa heimisch. Das Wiesen-Schaumkraut ist das bekannteste und häufigste. Der Gattungsname *Cardamine* leitet sich vom griechischen »kardamon« = »Kresse« ab, während *pratensis* »auf der Wiese wachsend« bedeutet – der Name beschreibt also genau das, was es ist: die Kresse der Wiese.

Haupteinsatzgebiete

Schon seit Jahrhunderten gilt das Wiesen-Schaumkraut als blutreinigend. Sein Gehalt an Vitamin C und Bitterstoffen stärkt nach dem Winter den Stoffwechsel, fördert die Verdauung und belebt den Organismus.
In der Volksmedizin nutzte man es bei Appetitlosigkeit und Frühjahrsmüdigkeit.

Anwendungsmöglichkeiten

Die jungen Blätter können frisch in Salaten, Quark oder Suppen verwendet werden, sie haben diesen leicht scharfen, kresseartigen Geschmack. Tee oder Presssaft aus Kraut galt als Tonikum für Magen und Blut. In der Küche wird das Kraut heute nur noch selten genutzt, jedoch weniger aufgrund des Geschmacks, sondern auf Basis der Unwissenheit über die Existenz der Schaumkräuter.

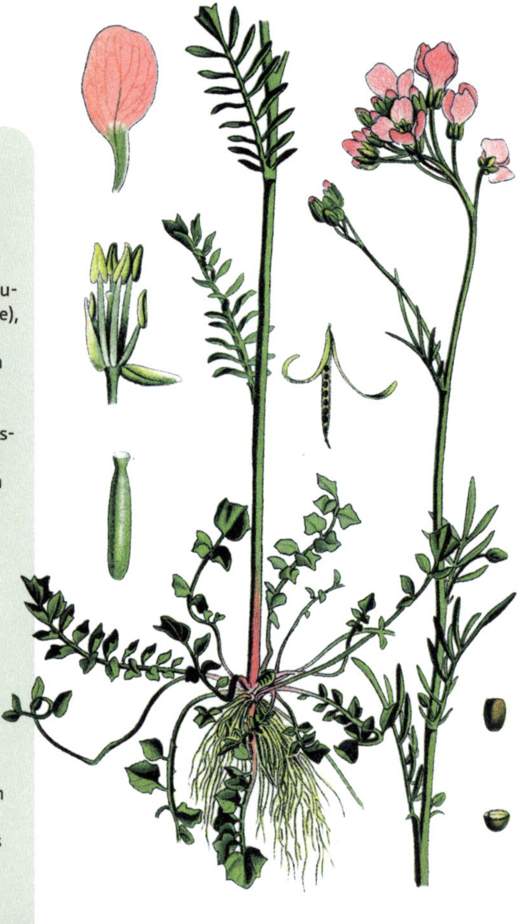

Brauchtum und Mythologie

Das Wiesen-Schaumkraut war im Volksglauben, wie einige andere Frühjahrskräuter (Günsel, Wald-Sauerklee), eng mit dem Kuckuck verbunden, da es zu blühen beginnt, wenn sein Ruf im Frühjahr wieder erklingt – darum der Name »Kuckucksblume«. Seine weißen und rosafarbenen Blüten galten als Symbol der jungfräulichen Reinheit und des Neubeginns. In manchen Regionen band man es in den Maikranz als Symbol der wiederkehrenden Lebenskraft. Der leichte, schaumige Blütenteppich auf den Wiesen wurde als Segen der Fruchtbarkeit gedeutet, besonders für Felder und Vieh. In der Signaturenlehre sah man in seiner Zartheit und lichten Erscheinung einen Hinweis auf seine blutreinigende und belebende Kraft.

Schlehe

»Ich lehre dich die Gesetze von Leben und Tod.«

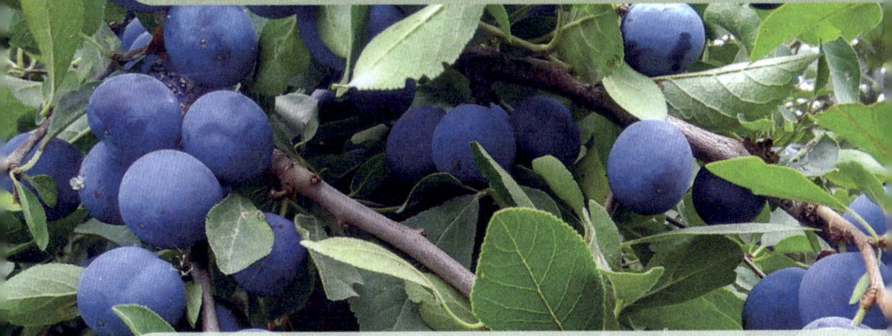

Steckbrief

Botanischer Name: *Prunus spinosa*

Weitere Namen: Schwarzdorn, Heckendorn, Schlehdorn, Sauerpflaume

Familie: Rosengewächse

Sammelzeit:
Blüten: März bis April (noch vor dem Blattaustrieb); **Beeren:** Oktober bis Dezember

Blütenfarbe: reinweiß

Blattform: eiförmig bis elliptisch, fein gesägt

Fundorte: Hecken, Feldraine, Waldränder, Böschungen, trockene bis frische Standorte, sonnig bis halbschattig

Inhaltsstoffe: Gerbstoffe, Flavonoide, Vitamin C, organische Säuren, Pektin, Blausäureglykoside in den Kernen

Eigenschaften: adstringierend, abwehrstärkend, leicht abführend, fiebersenkend, schweißtreibend

Anwendungsgebiete: Erkältungen, Fieber, Verdauungsbeschwerden, Frühjahrskuren, Stärkungsmittel; Früchte als Lebensmittel (Saft, Mus, Likör, Marmelade)

Verwechslungsgefahr: mit der Haferpflaume *(Prunus domestica)*, allerdings unterscheidbar durch den dornigen Wuchs

Giftigkeit: ungiftig, Kerne enthalten geringe Mengen Blausäureglykoside → nicht zerbeißen

Erkennungstipps und Merkmale

Die Schlehe ist – zumindest im Frühjahr – leicht zu erkennen: Noch bevor die meisten Sträucher austreiben, erscheinen im frühen Frühjahr unzählige weiße Blüten, die wie Schneeflocken wirken. Ihre dunklen Zweige tragen harte Dornen. Die Früchte – die Schlehen – sind kugelig, schwarzblau bereift und sehen aus wie große Heidelbeeren. Sie erscheinen ab Herbst, sind aber erst nach dem ersten Frost so richtig genießbar, da sie zuvor eine sehr starke Adstringenz mitliefern.

So schwarz wie die Nacht wächst mein dichtes Geäst,
trag ein Kleid voller Dorn', das kein Unheil durchlässt.
Ich streife tief durch die Wälder, bin der Schatten
im Licht,
Cailleach, Kind des Waldes, die den Segen verspricht.
Trage Mythen und Sagen, bin voll Mystik und Mär,
mein Wesen musst fühlen, klappt nicht, wenn
ich's erklär.
Nur wer ehrhaft sein Haupt vor der Göttin verneigt,
die sich überall in der Natur vor ihm zeigt,
kann erhaschen ein Hauch vom Geheimnis darin,
verborgen hinter Form ruht der tiefere Sinn.

Die Schlehe oder der Schlehdorn ist eine der Pflanzen, die – ähnlich dem Holunder oder dem Weißdorn – eine sehr weitreichende Geschichte und Mythologie besitzt. Ihr botanischer Familienname *prunus* ist der alte lateinische Name für Pflaumen- und Kirscharten. *Spinosa* bedeutet »dornig« und weist auf den stark bewehrten, stacheligen Wuchs der Schlehe hin.

Haupteinsatzgebiete

Die Schlehe war traditionsgemäß ein wichtiges Stärkungsmittel nach langen Wintern. Die vitaminreichen Früchte wurden zu Saft oder Mus verarbeitet und dienten zur allgemeinen Kräftigung. In der Volksheilkunde nutzte man Blüten, Blätter und Rinde gegen Fieber, Verdauungsprobleme und Hautunreinheiten. Besonders die adstringierende Wirkung der unreifen Früchte half bei Durchfall. Die Blüten gelten zudem als mildes Abführmittel und stärkendes Frühjahrskraut.

Anwendungsmöglichkeiten

Die Blüten der Schlehe werden traditionell als Tee genutzt, um Frühjahrsmüdigkeit, Erkältungen und Fieber zu lindern und den Körper sanft durchzuspülen. Auch Rinde und Blätter finden – wenn auch seltener – Verwendung wegen ihrer adstringierenden Wirkung bei Durchfallerkrankung. Die Früchte sind zunächst herb und zusammenziehend, entfalten aber nach dem Frost einen köstlichen Geschmack: Sie stärken als vitaminreiches Heilobst und lassen sich zu Marmeladen, Sirup, Wein oder dem bekannten »Schlehenfeuer«-Likör verarbeiten. Als »wilde Pflaumen« hatten sie in der Volksküche lange einen festen Platz, vor allem, nachdem der Zucker in die Haushalte Einzug gehalten hatte, da er seither ihren herben Charakter mildern konnte.

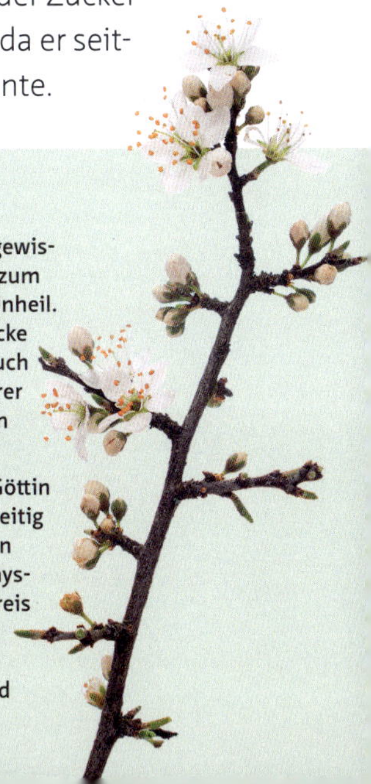

Brauchtum und Mythologie

Die Schlehe ist seit alters her ein Gewächs mit einer gewissen Ambivalenz: Ihre Dornen machten sie einerseits zum Symbol der Abwehr, ja sogar der Abgrenzung gegen Unheil. Im Volksglauben galt der Schlehendorn als Schutzhecke gegen Geister und Hexen, wurde aber andererseits auch mit dunklen Mächten verbunden. Ihr schwarzer, starrer Wuchs im Winter und ihre frühe weiße Blüte machten sie zu einem Sinnbild für Tod und Wiedergeburt.

In der germanischen Mythologie ist die Schlehe der Göttin Hel geweiht, Herrscherin über die Unterwelt. Gleichzeitig wurde sie aber auch als Frühlingsbote verehrt. Bei den Schotten wurde sie als Göttin Cailleach verehrt, die mystische, weise Frau des Waldes. Im keltischen Jahreskreis stand sie für die dunkle Jahreszeit, als Grenzpflanze zwischen Licht und Schatten. In manchen Gegenden wurden Schlehenzweige zu Palmsonntag geweiht und als Schutz im Haus aufbewahrt.

Schöllkraut

»Ich öffne, wo der Galle Zorn wohnt.«

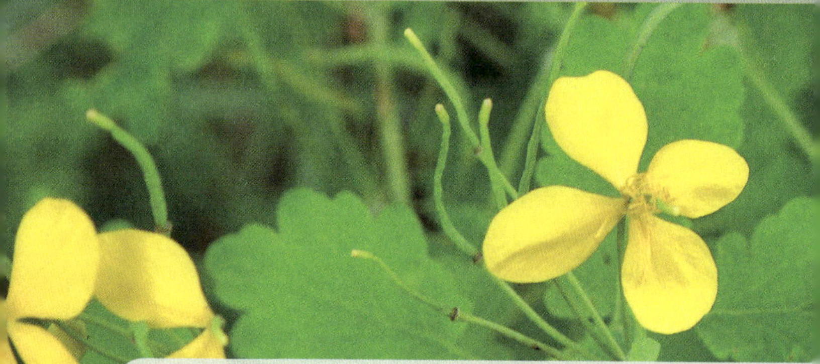

Steckbrief

Botanischer Name: *Chelidonium majus*

Weitere Namen: Goldwurz, Grindwurz, Warzenkraut

Familie: Mohngewächse

Sammelzeit: April bis September, teils sogar im Winter

Blütenfarbe: gelb

Blattform: unpaarig gefiedert, eichenblattähnlich

Fundorte: Schuttplätze, Wegränder, Mauerritzen, nährstoffreiche, stickstoffhaltige Böden

Inhaltsstoffe: Alkaloide, Äpfelsäure, ätherisches Öl, Bernsteinsäure, Bitterstoffe, Chelidonsäure, Flavone, Kaffeesäurederivate

Eigenschaften: antibakteriell, antimykotisch, antiviral, beruhigend, blutreinigend, entzündungshemmend, zellwachstumshemmend, gallenflussfördernd, krampflösend, schmerzlindernd, wundheilend

Anwendungsgebiete: Erkrankungen der Galle und der Leber, Hautleiden, Sehschwäche/Augenkrankheiten, Magenkrämpfe, Warzen

Verwechslungsgefahr: Acker-Senf – ungiftig

Giftigkeit: leicht giftig

Erkennungstipps und Merkmale

Das Schöllkraut wächst bis zu 80 Zentimeter hoch und ziert sonnige bis halbschattige Gebiete mit stickstoffhaltigen Böden. Stängel wie Blattunterseite sind leicht behaart. Die unpaarig gefiederten Blätter ähneln vom Aussehen den Blättern der Eiche und haben eine wachspapierartige Oberfläche. Schließlich ist der orange-gelbe Pflanzensaft – das Markenzeichen des Schöllkrautes – sehr auffällig und schließt damit auch jede Verwechslung aus.

Meine gelb-orangen Säfte birgen enorme Kräfte. ◆ Wo Leber und Galle schmerzen, empfiehl mich gern von Herzen. ◆ Entgiftung ist meine Stärke, gekonnt vollziehe ich meine Werke. ◆ Mit Warzen mache ich kurzen Prozess, zudem wirke ich auch beruhigend bei Stress. ◆ Egal ob grüner oder grauer Star, mit mir wird das Augenlicht wieder klar. ◆ Bei der Dosis solltest du achtsam sein, wer zu viel nimmt, erfährt statt der Heilung nur Pein.

Welch interessantes Gewächs! Auch wenn sich das Schöllkraut nicht zum direkten Verzehr eignet, sollte es jeder als Heilpflanze kennen. Der Franzose Maurice Messegué erzielte erstaunliche Heilerfolge mit dieser Pflanze, Maria Treben – die wohl bekannteste Kräuterfrau des letzten Jhs. – wurde kurz vor dem Tod stehend mithilfe vom Schöllkrautsaft von Typhus geheilt. Doch die richtige Dosierung zu finden ist nicht so einfach und kann durchaus demjenigen zum Verhängnis werden, der unvorsichtig handelt. An anderer Stelle kann man auch lesen, das Schöllkraut sei ein Hexenkraut gewesen, das bewusstseinserweiternde Wirkungen entfalten kann. Immerhin ist es mit dem Schlafmohn verwandt, der als Ausgangsstoff des Morphiums dient.

Haupteinsatzgebiete

Spätestens seit der Inquisition ist uns ein bedeutender Teil an bereits erprobten Heilanwendungsmöglichkeiten der Kräuter verloren gegangen. So müssen wir uns heute auf die Aussagen stützen, die uns durch mündliche Überlieferung und wissenschaftliche Untersuchungen zur Verfügung stehen. Laut Maria Treben wirkt das Schöllkraut – so wie alle Mohngewächse – beruhigend und schlaffördernd. Es wirkt zudem krampflösend, blutbildend und blutreinigend. Maurice Messegué fügte seinen Teemischungen und Bädern häufig Schöllkraut bei, mit der Aussage, es würde die Heilkraft der übrigen Pflanzen unterstützen und verstärken. Das Schöllkraut wirkt wunderbar bei Warzen, Leber- und Gallenerkrankungen, Augen- sowie diversen Hautleiden.

Anwendungsmöglichkeiten

Die gängigste Methode, das Schöllkraut zu verwenden, ist, es zu pflücken und den gelben Saft direkt auf die Warze zu tupfen. Der Saft wirkt antiviral und hemmt die Zellteilung der Warzen. Man soll den Saft nur bei abnehmendem Mond anwenden! Als Tinktur verdünnt oder als homöopathisches Präparat (Chelidonium) ist die innere Einnahme sicherer, als den puren Saft zu verwenden. Zur Entgiftung und Unterstützung der Leber ist diese Pflanze sehr effektiv. Ebenso heißt es, sie könne die Gesundheit und Sehkraft der Augen fördern.

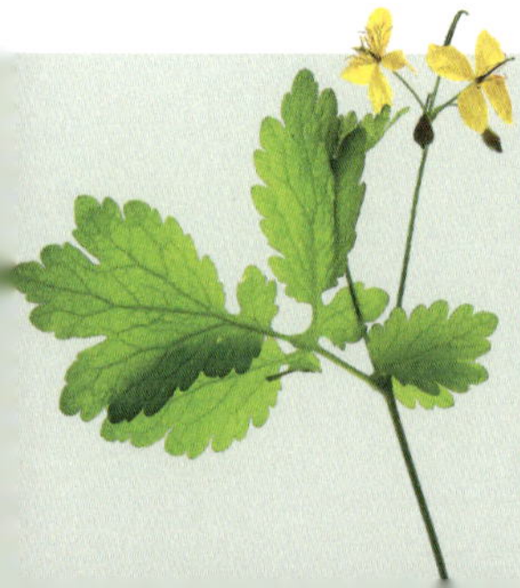

Brauchtum und Mythologie

Nach antiken und mittelalterlichen Legenden machen Schwalben ihre Jungen mit dem Saft des Schöllkrauts sehend. Daher gilt Schöllkraut als Symbol der geistigen Klarheit. Der Name *Chelidonium* bedeutet übersetzt aus dem griechischen tatsächlich »Schwalbe«. Auch der Kräuterkundige Maurice Messegué beschrieb, dass er eine Schwalbenmutter beobachten konnte, die ihren Jungen mit der Pflanze die Köpfchen benetzte.

Spitzwegerich

»Ich bin Balsam für deine Wunden und Atemwege.«

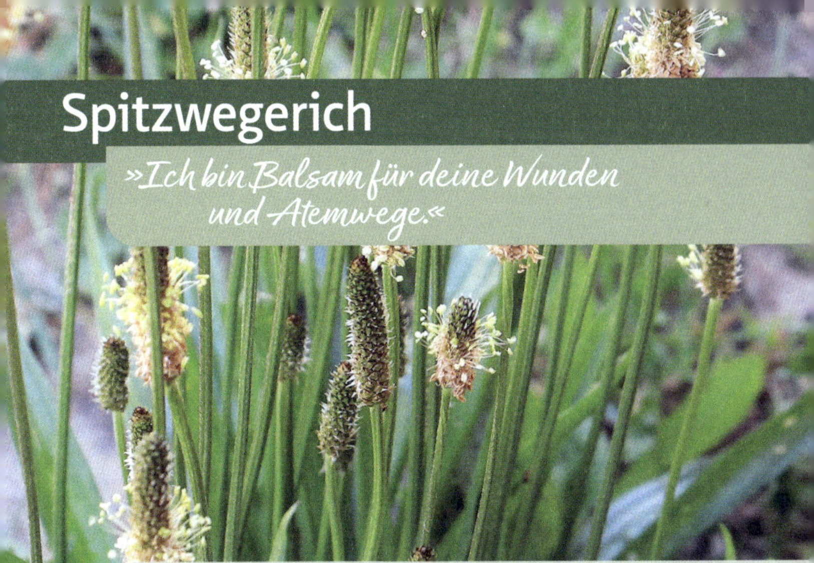

Steckbrief

Botanischer Name: *Plantago lanceolata*

Weitere Namen: Lungenblatt, Heilwegerich, Wundwegerich, Spießkraut, Siebenrippenkraut

Familie: Wegerichgewächse

Sammelzeit: Mai bis September

Blüten: unscheinbar, gelblich-weiß, in Ährenform

Blattform: lanzettlich, parallel geadert, in einer Rosette angeordnet

Fundorte: Wiesen, Wegränder, Gärten, Äcker; tritt häufig als Begleiter des Menschen auf

Inhaltsstoffe: Aucubin (Iridoidglykosid), Gerbstoffe, Schleimstoffe, Kieselsäure, Zink, Vitamin C

Eigenschaften: wundheilend, antibakteriell, entzündungshemmend, blutstillend, reizlindernd, hustenstillend

Anwendungsgebiete: Atemwegserkrankungen (Husten, Bronchitis, Heiserkeit), Wunden, Insektenstiche, Entzündungen der Haut und Schleimhäute

Verwechslungsgefahr: mit anderen Wegerich-Arten – jedoch alle mit ähnlicher Wirkung und ungefährlich

Giftigkeit: ungiftig

Erkennungstipps und Merkmale

Der Spitzwegerich wächst fast überall und wird bis zu 50 Zentimeter groß. Seine schmalen, spitz zulaufenden Blätter sind rosettenförmig angeordnet und zeigen deutlich sichtbare, parallel verlaufende Furchen bzw. Rippen auf. Zerreißt man sie, bleiben die faserigen Adern wie Fäden zusammenhängend. Der Blütenstand ist eine kleine, längliche Ähre mit zarten weißen Staubgefäßen, die wie feine Strahlen abstehen.

Ich bin der Spitzwegerich. ◆ Als König des Weges folge ich dir auf Schritt und Tritt! ◆ Meine Historie als Heilpflanze reicht weit zurück. ◆ Bereits Dioskurides heilte im alten Rom mit meiner Hilfe den Keuchhusten der Römer. ◆ Als Arzt der Wiese bin ich bekannt bei so gut wie allen Völkern der Erde. ◆ Mein anpassungsfähiges Wesen kommt mit fast jedem Boden und Klima zurecht. ◆ So habe ich die Möglichkeit, allen Menschen weltweit als Erste-Hilfe-Maßnahme zur Seite zu stehen.

»Wegerich« bedeutet so viel wie »der König des Weges«. Die Ureinwohner Amerikas nannten ihn auch »Fußabdruck des weißen Mannes«. Der botanische Name *Plantago* leitet sich von »planta« = »Fußsohle« und »agere« = »treiben, führen« ab, sprich: »die Pflanze, die den Weg begleitet«. *Lanceolata* bedeutet »lanzenförmig« und beschreibt die Form der schmalen, spitzen Blätter.

Haupteinsatzgebiete

Seit jeher gilt der Spitzwegerich als »Wiesen-Doktor«. Seine Heilkraft umfasst Haut, Blut und Atemwege gleichermaßen. Er lindert Entzündungen, stillt Blutungen und beruhigt die Schleimhäute. Besonders bekannt ist er als Hustenmittel, das Schleim löst, Reiz stillt und Heilung bringt.

Anwendungsmöglichkeiten

Der Spitzwegerich wird vielseitig verwendet. Frisch zerkaut entfalten seine Blätter sofortige Wirkung auf

Insektenstiche und kleine Wunden, indem sie Schmerz und Juckreiz lindern sowie Blutungen stillen. Als Tee bereitet, beruhigt er gereizte Atemwege, lindert Husten und wirkt wohltuend bei Bronchitis oder Heiserkeit. Auch der frisch gepresste Saft – traditionell als Sirup mit Honig oder Zucker angesetzt – ist ein altbewährtes Hausmittel gegen Husten und verschafft Linderung bei gereiztem Hals. Für die Haut wird er als Umschlag oder Waschung genutzt, wo er Schwellungen reduziert und Entzündungen hemmt.

Brauchtum und Mythologie

In der griechischen Mythologie erzählte man, dass der Spitzwegerich auf jenen Pfaden wuchs, die Persephone in die Unterwelt führten. So wurde er zum Sinnbild des Übergangs zwischen Leben und Tod, zwischen Verletzung und Heilung. Seine Blätter, die wie Lanzen dem Boden entspringen, galten als Abwehr gegen unsichtbare Gefahren und als Schutz für den, der unterwegs war.

Im Mittelalter griff man diese alte Symbolik auf: Hildegard von Bingen empfahl ihn gegen Atemnot und Wunden, und in alten Zaubersprüchen wird er als eines der neun heiligen Kräuter genannt, die Krankheit und böse Einflüsse bannen. Während seine Blätter die Kraft des Durchstoßens und Bannens verkörpern, stehen seine unscheinbaren Blüten für Bescheidenheit, Heilung im Verborgenen und stille Standhaftigkeit.

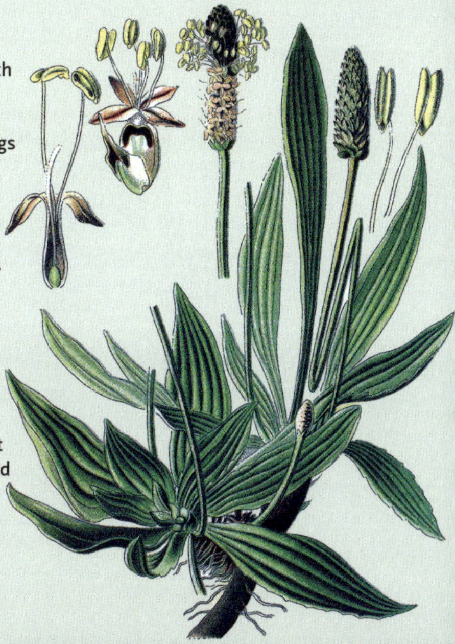

Indisches **Springkraut**

»Ich löse die Spannung und schenke Geduld.«

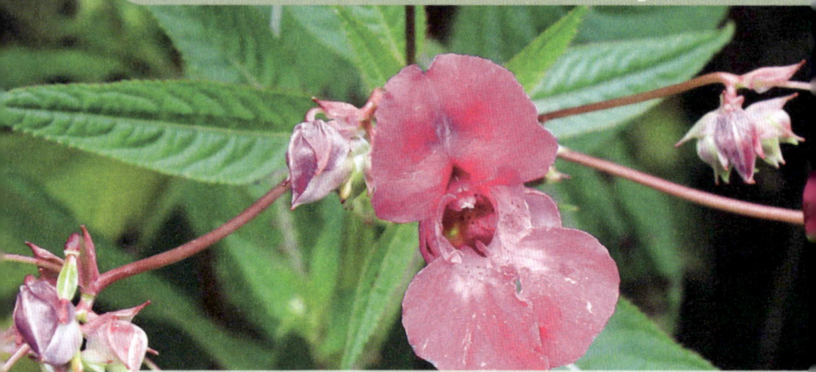

Steckbrief

Botanischer Name: *Impatiens glandulifera*

Weitere Namen: Drüsiges Springkraut, Rühr-mich-nicht-an, Himalaya-Balsamine

Familie: Balsaminengewächse

Sammelzeit: Juni bis September (Blüten), Spätsommer (Samen)

Blütenfarbe: rosa bis purpurrot (selten weiß)

Blattform: lanzettlich, gezähnt

Fundorte: feuchte Bach- und Flussufer, Gräben, Waldränder, Auwälder

Inhaltsstoffe: Oxalsäure, Flavonoide, Gerbstoffe, ätherisches Öl, Harze

Eigenschaften: entzündungshemmend, beruhigend, anti-allergisch (v. a. in Bachblütentherapie)

Anwendungsgebiete: innere Unruhe, Nervosität, emotionale Anspannung, Ungeduld (Bachblüte), Ekzeme

Verwechslungsgefahr: mit anderen Impatiens-Arten (z. B. Kleinblütiges Springkraut) – ungiftig

Giftigkeit: ungiftig; roh nicht gut verträglich; nur mäßig verzehren

Erkennungstipps und Merkmale

Das Indische Springkraut ist eine einjährige Pflanze, die bis zu 2 Meter hoch werden kann. Die Stängel sind hellgrün, innen hohl und oft teilweise rötlich gefärbt. Die Blätter sind lanzettlich und gezähnt. Besonders auffällig sind die großen wunderschönen rosa oder weißen Blüten, die an Orchideen erinnern und eine großartige Nektarquelle für Insekten darstellen. Die Fruchtkapseln platzen bei der geringsten Berührung auf und schießen die Samen bis zu sage und schreibe sieben Meter weit. Diese Eigenschaft verleiht ihr ihren Namen.

Ich bin das Indische Springkraut. ◆ Suche mich auf, wenn du dich innerlich rastlos und unruhig fühlst. ◆ Von weit her bin ich nach Europa gereist, um Frieden zu bringen und Geduld zu lehren. ◆ Du findest mich dort, wo das Wasser fließt. ◆ Sobald die Sonne sich Richtung Zenit bewegt, verschenke ich großzügig meine wohlschmeckenden Samen. ◆ Doch du musst schnell sein, sonst springen sie dir davon!

Ursprünglich aus Asien aus dem Himalaya stammend ist dieser Neophyt seit Ende des 19. Jhs. auch in Europa beheimatet. Dr. Edward Bach, Begründer der Bachblütentherapie, fand heraus, dass die Blütenessenz dieser Pflanze bei innerer Unruhe, Ungeduld und Rastlosigkeit hilft. Interessanterweise hieß die Pflanzenfamilie der Springkräuter bereits nach Carl von Linné seit 1753 Impatiens, was übersetzt »Ungeduld« heißt. Linné ging dabei jedoch mehr auf die Schleudergeschosse des Springkrautes ein, mit denen es seine Samen verbreitet, weniger auf die Wirkung auf die menschliche Psyche. Diese fand Dr. Bach erst 180 Jahre später.

Haupteinsatzgebiete

Laut einiger wissenschaftlicher Berichte können Auszüge des Springkrautes bei Hautproblemen helfen. Es gibt dazu jedoch wenig Material und Erfahrungswissen in unseren Breitengraden. Grundsätzlich ist der Konsum des Springkrautes eher nicht zu empfehlen, da es Oxalsäure enthält, die es schwer verdaulich macht. Die einzige langzeiterprobte Verwendung ist die der

Bachblütentherapie sowie der Konsum der reifen Samen als leckerer Snack.

Anwendungsmöglichkeiten

Die wohl einfachste und schmackhafteste Anwendung ist das Knabbern der leckeren Samen des drüsigen Springkrautes, wenn man im Spätsommer beim Wandern oder Spazierengehen ist. Der Geschmack ist leicht nussig, und sie enthalten viele gesunde Fette und Nährstoffe.
Des Weiteren ist das Ansetzen einer Bachblütenessenz möglich. Hierzu werden lediglich Quell-Wasser, Sonne, entsprechende Gefäße sowie 40-prozentiger Alkohol benötigt. Die genaue Anleitung kannst du im Bachblüten-Ratgeber des Mankau Verlags nachlesen.

Brauchtum und Mythologie

Nachdem das Indische Springkraut als Neophyt noch keine lange Geschichte mit unserer europäischen Kultur teilt, gibt es hierzu wenig bis kein Informationsmaterial zu alten Traditionen. Doch der Bezug zur geistig spirituellen Dimension ist mit der Bachblüte Impatiens absolut gegeben. So kam das Indische Springkraut womöglich extra in unsere Breitengrade, um uns aus der Hektik der technokratischen Gesellschaft zu befreien und etwas Ruhe und Gelassenheit zu schenken.

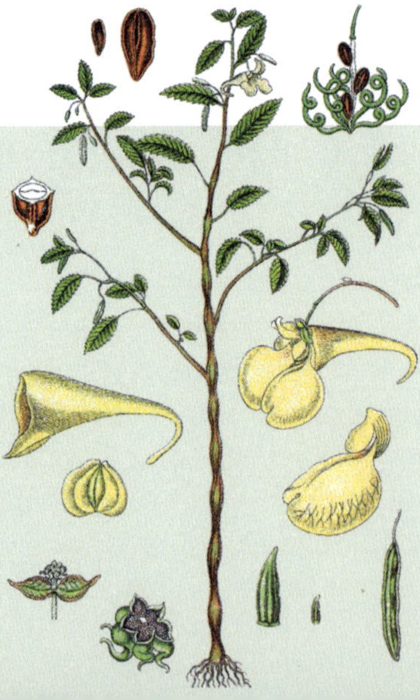

Japanischer Staudenknöterich

»Ich durchdringe das Dichte und bringe Klarheit ins Verborgene.«

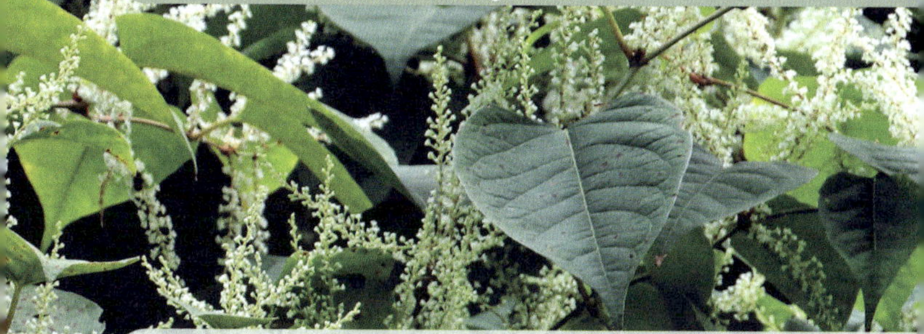

Steckbrief

Botanischer Name: *Fallopia japonica*

Weitere Namen: Japanknöterich, Asiatischer Knöterich

Familie: Knöterichgewächse

Sammelzeit: Frühling bis Herbst (besonders die jungen Triebe)

Blütenfarbe: weiß, grünlich-weiß

Blattform: pfeilförmig, lanzettlich

Fundorte: an Flussufern, in feuchten Wäldern, entlang von Straßen und Wegen, ubiquitär

Inhaltsstoffe: Resveratrol, Flavonoide, Saponine, Tannine, Mineralstoffe

Eigenschaften: entzündungshemmend, antioxidativ, durchblutungsfördernd, stärkend für das Immunsystem

Anwendungsgebiete: Gelenkbeschwerden, Entzündungen, Durchblutungsstörungen, Verdauungsprobleme, Hauterkrankungen

Verwechslungsgefahr: mit anderen Knöterichsarten (z. B. Gemeiner Knöterich) – unproblematisch

Giftigkeit: ungiftig; übermäßigen Verzehr vermeiden, hoher Gehalt an Oxalsäure kann in großen Mengen reizend wirken; nicht mehr als 150 g auf einmal konsumieren

Erkennungstipps und Merkmale

Der Japanische Knöterich ist ein hoher, krautiger Strauch, der bis zu 3 Meter hoch wachsen kann. Seine Blätter sind groß und pfeilförmig. Die Pflanze ist besonders für ihre dicken, hohlen Stängel bekannt, die sehr leicht brechen. Ähnlich wie Bambus schießt der Knöterich unglaublich schnell in die Höhe. Im Sommer trägt er kleine, unscheinbare weiße Blüten, die in lockeren, rispenartigen Blütenständen erscheinen. Die Wurzeln sind dick, weiß und können sich weit verzweigen. Er wächst häufig entlang von Flussufern oder Straßen.

Ich bin der Japanische Staudenknöterich. ◆ Was viele nicht wissen: Ich bin ein echtes Kraftpaket, sowohl in der Natur als auch als Heilpflanze. ◆ Ursprünglich aus Asien stammend, habe ich mich erfolgreich in vielen Teilen der Welt angesiedelt – und das ist kein Zufall. ◆ Ich bin ein Überlebenskünstler. ◆ Meine Wurzeln reichen tief, durchdringen sogar Zement, und meine Ausläufer breiten sich schnell aus. ◆ Doch mein wahrer Wert liegt in der Wirkung auf die menschliche Gesundheit: Ich helfe, Blockaden zu lösen, den Körper zu reinigen und die körpereigenen Heilkräfte zu aktivieren.

Obwohl der Japanische Knöterich in vielen Teilen der Welt als lästige invasive Pflanze gilt, wird er in der Kräuter- und Heilkunde sehr geschätzt. Bekannt für seine Widerstandsfähigkeit, wächst der Knöterich an vielerlei Orten. Seine tiefen Wurzeln symbolisieren festgegründetes Wissen und tief verwurzelte Heilkräfte. In der traditionellen Medizin wird er seit Jahrhunderten eingesetzt, um den Körper zu entgiften, Entzündungen zu lindern und das Immunsystem zu stärken. Er stammt aus Japan und China, wo er als Heilpflanze schon lange bekannt ist. In Europa wird er oft als »Unkraut« betrachtet, doch wer seine Kräfte erkennt, lernt ihn zu schätzen.

Haupteinsatzgebiete

Der Japanische Knöterich ist besonders wertvoll bei entzündlichen Erkrankungen und zur Förderung der Durchblutung. In der Naturheilkunde wird er häufig bei Gelenk- und Muskelschmerzen eingesetzt, sowie zur Unterstützung der Verdauung und Linderung von Hauterkrankungen. Auch bei Entzündungen der Atemwege oder des Verdauungstrakts hat er sich als hilfreich erwiesen. Er gilt als starke antioxidative Pflanze und hat positive Auswirkungen auf den Kreislauf. In der traditionellen chinesischen Medizin wird er zur Unterstützung des Immunsystems und der Entgiftung genutzt. Besonders wertvoll sind die in ihm enthaltenen Flavonoide und das Resveratrol, das für seine Anti-Aging-Eigenschaften bekannt ist.

Anwendungsmöglichkeiten

Für die innerliche Anwendung wird der Knöterich oft als Tee oder Tinktur verwendet. Den Tee stellt man aus jungen Trieben und Blättern her, während die Tinktur meist aus den Wurzeln stammt. Auch als frischer Saft aus den jungen Trieben findet er Anwendung – insbesondere zur Unterstützung bei der Entgiftung. Die Jungtriebe schmecken wie Rhabarber und können ebenso verwendet werden. Wer die Pflanze äußerlich anwenden möchte, kann Umschläge aus frischen Blättern oder einen Sud aus den Wurzeln nutzen, um entzündete Hautstellen oder schmerzende Gelenke zu behandeln. Erntezeitpunkt hierfür sind die Sommermonate, wenn die Pflanze in voller Blüte steht.

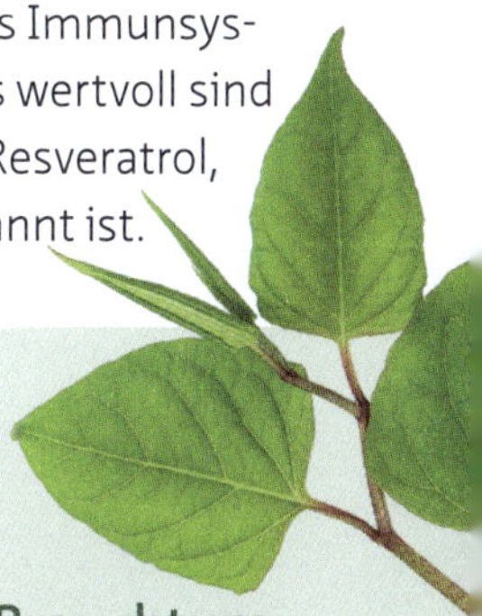

Brauchtum und Mythologie

Der Japanische Knöterich ist nicht nur als Heilkraut von Bedeutung, sondern hat in verschiedenen Kulturen auch symbolische Bedeutung. In Japan wurde er als Symbol für Stärke und Ausdauer verehrt. Es hieß, dass der Knöterich die Fähigkeit besitze, »alles zu überwinden« – eine Qualität, die in Kriegszeiten hochgeschätzt wurde.

Aufgrund seiner Eigenschaft, an jedwedem Standort mit seinen unbändigen Kräften selbst die dichtesten Böden zu durchwurzeln, wird ihm nachgesagt, dass er die Fähigkeit besitzt, uns zu unterstützen, sehr harte Blockaden zu knacken.

Wiesen-Storchschnabel

»Ich bringe Kühlung und Ruhe, wo Brände wüten.«

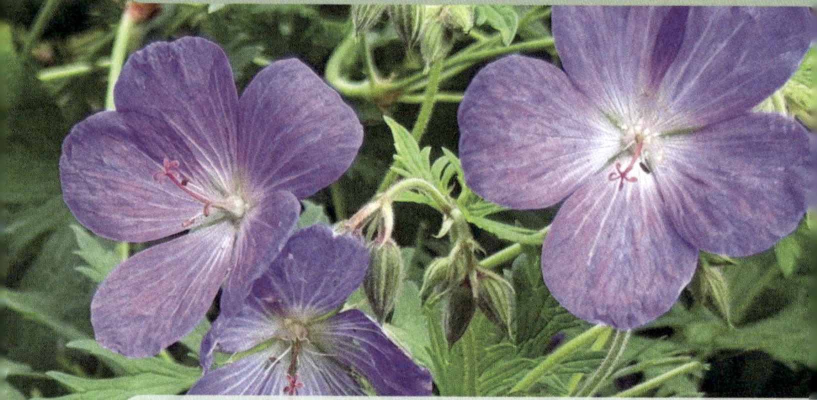

Steckbrief

Botanischer Name: *Geranium pratense*

Weitere Namen: Wiesengeranie, Blauer Storchschnabel, Waldstorchschnabel

Familie: Storchschnabelgewächse

Sammelzeit: Juni bis August

Blütenfarbe: blau bis violett, mit deutlichen Adern

Blattform: tief eingeschnitten, handförmig, gezackt

Fundorte: feuchte bis mäßig trockene Wiesen, Waldränder, Wegsäume

Inhaltsstoffe: Gerbstoffe, Flavonoide, Bitterstoffe, ätherisches Öl

Eigenschaften: adstringierend (zusammenziehend), blutstillend, entzündungshemmend, wundheilend

Anwendungsgebiete: Durchfall, Blutungen, Wunden, Entzündungen von Mund und Rachen, äußerlich bei Hautleiden

Verwechslungsgefahr: mit anderen Storchschnabelarten, jedoch allesamt ungefährlich

Giftigkeit: ungiftig

Erkennungstipps und Merkmale

Der Wiesen-Storchschnabel ist leicht zu erkennen: Er wächst aufrecht, 30–80 Zentimeter hoch, mit stark verzweigten Stängeln und trägt handförmig geteilte, gezackte Blätter. Seine auffallend blau-violetten Blüten zeigen feine, dunklere Adern, die wie gezeichnet aussehen. Nach der Blüte entwickeln sich die typischen, langgeschnäbelten Fruchtstände, die dem Storchschnabel seinen Namen gaben.

Ich bin der Wiesen-Storchschnabel. ◆ Inmitten von Grillenzirpen, summenden Bienchen und betörenden Schmetterlingen erscheine ich stolz und imposant mit meinem bezaubernden violett-blauen Sommerkleid. ◆ Meine Blüten sind von Adern durchzogen, die die Inschrift und Weisheit der uralten Göttin der Natur symbolisieren. ◆ Ich bin nicht nur Blickfang und Insektenoase, sondern stehe auch für Reinheit und innere Zentrierung. ◆ Als Heilkraut war ich lange Zeit hochgeschätzt und bin bei Kennern auch heute noch in der Hausapotheke zu finden!

Der Name der Gattung *(Geranium)* wurde ja bereits beim Ruprechtskraut (siehe Seite 165) besprochen. Genauso wissen wir schon, dass *pratense* »auf der Wiese« bedeutet. Durchaus interessant könnte aber sein, dass die sogenannten »Duftgeranien«, die man häufig auf Balkonen und als Topfpflanze sehen kann, gar keine Geranien sind. Es handelt sich um Pelargonien, eine eigene Familie, die aus Südafrika stammt.

Haupteinsatzgebiete

Seit Jahrhunderten wird der Wiesenschnabel als Heilkraut für Blutungen und Entzündungen geschätzt. Seine Gerbstoffe wirken adstringierend, stillen Blutungen, lindern Durchfall und helfen bei Wunden. Auch bei Schleimhautentzündungen in Mund und Rachen fand er Verwendung.

Anwendungsmöglichkeiten

Ein Tee aus dem Kraut wirkt innerlich gegen Durchfall

und Entzündungen. Gurgellösungen helfen bei Hals- und Zahnfleischentzündungen. Äußerlich verwendet man ihn für Waschungen, Bäder oder Umschläge bei schlecht heilenden Wunden, Ekzemen oder Blutungen. In der Volksmedizin war er ein vielseitiges Hausmittel für Mensch und Tier.

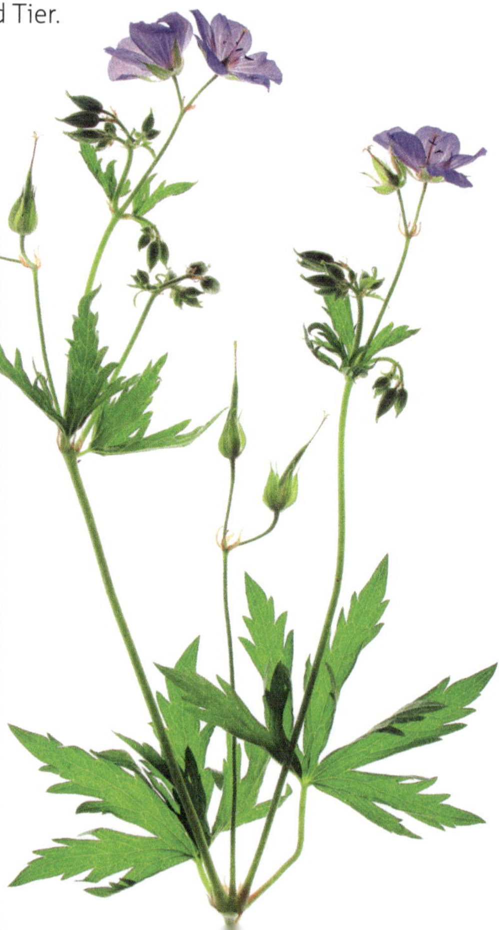

Brauchtum und Mythologie

Der Storchschnabel galt im Volksglauben als Pflanze der Fruchtbarkeit und des Schutzes. Seine schnabelförmigen Früchte erinnerten an den Storch, jenen heiligen Vogel der Germanen und Slawen, der als Bote des Lebens und Kindbringer verehrt wurde. So wurde auch die Pflanze mit Geburt, Neubeginn und weiblicher Kraft in Verbindung gebracht. In Kräuterbuschen zu Mariä Himmelfahrt gebunden, sollte sie Haus und Stall vor Blitz, Hexerei und bösen Geistern bewahren. Die feinen Adern seiner violetten Blüten deutete man in der Signaturenlehre als Hinweis auf Herz und Blut, das er zu heilen vermag.

Taubnessel

»Ich heile mit Sanftmut statt mit Feuer.«

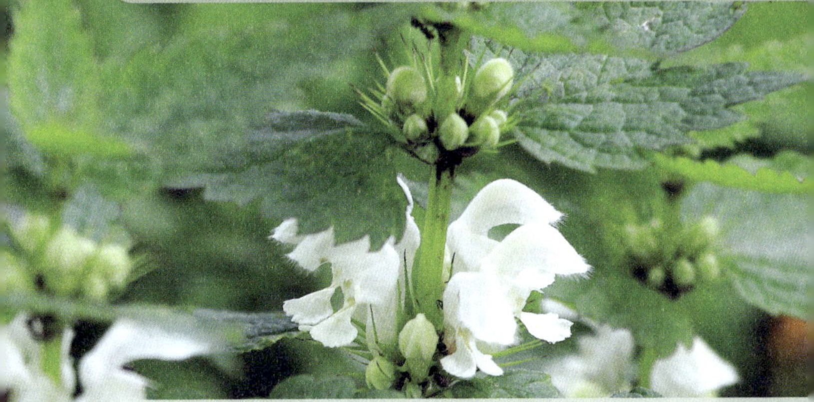

Steckbrief

Botanischer Name: *Lamium album*

Weitere Namen: Weiße Taubnessel, Bienensaug, Honigblume, Weißes Bettlerkraut

Familie: Lippenblütler

Sammelzeit: April bis Oktober

Blüten: weiß, lippenförmig

Blattform: eiförmig, gezähnt, ähnlich der Brennnessel, jedoch ohne Brennhaare

Fundorte: Wegränder, Zäune, Hecken, nährstoffreiche Böden

Inhaltsstoffe: Gerbstoffe, Flavonoide, Saponine, Schleimstoffe, Iridoidglykoside

Eigenschaften: schleimhautschützend, entzündungshemmend, blutstillend, auswurffördernd, mild regulierend

Anwendungsgebiete: Frauenleiden (Weißfluss, Regelstörungen), Atemwegsentzündungen, Husten, leichte Hautentzündungen, Verdauungsbeschwerden

Verwechslungsgefahr: mit der Brennnessel *(Urtica dioica)*, unterscheidbar durch das Fehlen der Brennhaare und der weißen Blüten

Giftigkeit: ungiftig

Erkennungstipps und Merkmale

Die Taubnessel wächst bis zu 60 Zentimeter hoch, aufrecht, mit vierkantigem Stängel und trägt gegenständige, gezähnte Blätter, die der Brennnessel ähneln, jedoch sanft anzufassen sind. Charakteristisch sind die weißen Lippenblüten, die in Quirlen um den Stängel angeordnet sind. Sie bevorzugt nährstoffreiche Böden.

Ich bin die Taubnessel. ◆ Oft werde ich mit meiner feurigen Schwester, der Brennnessel, verwechselt, doch trage ich eine weitaus mildere Ausstrahlung und ein bezauberndes Blütenkleid in Weiß, Purpur oder Gold. ◆ Seit alters her begleite ich vor allem die Frauen, indem ich reinige, beruhige und harmonisiere. ◆ Ich stille Blutungen, schütze Schleimhäute und bringe Ordnung in die Seele. ◆ Ich verkörpere Sanftmut, Reinheit und eine stille unschuldige, aber alles andere als geringe Kraft!

Wollen wir uns auch von der Taubnessel den botanischen Namen etwas genauer ansehen: *Lamium* kommt vom griechischen »laimos« = »Rachen, Schlund« und bezieht sich auf die rachenförmige Blütenkrone. *Album* bedeutet »weiß« und beschreibt die Blütenfarbe.

Haupteinsatzgebiete

Die Weiße Taubnessel gilt als typisches Frauenkraut: Sie wird seit Jahrhunderten bei Unterleibsbeschwerden, Ausfluss und unregelmäßigen Monatszyklen verwendet. Ihre Schleimstoffe und Gerbstoffe machen sie zugleich zu einem milden Heilmittel für entzündete Schleimhäute in Atemwegen und Verdauungstrakt. Auch äußerlich lindert sie Hautentzündungen und unterstützt die Wundheilung.

Anwendungsmöglichkeiten

Die Taubnessel wird meist als Tee zubereitet, der sowohl innerlich bei Frauenleiden und Atemwegserkrankungen als auch äußerlich für Waschungen und Sitzbäder genutzt wird. In alten Kräuterbüchern finden sich Rezepte für Taubnesseltee bei »Flusskrankheiten« der Frauen, ebenso für Hustentees oder Magenmischungen. Die frischen Blüten können roh verzehrt werden – sie schmecken mild süßlich und werden gern als kleine Nascherei für Kinder gesammelt.

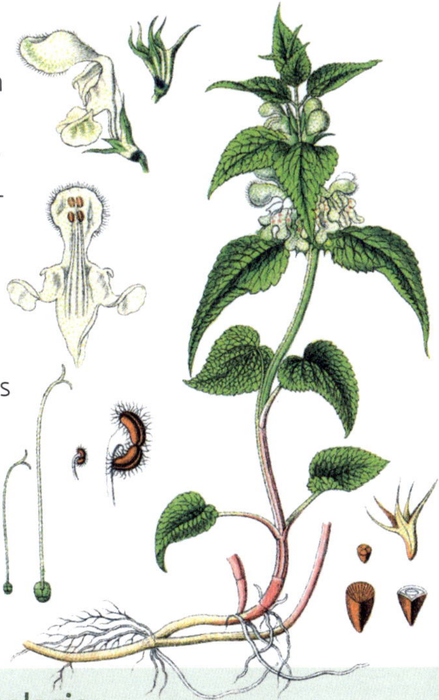

Brauchtum und Mythologie

Manche sahen in der Taubnessel ein Symbol der unsichtbaren Helferwesen, die still und unbemerkt wirken. Ihre weißen Blüten, die wie kleine offene Münder aussehen, galten im Volksglauben als Sprachrohre der Elfen und Feen.

In der nordischen Sagenwelt ordnete man Pflanzen mit lippenförmigen Blüten den Göttinnen der Fruchtbarkeit und des häuslichen Segens zu, etwa Frigg oder Freya. Die Taubnessel, deren Blüten sich wie kleine Becher öffnen, wurde als Geschenk an diese Göttinnen auf den Altar gelegt, um deren Segen herbeizurufen.

Auch die Römer verehrten weißblühende Kräuter als »Herbae lunares«, Pflanzen des Mondes. Die Taubnessel wurde deshalb mit dem Mondlicht in Verbindung gebracht: Ihre Blüten öffnen sich still, als wollten sie die Reinheit des Lichtes spiegeln. So galt sie als hilfreiche Unterstüzung bei Schlaflosigkeit, innerer Unruhe und für den weiblichen Zyklus im Rhythmus des Mondes.

So erscheint die Taubnessel nicht nur als sanfte Gegenspielerin der Brennnessel, sondern auch als Kraut des Mondes, der Feen und der Göttinnen, das an den Übergängen zwischen Alltag und Zauber, Heilung und Stille wächst.

Wilder Thymian

»Ich vertreibe alle Schwere auf deiner Brust.«

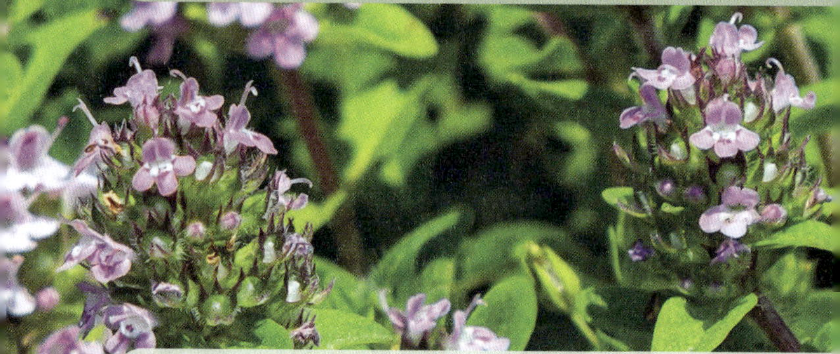

Steckbrief

Botanischer Name: *Thymus serpyllum*

Weitere Namen: Feldthymian, Quendel, Kuttelkraut, Sand-Thymian

Familie: Lippenblütler

Sammelzeit: Juni bis September

Blüten: rosaviolett bis purpur, klein und zahlreich

Blattform: klein, oval, eiförmig, am Rand eingerollt

Fundorte: trockene Wiesen, Heiden, Sandflächen, Wegränder, sonnige Lagen

Inhaltsstoffe: ätherisches Öl, Flavonoide, Gerbstoffe, Bitterstoffe

Eigenschaften: antibakteriell, antiviral, auswurffördernd, verdauungsfördernd, krampflösend, immunstärkend

Anwendungsgebiete: Husten, Bronchitis, Atemwegserkrankungen, Magen-Darm-Beschwerden, Appetitlosigkeit, nervöse Unruhe

Verwechslungsgefahr: mit anderen kriechenden Lippenblütlern (v. a. Dost), aber unverwechselbar durch den typischen Thymianduft beim Zerreiben der Blätter

Giftigkeit: ungiftig

Erkennungstipps und Merkmale

Der Wilde Thymian wird kaum größer als 20 Zentimeter und bildet teppichartige Polster mit sehr kleinen, aromatischen Blättern. Seine rosavioletten Blüten stehen in kleinen Köpfchen oder Scheinquirlen und locken unzählige Bienen, Schmetterlinge und Hummeln an. Zerreibt man die Blätter zwischen den Fingern, entfaltet sich sofort der intensive, würzige Thymianduft. Wie bei allen Lippenblütlern hat auch der wilde Thymian einen vierkantigen Stiel, was aber aufgrund der geringen Größe der Pflanze nur schwer feststellbar ist.

Ich bin der Wilde Thymian, den die Alten einst auch Quendel nannten. ◆ Unscheinbar krieche ich über die Erde, doch mein Duft reicht bis weit in den Himmel. ◆ Wenn die Sonne mich küsst, verströme ich Würze und Wärme, die Herz und Atemwege öffnen. ◆ Mit Keimen jedweder Art mache ich kurzen Prozess. ◆ Ich bringe Klarheit für den Geist und trage Mut in die Herzen. ◆ Wer sich die Brust mit meinen ätherischen Ölen salbt, erfährt Frieden und die Weite eines freien Atems!

Der Name *Thymus* ist ein ehrenhafter Titel und leitet sich vom griechischen Wort »thymos« = »Mut, Kraft, Lebensgeist« ab. Hier wird bereits verraten, welch große Kraft dieses unscheinbare Kraut trägt. *Serpyllum* wiederum bedeutet »kriechend, schleichend« und beschreibt den Wuchs des wilden Thymians, der wie ein duftender Teppich die Erde bedeckt. Sein althochdeutscher Name »Quendel« heißt ebenfalls so viel wie »kriechend, sich windend«.

Haupteinsatzgebiete

Schon seit der Antike gilt Thymian als Kraut des Atems und der Lebenskraft. Er wurde bei Husten, Bronchitis, Asthma und Keuchhusten genutzt und galt als heilkräftiges »Lungenkraut«. Gleichzeitig stärkt er die Verdauung und kann so auch erfolgreich bei Völlegefühl, Blähungen und Appetitlosigkeit verwendet werden. Durch seine antibakteriellen und antiviralen Wirkstoffe war er in früheren Jahren ein wichtiges Desinfektionsmittel für Haus, Hof, Stall und Küche.

Anwendungsmöglichkeiten

Als Tee oder Sirup wirkt der Wilde Thymian schleimlösend, auswurffördernd und beruhigt die Atemwege. Ein Bad mit Quendel reinigt die Haut und stärkt die Nerven. In der Küche dient er als Gewürz für kräftige Speisen, Wildgerichte und Gemüse, aromatisch, aber feiner als der Gartenthymian. Auch in Räucherungen wurde er verwendet, um Räume zu reinigen und den Mut zu stärken.

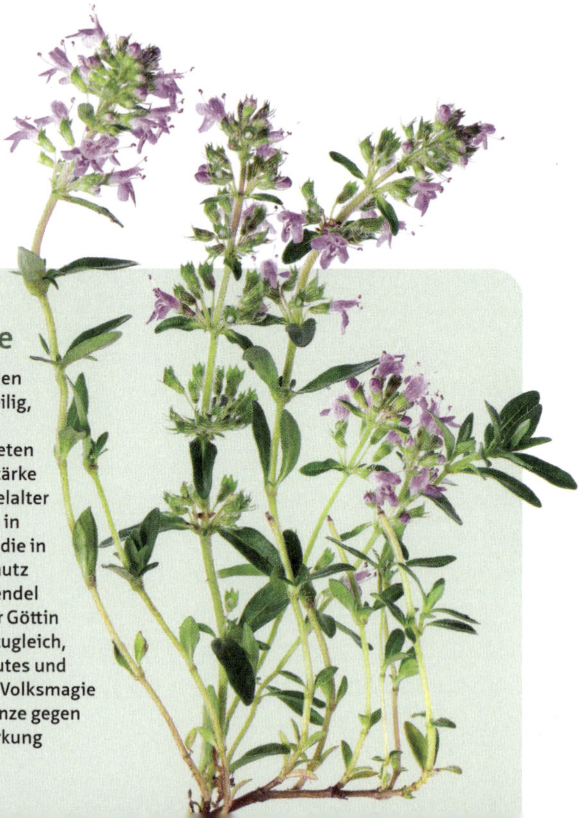

Brauchtum und Mythologie

Der Wilde Thymian war den Griechen und Römern heilig, ein Symbol für Mut und Lebenskraft. Krieger badeten in Thymianwasser, um Stärke zu erlangen, und im Mittelalter stickten Frauen Thymian in die Tücher ihrer Männer, die in den Krieg zogen – als Schutz und Mutbringer. Der Quendel war auch eine Pflanze der Göttin Freya: zart und kraftvoll zugleich, Symbol der Liebe, des Mutes und der Lebensfreude. In der Volksmagie diente er als Räucherpflanze gegen böse Geister und zur Stärkung des Herzens.

Vogelmiere

»Ich schenke Nahrung, auch in kargen Zeiten.«

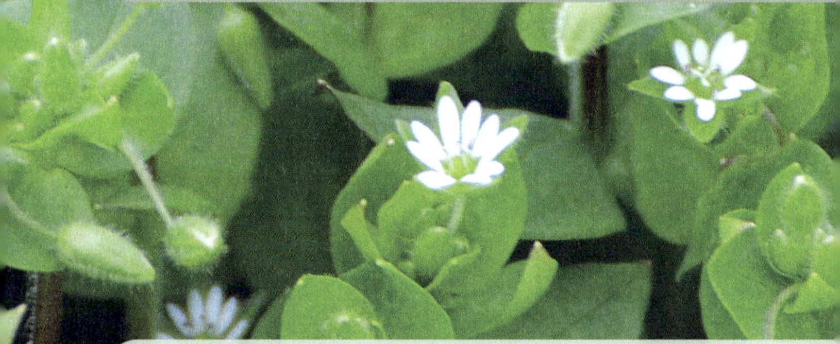

Steckbrief

Botanischer Name: *Stellaria media*

Weitere Namen: Vogelmiere, Hühnerdarm, Sternenkraut, Hühnerbiss, Hühnerfutter

Familie: Nelkengewächse

Sammelzeit: fast das ganze Jahr, oft auch im Winter

Blüten: weiß, sternförmig, klein

Blattform: eiförmig bis elliptisch, zart, gegenüberstehend

Fundorte: Gärten, Felder, Wegränder, nährstoffreiche Böden, sehr häufig

Inhaltsstoffe: Vitamin C, Saponine, Flavonoide, Mineralstoffe, Schleimstoffe

Eigenschaften: vitaminreich, entzündungshemmend, stoffwechselanregend, schleimlösend, wundheilungsfördernd

Anwendungsgebiete: Frühjahrskur, Hautleiden, Ekzeme, Augenentzündungen, Husten, Vitaminmangel

Verwechslungsgefahr: mit anderen kleinen Nelkengewächsen; eindeutig erkennbar an der einreihigen Haarlinie am Stängel

Giftigkeit: ungiftig

Erkennungstipps und Merkmale

Die Vogelmiere wächst bis zu 15 Zentimeter hoch, am liebsten auf nährstoffreichen Böden, und bildet teppichartige Bestände mit dünnen, weichen Stängeln. Auffällig ist die Haarlinie, die sich einreihig den Stängel hinaufzieht. Innerhalb des Stiels befindet sich ein weiterer elastischer gummibandartiger Stängel, der ihr den Beinamen »Hühnerdarm« beschert hat. Ihre Blätter sind gegenüberstehend, eiförmig und maximal 1 Zentimeter breit. Die kleinen weißen Blüten wirken so, als hätten sie zehn Blütenblätter, bestehen jedoch lediglich aus fünf tief gespaltenen.

Ich bin die Vogelmiere. ◆ Ich liebe die Kälte. ◆ So keime ich bereits, wenn die anderen noch im Winterschlaf schlummern. ◆ Selbst wenn Frost und Dunkelheit noch vorherrschend sind, strahlen meine schönen Blüten wie kleine Sterne auf der Erde. ◆ In meinen saftigen Blättern steckt die Frische und Kraft des Frühlings! ◆ So bringe ich Licht in Zeiten des Mangels und lehre dich, dass selbst in kargen Phasen im Leben für dich gesorgt ist.

Die Vogelmiere ist eine von insgesamt über hundert Mieren-Arten weltweit. Das Wort »Miere« leitet sich vom althochdeutschen Wort »mira« ab, was so viel bedeutet wie zartes, weiches Pflänzchen. Der Gattungsname *Stellaria* ist lateinisch und heißt übersetzt »kleiner Stern« – ein Hinweis auf die sternförmigen weißen Blüten der Vogelmiere. *Media* heißt übersetzt »mittlere« und weist darauf hin, dass sie die bekannteste Art innerhalb der Gattung ist.

Haupteinsatzgebiete

Die Vogelmiere ist seit jeher ein wichtiges Frühjahrskraut, zum einen aufgrund ihres milden, würzigen und wirklich leckeren Geschmacks, zum anderen, da sie den Vitaminmangel, der sich nach dem Winter einstellen kann, ausgleicht. Ihre Inhaltsstoffe wirken stärkend, reinigend und kühlend. Medizinisch war sie besonders beliebt zur Linderung von Hautreizungen und Ekzemen, als Auflage oder in Form von Salben. Auch die Atemwege profitieren von ihr: Ihre Saponine lösen Schleim, ihre eigenen Schleimstoffe wiederum lindern Reizungen.

Anwendungsmöglichkeiten

Frisch geerntet eignet sich die Vogelmiere hervorragend als Wildgemüse: in Salaten, Smoothies, Kräuterquark oder in Suppen. Sie schmeckt mild, leicht nussig und in etwa wie junger Mais oder Erbsenschoten. Zudem ist sie äußerst reich an Vitaminen und Mineralstoffen. Äußerlich kann man frische Pflanzenteile als Auflage oder Umschlag bei Hautproblemen verwenden – oder als Tee gegen Erkältungen und Verdauungsbeschwerden. Ihr Presssaft galt im Volksmund als »Augentrost« bei müden oder entzündeten Augen.

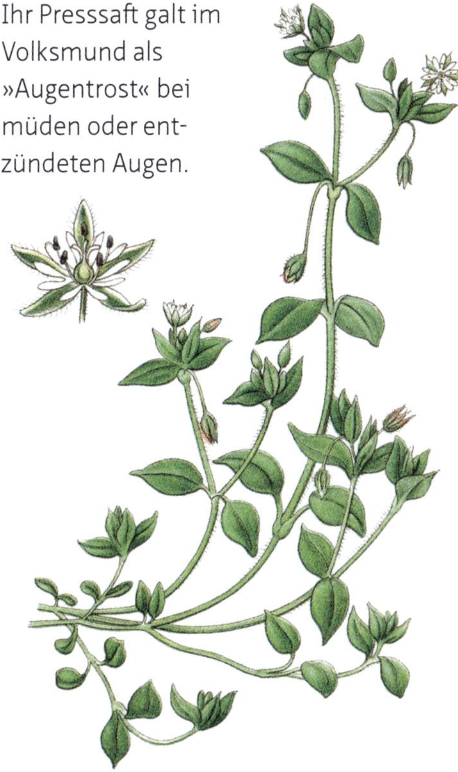

Brauchtum und Mythologie

Die Vogelmiere galt in vielen Gegenden als Kraut der Sterne, da ihre weißen Blüten wie kleine Lichtpunkte den Boden schmücken. Schon die Römer sahen in ihr eine Pflanze des Merkur, Symbol für Beweglichkeit, Anpassung und stilles Wachstum.

Im Volksbrauch wurde sie an Hühner und Vögel verfüttert, um deren Fruchtbarkeit zu steigern – daher ihr Name. Die Griechen sahen in ihr eine Verbindung zur Göttin Demeter – Göttin der Nahrung, des Ackerbaus und der Fruchtbarkeit –, da sie unermüdlich wächst und Nahrung in Zeiten der Knappheit schenkt. In nordeuropäischen Überlieferungen galt sie als Schutzkraut der Kinder, weil sie so zart und milde ist, aber dennoch unermüdlich Kraft spendet.

Wacholder

»Ich bin Vermittler zwischen Diesseits und Jenseits.«

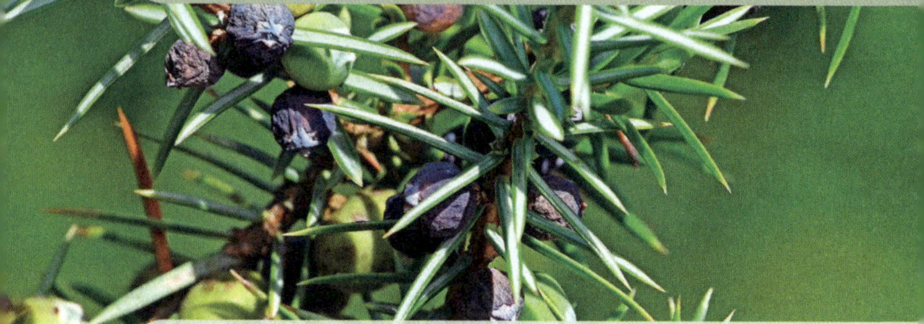

Steckbrief

Botanischer Name: *Juniperus communis*

Weitere Namen: Kranewitt, Machandel, Queckholder, Feuerbaum

Familie: Zypressengewächse

Sammelzeit: Oktober bis November (nur dunkle Beeren!)

Blüten: zapfenartig, gelblich (männlich) oder grünlich (weiblich)

Blattform: nadelförmig, spitz, dreinervig, immergrün

Früchte: schwarz-blaue, kugelige »Beerenzapfen« (reifen im 2. bis 3. Jahr)

Fundorte: Heiden, Moore, lichte Wälder, Gebirge, nährstoffarme Böden

Inhaltsstoffe: ätherisches Öl, Flavonoide, Gerbstoffe, Harze, Bitterstoffe

Eigenschaften: harntreibend, durchblutungsfördernd, verdauungsanregend, antibakteriell, schweißtreibend

Anwendungsgebiete: Rheuma, Gicht, Harnwegsinfekte, Verdauungsbeschwerden, Appetitlosigkeit, äußerlich bei Hautproblemen

Verwechslungsgefahr: mit anderen Zypressengewächsen (z. B. Sadebaum *Juniperus sabina* – giftig)

Giftigkeit: in normalen Mengen unbedenklich; zu hohe Dosen können Nieren reizen, nicht mehr als 10 g und nicht länger als 4 Wochen

Erkennungstipps und Merkmale

Der Wacholder tritt als Strauch oder kleiner Baum auf. Er wächst auf kargen Böden und erlangt Höhen von bis zu 10 Meter. Seine spitzen Nadeln sind immergrün, haben einen hellen Mittelstreifen und stehen jeweils zu dritt am Zweig. Die »Wacholder-Beeren« sind in Wahrheit verholzende Zapfen, die zunächst grün sind und erst nach zwei bis drei Jahren schwarzblau und aromatisch heranreifen.

Ich bin der Wacholder, Begleiter der Verstorbenen und Führer der Seelen. ◆ Ich bin der mystische Strauch der Heiden und Berge. ◆ Meine Nadeln können stechen, doch in meinen Beeren reift ein süßer Duft, ganz frisch und rein, wie die Luft an stillen Bergeshöhen. ◆ Seit alters her stehe ich an den Grenzen – zwischen Dorf und Wildnis, zwischen Dies- und Jenseits, zwischen Leben und Tod. ◆ Mein Rauch vertreibt missgünstige Geister, mein Holz schützt vor Unheil, meine Früchte wärmen und klären das Blut. ◆ Ich wachse auf den kargsten Böden, und meine Frucht braucht mehrere Jahre zur Reife. ◆ So lehre ich dich die Kunst der Alchimie und Geduld, um aus Armut Fülle zu erschaffen. ◆ Wenn du mich siehst, so verweile ein wenig, und ich werde dich mit der Kraft deiner Ahnen verbinden. ◆ Ich bin der Wacholder, Begleiter der Verstorbenen und Führer der Seelen!

Diese Pflanze oder dieser Baum, je nachdem, steckt voller Geheimnisse. Er steht meist einsam und abgelegen und kann je nach Art mehrere Hundert Jahre alt werden. Sein botanischer Name *Juniperus* leitet sich vermutlich vom keltischen Wort »jeneprus« = »stachelig, rau« ab. *Communis* wiederum bedeutet »gewöhnlich, verbreitet«, was sich auf den »Gewöhnlichen Wacholder«, der am weitesten verbreitet ist, bezieht.

Haupteinsatzgebiete

Die Beeren dienen traditionell als Gewürz in Sauerkraut, Wildgerichten und Spirituosen (Gin, Genever). Heilkundlich sind sie seit Jahrhunderten geschätzt: Sie regen den Appetit an, fördern die Verdauung, stärken die Nierenfunktion und wirken reinigend. Äußerlich werden Salben und Öle aus Wacholder gegen Muskel- und Gelenkbeschwerden genutzt.

Anwendungsmöglichkeiten

Medizinisch wird der Wacholder vor allem aufgrund seines ätherischen Öls genutzt. Ein Tee aus den Beeren regt Verdauung und Nierentätigkeit an, das Kauen einzelner Beeren klärt den Atem. Äußerlich lindern Ölauszüge rheumatische Beschwerden und Gelenkschmerzen. Auch Räucherungen mit Wacholderrauch haben lange Tradition: Sie reinigen Räume und gelten seit alters her als Schutz vor Unheil. Kulinarisch verleihen die schwarzen Beerenzapfen Sauerkraut, Wildgerichten und Marinaden ihr kräftig-würziges Aroma. In Form von Spirituosen feiert der Wacholder bereits seit dem Mittelalter mit uns Menschen.

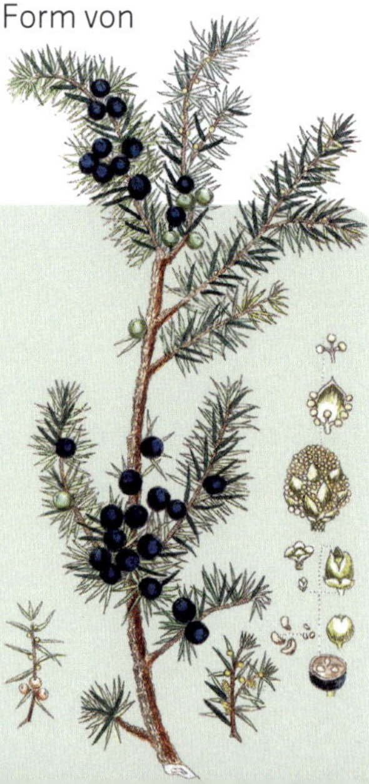

Brauchtum und Mythologie

Der Wacholder gilt seit jeher als Schutzstrauch. Seine Zweige wurden an Häuser gesteckt, um Unheil und Hexen fernzuhalten. Sein Rauch reinigte Ställe und Wohnräume, besonders zum Jahreswechsel in den Rauhnächten. In der germanischen Mythologie war er dem Gott Baldur geweiht und galt als Vermittler zwischen den Welten. In manchen Sagen führt der Wacholder die Seelen Verstorbener in die Anderswelt – darum pflanzte man ihn oft auf Friedhöfen. Im Christentum wurde er mit der Jungfrau Maria verbunden: Man erzählte, dass sie sich auf der Flucht nach Ägypten im Wacholderstrauch verborgen habe. So steht der Wacholder zwischen Leben und Tod, Schutz und Reinigung, Diesseits und Jenseits.

Waldmeister

»Ich lade dich ein, das Leben zu feiern!«

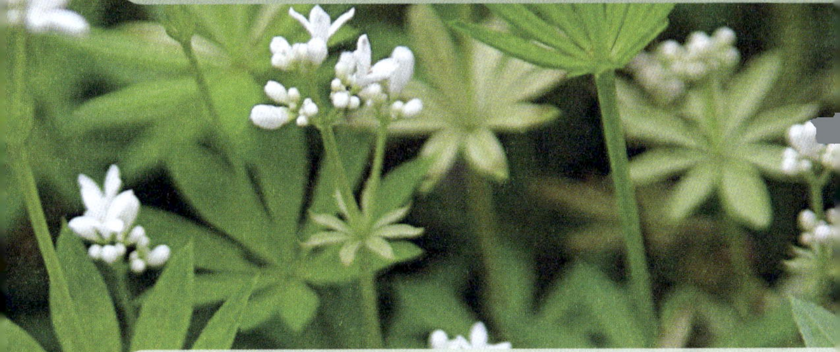

Steckbrief

Botanischer Name: *Galium odoratum*

Weitere Namen: Waldmeister, Maikraut, Herzfreund, Wohlriechendes Labkraut

Familie: Rötegewächse

Sammelzeit: April bis Juni, vor oder während der Blüte!

Blüten: weiß, sternförmig

Blattform: schmal, lanzettlich, in Quirlen zu 6 bis 9 Blättern geordnet

Fundorte: schattige Laubwälder, besonders Buchenwälder, humusreiche Böden

Inhaltsstoffe: Cumarin (wird frei beim Welken), Flavonoide, Gerbstoffe

Eigenschaften: blutreinigend, beruhigend, krampflösend, leicht schlaffördernd, stimmungsaufhellend

Anwendungsgebiete: Frühjahrskuren, Unruhe, Nervosität, Kopfschmerzen, Verdauungsbeschwerden; traditionell in Maibowle und Likören

Verwechslungsgefahr: mit anderen *Galium*-Arten (Labkräuter), jedoch deutlich unterscheidbar durch Blätter in Quirlen und den typischen Duft beim Anwelken

Giftigkeit: in kleinen Mengen unbedenklich; größere Mengen Cumarin können Kopfschmerzen, Übelkeit und Leberschäden verursachen

Erkennungstipps und Merkmale

Der Waldmeister wächst teppichartig ca. 30 Zentimeter hoch in schattigen Laubwäldern. Seine schmalen, lanzettlichen Blätter stehen – wie bei allen Labkräutern – in deutlichen Quirlen um den Stängel. Seine Blüten sind klein, weiß und sternförmig. Beim Welken entfaltet er seinen charakteristischen süßen Cumarin-Duft.

Wennst mich nicht kennst, dann wirst's kaum glauben,
dass ich Meister des Waldes bin,
doch lass mich deinen Geist entstauben,
denn in mir steckt so ein'ges drin!

Klein von Gestalt zwar und recht zierlich
wachs ich in Gilden großer Schar,
Jahrhunderte kontinuierlich
schmeck' ich in Bowlen wunderbar.

Und wenn Unruh, gar Schmerz dich plagen,
der Kopf drückt und die Stimmung schwankt,
so lass uns gern ein Tänzchen wagen,
bis Fried und Freud zurückerlangt!

Der Waldmeister entstammt der gleichen Familie wie der Kaffee. Die Rötegewächse sind eine sehr lebensfrohe Pflanzenfamilie, die viel Freude und Energie weckt. Der botanische Name des Waldmeisters *galium* bedeutet »Milch« (von griechisch »gala«), da einige Labkräuter traditionell zur Milchgerinnung beim Käsen genutzt wurden. *Odoratum* ist Latein und heißt »wohlriechend« – eine direkte Anspielung auf den typischen Duft, den er beim Trocknen verströmt.

Haupteinsatzgebiete

Der Waldmeister ist sowohl Heilpflanze als auch Festkraut. In der Volksmedizin wird er bei Kopfschmerzen, Nervosität und Schlafstörungen verwendet. Seine krampflösenden und beruhigenden Eigenschaften machen ihn zu einem Mittel gegen innere Unruhe und Verdauungsprobleme. Er gilt als »blutreinigend«.

Anwendungsmöglichkeiten

Der Waldmeister wird meist als Tee oder Tinktur genutzt. Bekannt ist er vor allem durch die Maibowle, die ihn zum Festkraut machte: Mit Wein oder Sekt angesetzt, schenkt er Lebensfreude und Frühlingsstimmung. Auch Kinder haben ihn lange als grünfarbene Brause geschätzt. Wichtig ist, ihn stets sparsam zu verwenden, da sein Cumaringehalt bei Übermaß Beschwerden hervorrufen kann.

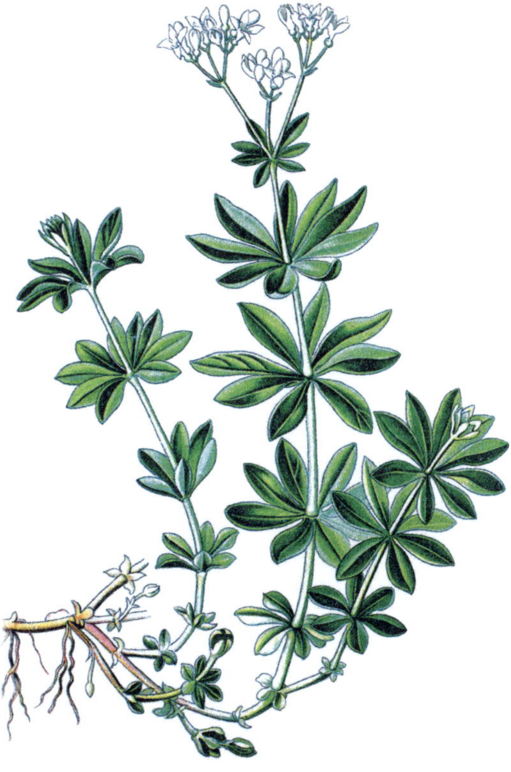

Brauchtum und Mythologie

Im Volksbrauchtum gilt der Waldmeister als Kraut der Maidult: Er wurde bei Frühlingsfesten getragen, gestreut oder getrunken, um Freude, Liebe und Fruchtbarkeit zu feiern. Mancherorts schmückte man mit ihm Häuser und Ställe, um Schutz und Segen für die warme Jahreszeit zu erbitten. Seine sternförmigen Blüten verband man mit dem Himmelszelt, und sein süßer Duft wurde als »Atem des Waldes« gedeutet. In der germanischen Tradition stand er im Zeichen des Gottes Baldur, des lichten und reinen Gottes des Frühlings, während in späterer Zeit die Christen ihn der Jungfrau Maria weihten. Er symbolisiert Freude, Erneuerung und die Balance zwischen Rausch und Maß.

Wegwarte

»Ich lehre dich zu lieben, ohne zu fordern!«

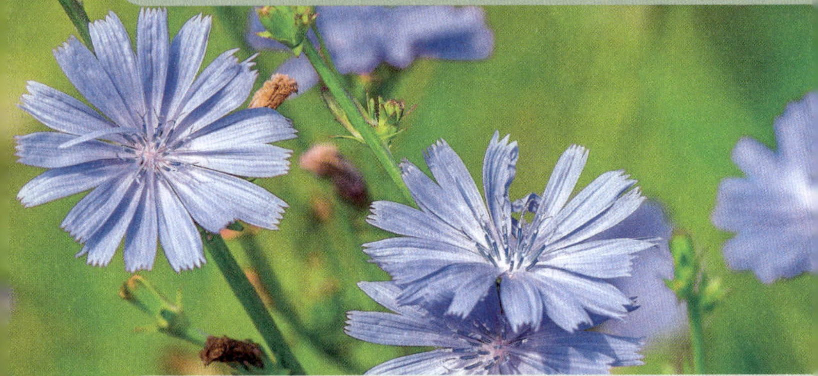

Steckbrief

Botanischer Name: *Cichorium intybus*

Weitere Namen: Gemeine Wegwarte, Zichorie, Blaue Distel, Sonnenbraut, Verfluchtes Weib

Familie: Korbblütler

Sammelzeit: Juli bis Oktober

Blüten: himmelblau, sternförmig, schließen sich mittags

Blattform: länglich-lanzettlich, gezähnt, grundständige Rosette, Stängelblätter kleiner/schmaler

Fundorte: Wegränder, Ackerränder, Brachflächen, sonnige Standorte, Schotterplätze

Inhaltsstoffe: Bitterstoffe (Intybin, Lactucin), Inulin, Gerbstoffe, Vitamine, Mineralstoffe

Eigenschaften: verdauungsfördernd, leberstärkend, blutreinigend, appetitanregend

Anwendungsgebiete: Verdauungsbeschwerden, Appetitlosigkeit, Leber- und Gallenprobleme, Frühjahrskuren

Verwechslungsgefahr: mit anderen Korbblütlern gering, auffällig durch das reine Blau und die Blütenform

Giftigkeit: ungiftig

Erkennungstipps und Merkmale

Die Wegwarte wächst aufrecht und bis zu 120 Zentimeter hoch. Ihr Blattwerk entspringt einer Rosette am Boden und ist länglich-lanzettlich gezähnt, ähnlich dem Löwenzahn. Ihr Stiel ist kantig verzweigt und trägt himmelblaue Blüten, die sternförmig leuchten. Jede Blüte öffnet sich nur wenige Stunden am Vormittag, bevor sie sich wieder schließt. Charakteristisch ist der Standort: direkt am Wegesrand, wo sie in karger Erde erblüht.

Wenn Wipfel weich im Winde wiegen,
Waldwogen warm gen Westen wehen,
wachs wild ich weise Wächterin,
wundersam wach am Wegesrand.
Wer wider Willen und wehrhaft wankt,
wird wenig meiner Wunder sehen.
Wer wortlos wegwärts würdig wandelt,
wird wahrlich wohl'ge Wonne wähnend,
die Weisheit meines Wesens wittern.

Die Namensgebung der Wegwarte im botanischen Sinne ist relativ profan. Was jedoch die wenigsten wissen, ist, dass die Wegwarte ein Vorfahre unseres heutigen Endiviensalats ist. Der Name *Cichorium* ist schon bei den Römern als Name für Zichorienpflanzen belegt, kommt wohl noch weiter zurückliegend aus semitischen Sprachen, wo es bittere Pflanze hieß. *Intybus* stammt vermutlich aus dem Griechischen (»intybon«) und steht ebenfalls für »Endivie/Zichorie«.

Haupteinsatzgebiete

Die Wegwarte gilt seit alters her als Magen- und Leberkraut. Ihre Bitterstoffe regen den Verdauungsapparat und den Appetit an, unterstützen Leber und Galle und wirken blutreinigend. Das Wurzelinulin dient als Präbiotikum und fördert eine gesunde Darmflora. Die geröstete Wurzel war lange Zeit ein Ersatz für Kaffee (der sogenannte »Zichorienkaffee«) und wird auch heute noch von Feinschmeckern gern verwendet. Zuletzt ist die Wegwarte auch noch als achte Bachblüte im Einsatz.

Anwendungsmöglichkeiten

Die Wegwarte wird als Tee oder Tinktur genutzt, besonders zur Unterstützung der Verdauungsorgane und als Frühjahrskur. Die Blätter lassen sich als junges Wildgemüse verwenden – leicht bitter, aber kräftigend. Die Wurzel, getrocknet und geröstet, ergibt den bekannten Zichorienkaffee, der früher in Notzeiten weitverbreitet war. Als Bachblütenessenz wird sie nach traditioneller Weise hergestellt und eingenommen – für all jene, die sich schwer tun, sich selbst zu lieben.

Brauchtum und Mythologie

Die Wegwarte ist eine Pflanze der Sehnsucht und Treue. Wie oben erwähnt, wird sie in Geschichten als verwunschene Frau am Wegrand beschrieben. Ihre Blütenfarbe – das klare Himmelblau – wurde als Zeichen für Treue und Reinheit gedeutet. Im Volksglauben schrieb man ihr magische Kräfte zu: Wer ein mit Zaubersprüchen »bereitetes« Wegwartenkraut bei sich trug, konnte unsichtbar werden oder Türen öffnen. In der Signaturenlehre stand ihre himmelblaue Blüte für die Verbindung zwischen Erde und Himmel, zwischen Alltag und Traumreichen.

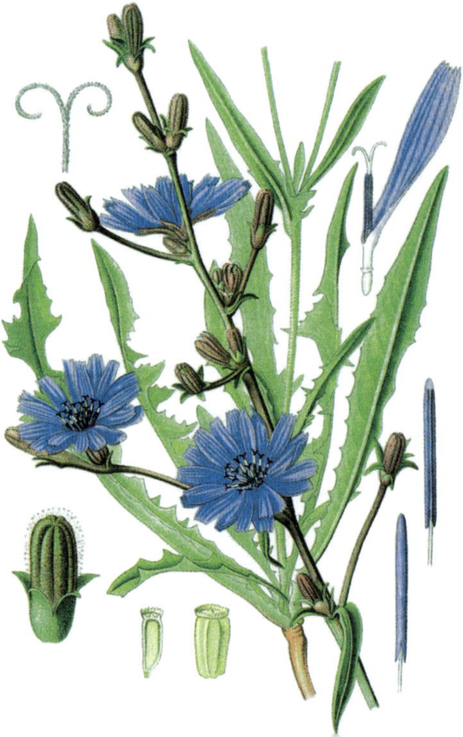

Weißdorn

»Ich schütze dein Herz mit dem Dornenkranz.«

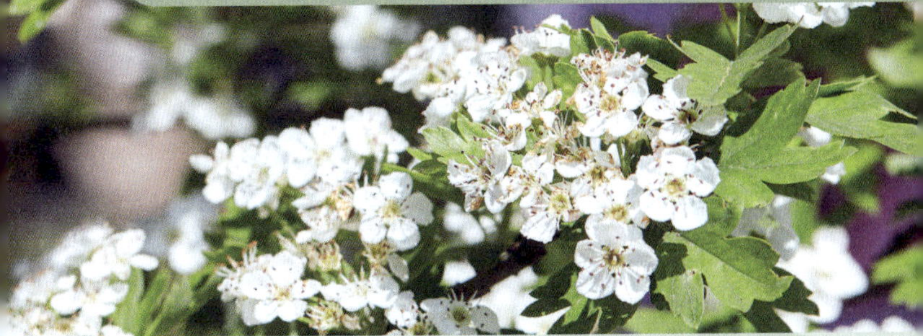

Steckbrief

Botanischer Name: *Crataegus monogyna* (Eingriffeliger Weißdorn), *Crataegus laevigata* (Zweigriffeliger Weißdorn)

Weitere Namen: Hagedorn, Heckendorn, Weißheckdorn, Christdorn, Herzbeere

Familie: Rosengewächse

Sammelzeit:
Blüten: Mai bis Juni (je nach Region und Wetter); **Blätter:** ab April, oft zusammen mit den Blüten, **Früchte** ab September bis Oktober

Blüten: weiß bis zartrosa, in Doldenrispen

Blattform: tief gelappt, kleine Blätter

Früchte: rote Früchte (»Mehlbeeren«) im Herbst

Fundorte: Hecken, Waldränder, Feldraine, sonnige Böschungen

Inhaltsstoffe: Flavonoide, oligomere Procyanidine, Gerbstoffe, Triterpene

Eigenschaften: herzstärkend, durchblutungsfördernd, beruhigend

Anwendungsgebiete: Herzschwäche, Bluthochdruck, Unruhe

Verwechslungsgefahr: mit Schlehdorn *(Prunus spinosa)* oder anderen ungiftigen Dornsträuchern wie Kreuz- oder Feuerdorn; jedoch gut unterscheidbar (Blattform, Blütezeit, Früchte)

Giftigkeit: ungiftig; Früchte, Blätter und Blüten essbar – Kerne enthalten geringe Mengen Blausäureglykoside; da Kerne nicht gegessen werden, weitestgehend unbedenklich

Erkennungstipps und Merkmale

Der Weißdorn ist ein dicht verzweigter, dorniger Strauch oder Baum von 3–8 Metern Höhe mit kleinen, tief gelappten Blättern. Seine weißen Blüten erscheinen im Mai, in üppigen Doldenrispen, die süßlich-herb duften. Die roten Früchte reifen im Herbst, sind mehlig, aber essbar. Anders als der Schlehdorn blüht der Weißdorn erst nach dem Austreiben seiner Blätter.

Ich bin der Weißdorn, Portalpflanze und Strauch des Herzens. ◆ Meine Zweige sind bestückt mit Dornen, die wehrhaft dunklen Geistern trotzen. ◆ Doch kommt der Frühling, hülle ich mich in ein pompöses Brautkleid weißer Blütenpracht. ◆ Ich lehre dich die Wahrheit, dass Stärke und Zartheit Hand in Hand gehen können. ◆ Meine Dornen wehren ab und setzen Grenzen, meine Blüten öffnen für Sanfmut und Vergebung. ◆ Ich kräftige das Herz, sowohl körperlich wie auch seelisch. ◆ Wer bei mir verweilt, findet die Kraft, sich abzugrenzen – und zugleich sein Herz weit zu öffnen.

Der Gattungsname *Crataegus* stammt aus dem Griechischen (»kratos« = »Kraft, Stärke«), ein Hinweis auf seine herzstärkende Wirkung und die robuste, dornige Gestalt. Die Artnamen *monogyna* und *laevigata* beziehen sich auf die Besonderheiten im Aussehen des Ein- und Zweigriffeligen Weißdorns.

Haupteinsatzgebiete

Der Weißdorn gilt seit Jahrhunderten als Herzpflanze. Seine Extrakte wirken sanft, aber nachhaltig: Sie verbessern die Durchblutung des Herzmuskels, senken Blutdruck und beruhigen nervöse Unruhe. Als Tee, Tinktur oder standardisierte Arznei ist er in der modernen Phytotherapie fest etabliert. Kaum eine Pflanze ist in ihrer Wirkweise so fundiert wissenschaftlich erforscht wie der Weißdorn.

Anwendungsmöglichkeiten

Innerlich wird Weißdorn als Tee, Tinktur oder Extrakt

in Kapselform genutzt, besonders bei Herzschwäche, Kreislaufproblemen und nervöser Unruhe. Auch als Frühjahrskur zur Kräftigung des Herzens ist er beliebt. Früchte und Blüten wurden früher zu Marmeladen, Wein und Mus verarbeitet, in Notzeiten sogar als Mehlzusatz genutzt.

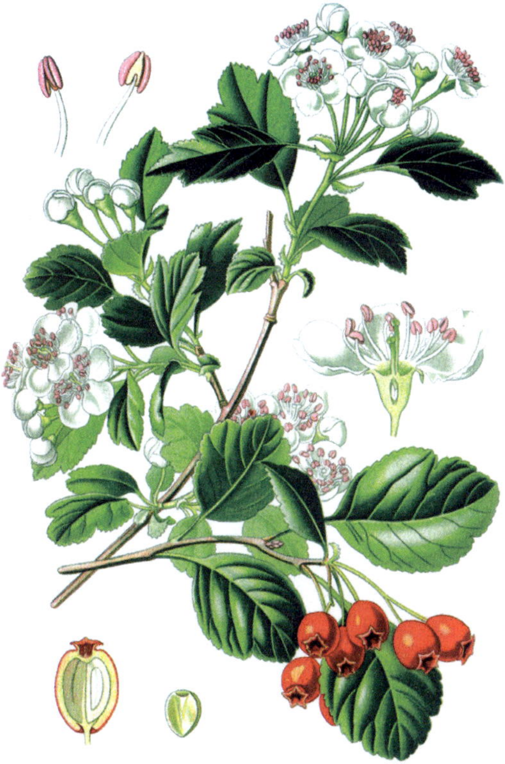

Brauchtum und Mythologie

Der Weißdorn galt als heiliger Baum, und es gäbe mehrere Seiten über seine Mythen und Sagen zu berichten: In der keltischen Mythologie stand er an der Schwelle zur Anderswelt und war Wohnsitz der Elfen. Noch heute werden in Irland Wünsche an Weißdornbäume gehängt, um den Segen der Naturgeister zu erbitten. An Beltane (Maifest) schmückte man sich mit seinen blühenden Zweigen. Im Christentum wurde er mit der Dornenkrone Christi verbunden – darum auch »Christdorn«. Er galt als Baum des Schutzes: Wer Weißdornzweige ins Haus brachte, hielt Unheil und böse Geister fern. In der Volksmagie sah man im Blühen des Weißdorns ein Zeichen für Fruchtbarkeit und Neubeginn. Doch zugleich galt er als Schwellenbaum, den man nicht leichtfertig fällen durfte – sonst drohte Unglück.

Endnoten

1 Bertuccio et al., 2023 (Biomedicines) – SH-SY5Y (humane neuron-ähnliche Zellen) & PBMCs; Nazıroğlu et al., 2012 (Int. J. Radiat. Biol.) – HL-60 (humane Leukämie-Zellen)
2 Garmany et al., 2024 Global Healthspan-Lifespan Gaps Among WHO Member States, 2000–2019
3 Li et al., 2009 – Effect of forest bathing trips on human immune function
4 Yeong et al., 1991 (J. Med. Sci.) – Dosisabhängige Leberveränderungen/Leberschäden nach PA-Fütterung an Ratten; Mei et al., 2005 (Brit. J. Cancer) – Symphytum officinale in transgenen Ratten
5 https: //pubmed.ncbi.nlm.nih.gov/30799248/
6 https: //pubmed.ncbi.nlm.nih.gov/21272180
7 Anm. des Autors: Ich kann aus eigener Erfahrung bestätigen, dass die Karde bei Borreliose helfen kann. Ich habe mich selbst mithilfe von Kardentinktur und Extrakten des Einjährigen Beifuß von einer Borreliose-Erkrankung kuriert, ohne zusätzliche Einnahme von Antibiotika.

Register

Aus unserer Kompakt-Reihe

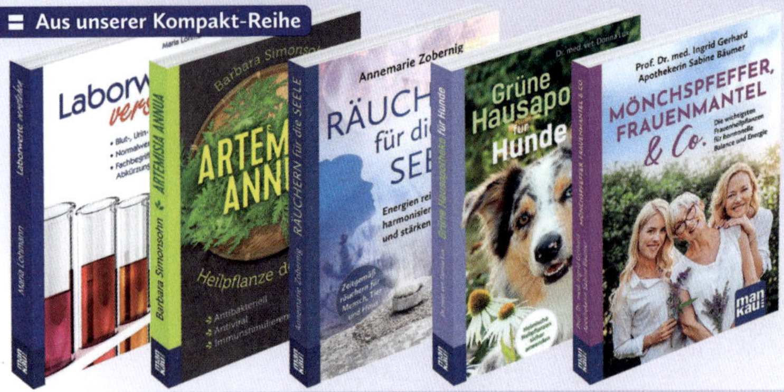

Alles auf einen Blick: **www.gesundheit-kompakt.info**

Casagrande: **Bachblüten in Schwangerschaft, Geburt und Stillzeit**
ISBN 978-3-86374-432-8

Drach-Schauer: **Kleine Fußschule**
ISBN 978-3-86374-617-9

Fischer: **Heimische Heil- und Vitalpilze**
ISBN 978-3-86374-710-7

Gerhard/Bäumer: **Mönchspfeffer, Frauenmantel & Co.**
ISBN 978-3-86374-775-6

Hätscher-Rosenbauer: **Kleine Augenschule**
ISBN 978-3-86374-314-7

Harnisch: **Moringa oleifera**
ISBN 978-3-86374-193-8

Haider-Wallner: **So klappt's mit dem Welt-Retten**
ISBN 978-3-86374-550-9

Höfler: **Energiequelle Beckenboden**
ISBN 978-3-86374-420-5

Höfler: **Kleine Rückenschule**
ISBN 978-3-86374-329-1

Kunisch: **Essbare Heilkräuter und Wildpflanzen**
ISBN 978-3-86374-788-6

Lohmann: **Laborwerte verstehen**
ISBN 978-3-86374-158-7

Lux: **Grüne Hausapotheke f. Hunde**
ISBN 978-3-86374-641-4

Lux: **Grüne Hausapotheke f. Katzen**
ISBN 978-3-86374-655-1

Neumayer: **Erste Hilfe bei Hitzewallungen & Co.**
ISBN 978-3-86374-435-9

Neumayer: **Multitalent Zink**
ISBN 978-3-86374-317-8

Reik: **Tai Chi für zwischendurch**
ISBN 978-3-86374-377-2

Rias-Bucher: **Garten-Smoothies**
ISBN 978-3-86374-199-0

Rias-Bucher: **Smoothies für Körper, Geist und Seele**
ISBN 978-3-86374-164-8

Rias-Bucher: **Winter-Smoothies**
ISBN 978-3-86374-181-5

Röcker: **Heilen mit Bachblüten**
ISBN 978-3-86374-661-2

Simonsohn: **Artemisia annua**
ISBN 978-3-86374-474-8

Simonsohn: **Baobab. Die heilsame Frucht des Apothekerbaums**
ISBN 978-3-86374-614-8

Simonsohn: **Brennnessel**
ISBN 978-3-86374-652-0

Simonsohn: **Die Schafgarbe**
ISBN 978-3-86374-778-7

Simonsohn: **Heilsame Küchenkräuter**
ISBN 978-3-86374-758-9

Simonsohn: **Holunder – Juwel der Hausapotheke**
ISBN 978-3-86374-717-6

Simonsohn: **Löwenzahn**
ISBN 978-3-86374-694-0

Simonsohn: **Salbei – Mutter aller Heilpflanzen**
ISBN 978-3-86374-706-0

Simonsohn: **Zistrose**
ISBN 978-3-86374-611-7

Straubinger: **Säure-Basen-Balance**
ISBN 978-3-86374-255-3

Weidinger/Weidinger: **Achtsamkeit für jeden Tag**
ISBN 978-3-86374-261-4

Wolffskeel: **Die 12 Salze des Lebens**
ISBN 978-3-86374-129-7

Wormer: **Fibromyalgie**
ISBN 978-3-86374-211-9

Wormer: **Natürliche Antidepressiva**
ISBN 978-3-86374-664-3

Zobernig: **Räuchern für die Seele**
ISBN 978-3-86374-535-6